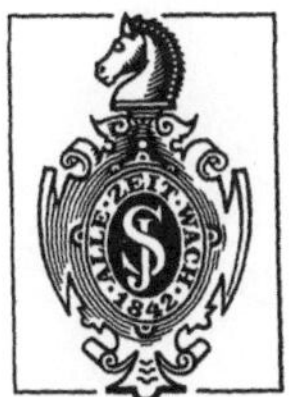

Eric D. Lippmann

Drogenabhängigkeit: Familientherapie und Prävention

Ein Vergleich familientherapeutischer Modelle
bei der Behandlung drogenabhängiger Jugendlicher
und Vorschläge für die Suchtprävention
in der Familie

Mit einem Geleitwort von Rosmarie Welter-Enderlin

Springer-Verlag Berlin Heidelberg New York
London Paris Tokyo Hong Kong Barcelona

Dr. Eric D. Lippmann
Lindenbachstraße 6
CH-8006 Zürich

ISBN-13: 978-3-540-52582-0   e-ISBN-13: 978-3-642-75708-2
DOI: 10.1007/978-3-642-75708-2

CIP-Titelaufnahme der Deutschen Bibliothek
Lippmann, Eric D.: Drogenabhängigkeit: Familientherapie und Prävention: ein Vergleich familientherapeutischer Modelle bei der Behandlung drogenabhängiger Jugendlicher und Vorschläge für die Suchtprävention in der Familie / Eric D. Lippmann. – Berlin; Heidelberg; New York; London; Paris; Tokyo; Hong Kong; Barcelona: Springer, 1990
Zugl.: Zürich, Univ., Diss., 1989
ISBN-13: 978-3-540-52582-0

Die vorliegende Arbeit wurde von der Philosophischen Fakultät I der Universität Zürich im Sommersemester 1989 auf Antrag von Prof. Dr. Gerhard Schmidtchen als Dissertation angenommen.

Satz: U. Kunkel Textservice, Reichartshausen
2119/3140(3011)-543210 – Gedruckt auf säurefreiem Papier

Geleitwort

Drogenabhängigkeit ist ein Problem mit vielen Gesichtern und kann daher nur unter vielfältigen Aspekten verstanden und behandelt oder verhindert werden. Individuelle, biopsychologische, familiäre und gesellschaftliche Belastungen wirken zusammen, wenn Jugendliche auf ihrem Weg ins Erwachsenenleben drogenabhängig werden. Ihre Sucht ist nicht grundsätzlich anders zu verstehen als die sozial weitgehend akzeptierten Abhängigkeiten der Erwachsenen von Alkohol, Nikotin oder Sexualität, von Arbeit, Macht oder von der Maßlosigkeit im Umgang mit Ressourcen. Aber Drogenabhängigkeit bei Jugendlichen und jungen Erwachsenen produziert meistens Folgen, die unmittelbarer und dramatischer sind. Denn die in dieser Lebensphase üblichen, „gewöhnlichen" Übergangs- und Ablösungskrisen führen durch *unseren* Umgang mit *ihrer* Sucht die Jugendlichen nicht selten ins Abseits oder in den Untergrund. Statt sie als Vorboten zu nötiger Entwicklung und nötigem Wandel in ihren verschiedenen Lebenswelten zu verstehen, werden ihre Symptome festgeschrieben durch dramatische Rettungsangebote an die jungen Menschen oder – häufiger – durch ihre Ausstoßung.

Drogenabhängigkeit als Symptom für unbewältigte Übergangs- und Entwicklungskrisen zu sehen, macht jedoch den therapeutischen oder prophylaktischen Umgang damit nicht einfacher. Symptome haben immer vielfältige Bedeutungen und sind nur zu verstehen, wenn sie „vernetzt" werden mit der Person des Jugendlichen, seiner Biographie, seinem psychosozialen Kontext – zum Beispiel seiner Familie – und dem Zeitgeist. Drogenabhängigkeit ist nicht unausweichliches Schicksal, auch nicht in unserer Zeit des rapiden Wandels von Werten und Lebensformen, sofern die Bedingungen, unter denen sie entsteht, durchschaubar und beeinflußbar sind. Darum gehört zur Frage der Therapie immer auch die Frage der Prävention.

Der Autor des vorliegenden Buches setzt sich gründlich und mit einem Informationsstand, der im deutschen Sprachraum einmalig ist, mit der Frage auseinander, in welcher Weise in den 4 Hauptformen der Familientherapie die Drogenabhängigkeit von Jugendlichen verstanden, beschrieben und therapeutisch oder präventiv angegangen wird. Auf der Suche nach Belastungs- oder Unterstützungsfaktoren im Leben junger Drogenabhängiger war es naheliegend, daß die Welt, mit der sie am intensivsten (wenn vielleicht auch am zwiespältigsten) verbunden sind, nämlich ihre Familie, ins Zentrum von Diagnose und Therapie rückte. Schon in den 60er Jahren begannen sich in den USA Familientherapeutinnen und -therapeuten mit dem Problem der Drogenabhängigkeit und ihrer Prävention zu befassen. Eine Fülle von Erfahrungen in speziell dafür entwickelten Projekten oder Einzelfallstudien liegt vor. Sie wird von Eric D. Lippmann übersichtlich und prägnant dargestellt, verbunden mit einem Überblick über die Modelle, die sich spezifisch auf den soziokulturellen Kontext des deutschsprachigen Raums beziehen.

Subtil geht der Autor bei allen vorgestellten Familientherapiemodellen auf die Frage ein, wie „Familie" verstanden wird in bezug auf ihre Aufgaben, ihre Rollen und ihre Belastungen sowie ihre Abhängigkeit vom gesellschaftlichen Kontext. Vor allem die an dieser Therapieform zu Recht kritisierte Tendenz zu allzu hohen Erwartungen an das Funktionieren der Eltern, besonders der Mütter als vermeintliche „Ursachen" von Süchten bei Jugendlichen, sowie die idealisierten Autonomievorstellungen bezüglich der Jugendlichen werden sorgfältig analysiert. Ein einheitliches Raster ermöglicht der Leserin/dem Leser eine Orientierung über die Frage, wie in jeder der vorgestellten Richtungen der Familientherapie eine „gesunde" (drogenfreie) Familie betrachtet wird. Gut verstehbar wird vom Autor dargestellt, wie in jeder der 4 Therapieformen Familien mit dem Symptom Drogenabhängigkeit therapeutisch oder prophylaktisch unterstützt werden. Nur am Rande sei erwähnt, daß die vorliegende Arbeit einen einmalig detaillierten Überblick über die gemeinsamen Annahmen und die Unterschiede der wichtigsten Familientherapiemodelle gibt, wie er bisher in der Literatur kaum existiert: eine höchst empfehlenswerte Einführung für Familientherapeutinnen und -therapeuten in der Ausbildung und für alle sonstigen Interessierten.

Eric D. Lippmann weist nach, daß zwar eine verbindliche theoretische Konzeptualisierung der dargestellten Familientherapiemodelle in bezug auf die Frage der „gesunden" Familie bzw. der Therapie von Familien mit Drogenproblemen fehlt, daß jedoch gerade in der aufgezeigten Vielfalt der Zugänge die „Vielgesichtigkeit" des Themas Sucht und Familie in einer Weise berücksichtigt wird, welche bei einer „unité de doctrine" zu kurz käme.

Anregend und ermutigend finde ich besonders das praxisnahe Schlußkapitel über Suchtprävention in der Familie. In dem Leitfaden für die Durchführung von Elterngruppenaktivitäten zur Suchtprävention können sowohl Hinweise auf allgemeine Informationsblöcke als auch auf spezifische Gruppentechniken gefunden werden. Dabei ist für mich besonders attraktiv, daß gegenüber der Leistungskultur vieler Eltern, die ja nicht selten etwas mit den Aussteigetendenzen ihrer Kinder zu tun hat, lustbetonte Erfahrungen in der Gruppe angeboten werden.

Das vorliegende Buch dient einerseits der Wissensvermittlung für beraterisch und therapeutisch Tätige auf dem Gebiet der Drogenabhängigkeit, sofern sie bereit sind, „vielfältige Möglichkeiten von Wahrheit" zuzulassen, was die Einbeziehung von Familienangehörigen in den Behandlungsprozeß betrifft; andererseits ist es all jenen Kolleginnen und Kollegen herzlich zu empfehlen, welche sich in ihrer Arbeit mit dem Thema Suchtprävention und Familie befassen.

Meilen (Zürich), im Juli 1990   Rosmarie Welter-Enderlin, MSW

Inhaltsverzeichnis

X

Teil II:
Modelle der Familientherapie

Teil III:
Prävention: Ansätze aus einer Integration
der familientherapeutischen Modelle

XII

Anhang

Einleitung

Drogenabhängigkeit, Familientherapie und Prävention bilden den Brennpunkt der vorliegenden Arbeit. Alle 3 Themenbereiche sind in den letzten Jahren zum Gegenstand zahlreicher Untersuchungen geworden. Als erstes soll deshalb eine Eingrenzung der umfangreichen Gebiete erfolgen, indem wichtige Begriffe geklärt und der Rahmen dieser Abhandlung begründet und abgesteckt werden.

Der Begriff *Drogenabhängigkeit* bezeichnet allgemein einen Zustand psychischer und/oder physischer Abhängigkeit von einer Substanz mit zentralnervöser Wirkung. Der Drogenabhängige braucht eine wiederholte Zufuhr der Droge, um psychisches oder physisches Unwohlsein zu vermeiden.

Auf die Geschichte, Verbreitung und Wirkung der einzelnen Drogen kann hier nicht näher eingegangen werden (vgl. dazu z. B. Leu 1980; Völger u. von Welck 1982; Meyer-Fehr 1987; Schweiz. Fachstelle für Alkoholprobleme 1988; Thamm 1988).

Die vorliegende Arbeit beschränkt sich vorwiegend auf Erfahrungen mit *opiatabhängigen Jugendlichen*, die in irgendeiner Form in familientherapeutische Behandlung einbezogen worden sind. Bei den meisten handelt es sich um Heroinabhängige, wobei dies in vielen Beschreibungen nicht genau eingegrenzt wird, da viele davon Polytoxikomane sind. Auch das Ausmaß der Abhängigkeit kann sehr unterschiedlich sein. Die Definition der American Psychiatric Association geht von der minimalen Dauer eines Monats aus *(*Kaufman 1985 a, S. 4*)*; in der bedeutendsten familientherapeutischen Studie von Stanton u. Todd (1982) dauerte die Heroinabhängigkeit der Patienten bereits 2 Jahre oder länger vor dem Eintritt in die Behandlung (Stanton et al. 1982, S. 437).

Ebenso unterschiedlich wie die (Drogen)abhängigkeit wird der Begriff der Sucht definiert. Dabei spielen nicht nur die wissenschaftliche Disziplin (Psychiatrie, Pädagogik, Soziologie, Jura oder Medizin), sondern letztlich die zugrundeliegende Werthaltung die entscheidende Rolle.

Sucht soll hier umschrieben werden als ein Zustand seelischer oder seelischer und körperlicher Abhängigkeit von einer Substanz oder einer Handlungsweise, charakterisiert durch ein zwanghaftes „Nicht-mehr-aufhören-Können" (Kielholz u. Ladewig 1973).

Die Perspektive, aus der süchtiges Verhalten beschrieben wird, bestimmt wesentlich auch die Inhalte und Ziele für die suchtpräventive Arbeit. Einige allgemeine Überlegungen zur *Prävention* sollen im Kap. 10 angestellt werden.

Die *Familientherapie* als dritter Schlüsselbegriff soll ebenfalls hier nicht näher umschrieben werden, da dies in Kap. 5 erfolgt.

Über die Ursachen süchtigen Verhaltens gibt es nach heutigem Wissensstand nur ansatzweise gesicherte Erkenntnisse.

Während früher in erster Linie individuelle Merkmale des Süchtigen im Mittelpunkt der Erklärungen standen (vgl. z. B. Bejerot 1983, S. 269), werden heute die Zusammenhänge zwischen verschiedenen Faktorenbereichen beschrieben; diese lassen sich in Anlehnung an das Modell von Kielholz und Ladewig (1972) in einem „Ursachendreieck" wie folgt darstellen (aus: Gassmann et al. 1985, S. 50):

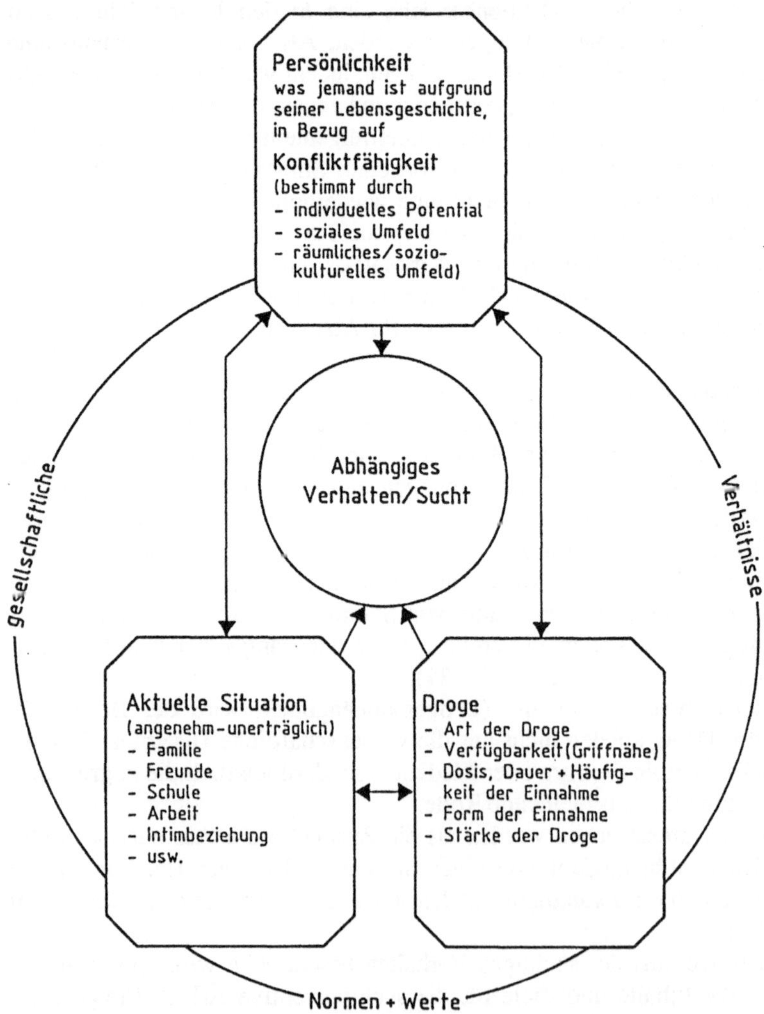

Abb. 1. Ursachen von Drogenabhängigkeit: Faktorenbereiche

Als Beispiel bisher gefundener Zusammenhänge in diesem Dreieck kann die etwas allgemeine Formulierung aufgestellt werden, „daß der Schritt zum ersten Suchtmittelkonsum mehr mit dem Angebot und der Einstellung im Freundes- und Kollegenkreis zu tun hat, die Entwicklung zur Abhängigkeit mehr mit den Persönlichkeitsfaktoren und dem Erziehungsmilieu" (Uchtenhagen 1987, S. 99).

In diese Richtung weisen die Untersuchungen von Kandel und Mitarbeitern, die in Längsschnittuntersuchungen festgestellt haben, daß für den Einstieg v. a. in den Marihuanakonsum hauptsächlich die Peergruppe einen Einfluß auf den Jugendlichen ausübt, während bezüglich anderer illegalen Drogen die Eltern-Kind-Beziehungen entscheidend sind (Kandel 1978; Chassin 1984, S. 117 ff.; Zimmer u. Uchtenhagen 1985, S. 84). Stanton folgert aus diesen Untersuchungen, daß „der schwerere Drogenmißbrauch vor allem ein Familienphänomen sei" (1979, S. 253).

An diesem Punkt setzt die vorliegende Arbeit schwerpunktmäßig ein: Es wird davon ausgegangen, daß die Familie als primäre Sozialisationsinstanz einen zentralen Einfluß auf das Suchtverhalten des Jugendlichen ausübt. Diese Annahme bildet auch die Hauptgrundlage für den Einbezug der Familie in die Behandlung von Drogenabhängigen.

In der Familientherapie wird das Symptom als Indikator eines allgemeinen Familienproblems betrachtet, wobei die Drogenabhängigkeit bestimmte Funktionen in der Familie erfüllt. Die Familientherapeuten stellen in der Regel weniger die Frage, ob familiäre Bedingungen zur Drogenabhängigkeit oder ob diese zu bestimmten familiären Mustern führen, sondern sie interessieren sich mehr für aktuelle Wechselbeziehungen zwischen verschiedenen Faktoren zum Zeitpunkt der Behandlung, wenn das Symptom also bereits vorhanden ist. Dann zeigt sich erfahrungsgemäß, daß die Familie sowohl für die Aufrechterhaltung wie auch für die Bewältigung des Problems eine entscheidende Rolle spielt.

Untersuchungen von Levy (1972) oder Eldred u. Washington (1976) zeigten, daß die Unterstützung durch die Familie die wesentlichste Hilfe für Heroinabhängige darstellte, um von der Sucht loszukommen (zit. nach Stanton u. Todd 1981, S. 232).

Der Einbezug der Familie in die Therapie erweist sich als erfolgversprechender Therapieansatz, der z. B. in Verbindung mit stationärer Behandlung nachweislich zu einer Verringerung der Dropoutquote führt (Weidman 1987).

Ein Hauptziel dieser Arbeit besteht darin, die Grundannahmen und die aus der Familientherapie mit Drogenabhängigen bisher gemachten Erkenntnisse zusammenzutragen.

Ein zweites Ziel stellt der vorsichtige Versuch dar, aus den Zusammenhängen zwischen dem Symptom und den Familiensystemen Folgerungen für die Suchtprävention im Bereich Familie abzuleiten.

Denn obwohl z. B. Schaps et al. bei der Analyse von 127 Suchtpräventionsprogrammen herausfanden, daß die Förderung der Familienbeziehungen zu den erfolgreichsten Strategien gehört (Schaps et al. 1981; vgl. Wanke 1984, S. 160), mußten sie gleichzeitig feststellen, daß nur 4 % den Schwerpunkt auf die Familie legten (vgl. Hawkins et al. 1985, S. 104).

Die Familientherapie konzentriert sich zwar in erster Linie auf Merkmale und Störungen in der Familie; die ihr zugrundeliegende systemtheoretische Betrachtungsweise sollte aber möglichst auf den gesamten Behandlungskontext angewendet werden (vgl. z. B. Schwartzmann 1986; Simon u. Weber 1987; Erbach u. Richelshagen 1989).

Der Schwerpunkt dieser Arbeit liegt ebenfalls bei den familiären Merkmalen von Drogenabhängigen. Die anderen Bereiche im „Ursachendreieck" werden – wenn überhaupt – vorwiegend im Zusammenhang mit dem Familiensystem betrachtet.

Die meisten der angeführten familiären Eigenschaften werden aus den Erfahrungen der Familientherapeuten abgeleitet, doch nur wenige Untersuchungen sind bisher mit empirischen Methoden evaluiert worden (Stanton 1979, S. 274; 1980 a, S. 286 f.; Kaufman 1980, S. 275 ff.; Campbell 1986, S. 185; Joanning et al. 1987).

Damit kommen wir zu weiteren wichtigen Einschränkungen der vorliegenden Arbeit:

– Ähnlich wie sich Heroinabhängige, die in Therapie kommen, von solchen unterscheiden, die sich nicht oder nicht freiwillig einer Behandlung unterziehen (vgl. dazu Schmerl 1984, S. 65 ff.), dürften entsprechende Unterschiede bei Familien von Drogenabhängigen vermutet werden (vgl. Kaufman 1980, S. 260 und Stanton 1980 a, S. 282).
Dazu kommt das Problem, daß Selbsteinschätzungen von Familienmitgliedern und die Wahrnehmungen des Therapeuten unterschiedlich sein können (Friedman et al. 1987).
Deshalb ist es wichtig zu betonen, daß die Familientherapieliteratur in erster Linie Erkenntnisse wiedergibt, welche die Therapeuten aus ihren Wahrnehmungen von Familien ableiten, die in die Therapie kommen.
– Der größte Teil der bisherigen Literatur basiert auf Annahmen und Erkenntnissen über die familiäre Dynamik bei *männlichen* Drogenabhängigen. Obwohl viele entsprechende Merkmale auch für weibliche Heroinabhängige bzw. deren Familien zutreffen, so gibt es Hinweise für Unterschiede zwischen den Geschlechtern (z. B. die Inzestthematik), die in dieser Arbeit jedoch höchstens am Rande erwähnt werden (vgl. dazu mit weiterführender Literatur: Kaufman 1980, S. 263 f.; Stanton 1980 a, S. 283; Stanton, Todd et al. 1982, S. 27; Kaufman 1985 a und 1986, S. 49 f.).
– Auf mögliche Unterschiede in Familien mit Drogenabhängigen, die eher mit ihrem *soziokulturellen Kontext* (ethnische Gruppe, Schicht, Kultur usw.) als mit dem präsentierten Symptom zusammenhängen, wird ebenfalls wenig eingegangen.
Soziokulturelle Faktoren sind besonders dann zu berücksichtigen, wenn es um Formulierungen von Vorstellungen über „normale" oder „funktionale" Familien geht (vgl. Schwartzman 1982; McGoldrick 1982); sie können aber auch zu Unterschieden bei Familien beitragen, die mit einem gleichartigen Symptom wie etwa einem Drogenabhängigen in die Therapie kommen *(Kaufman, 1985 a).*

– Besonderheiten, die sich im Zusammenhang mit *strukturellen Variationen* von Familien ergeben (Alleinerzieher, zusammengesetzte bzw. Stieffamilien), werden auch nicht besonders behandelt (vgl. allgemein dazu mit weiteren Literaturangaben: Krähenbühl et al. 1984; Schaub u. Schaub 1984; Simon u. Stierlin 1984, S. 334 ff.). Hingegen sind alle Themenbereiche im Zusammenhang mit der Frage, wie die mit solchen Strukturen zusammenhängenden Verluste in der Familie verarbeitet werden bzw. worden sind, in dieser Arbeit von großer Bedeutung.

– Da der Schwerpunkt bei der therapeutischen bzw. präventiven Arbeit mit Familien liegt, werden andere Interventionsformen und Methoden (z. B. Methadonprogramme, stationäre Therapie) nicht diskutiert, auch wenn sich viele davon gut mit dem familientherapeutischen Ansatz verbinden lassen (vgl. z. B. Zimmer-Höfler 1984, 1988; Kaufman 1985 a, S. 105 ff.; Kaufman 1986; Wäschle 1986; Weidman 1987).

– Die Auseinandersetzung mit den „richtigen" Zielen und Programmen ist sowohl in bezug auf Therapie wie Prävention immer auch eine politische Frage. Auf damit zusammenhängende Kontroversen kann hier nicht näher eingegangen werden; in dieser Arbeit fomulierte Vorschläge können aber Grundlage für politische Forderungen und Maßnahmen bilden, die ein wichtiger Teil der primären Prävention darstellen (vgl. z. B. Leu 1980, S. 216 ff.; Quensel 1982; Schmerl 1984, S. 168 ff.; Kind 1985; Gassmann et al. 1985, S. 65 ff.; Pieth 1986; Seidenberg 1988).

Jede Konzentration auf einen Faktor im Ursachenmodell über Suchtbildung birgt die Gefahr, den entsprechenden Bereich zu überschätzen. Einige familienhistorische und -soziologische Überlegungen sollen das in letzter Zeit vermehrt diskutierte Problem des „Familismus" etwas relativieren helfen (vgl. Zygowski 1987; Körner u. Zygowski, 1987, S. 168 f.; 1988; Welter-Enderlin 1987). Zum Schluß der Einleitung ein kurzer Überblick über die Kapitel dieser Arbeit:

Teil I soll mit den familienhistorischen und -soziologischen Überlegungen zu, Thema „Familie und Sucht" das „systemische Selbstmißverständnis" (Rupp 1981, S. 94 ff.) etwas auflösen, indem ein Zusammenhang zwischen dem Wandel der Familie und einer Zunahme des Suchtverhaltens postuliert wird. Diese Annahme wird mit einzelnen Thesen unter der Perspektive des demographischen (Kap. 1), sozialökonomischen (Kap. 2) und kulturellen Wandels (Kap. 3) näher ausformuliert.

Teil II beginnt mit einem kurzen Abriß über die Entwicklung der Familientherapie allgemein und speziell in bezug auf die Behandlung der Drogenabhängigkeit Jugendlicher (Kap. 4).

Anschließend folgt die Beschreibung einiger gemeinsamer Annahmen aller familientherapeutischen Richtungen (Kap. 5). In den umfangreichen Kapiteln werden 4 zentrale familientherapeutische Modelle nach gleichem Schema beschrieben. Dies soll einen Vergleich darüber ermöglichen, wie in jedem theoretischen Ansatz die Familie (speziell mit einem Drogenabhängigen als Symptomträger) beobachtet, diagnostiziert und bestenfalls therapiert wird. Die 4 ausgewählten Therapieschulen sind die Kommunikationstherapie (Kap. 6), die strukturelle (Kap. 7), psychodynamische (Kap. 8) und die erfahrungsbezogene, wachstumsorientierte Familientherapie (Kap. 9).

In Teil III wird versucht, einige zentrale Erkenntnisse der verschiedenen Schulen miteinander zu verknüpfen und aus diesem integrativen Ansatz Vorschläge abzuleiten, wo suchtpräventive Maßnahmen im Bereich der Familie ansetzen sollten (Kap. 10).

Teil I
Familienhistorische und -soziologische
Überlegungen zum Thema

Überblick

In diesem Kapitel werden einige wichtige Erkenntnisse aus neueren historischen und soziologischen Familienforschungen aufgezeigt und mit dem Thema „Familie und Sucht" (bzw. Drogenabhängigkeit Jugendlicher im Speziellen) in Zusammenhang gebracht. Damit soll der berechtigten Forderung an die Familientherapie ansatzweise entsprochen werden, als „angewandte Familiensoziologie" (Duss-von Werdt 1976) die Familie in ihrem historisch gesellschaftlichen Zusammenhang zu betrachten, um ein „systemisches Selbstmißverständnis" zu vermeiden (Rupp 1981, S. 94 ff.).

Grundlage sowohl familienhistorischer wie -soziologischer Überlegungen bilden systemtheoretisch bzw. ökologisch orientierte Modelle. Darin werden der einzelne oder die Familie als Subsysteme in größeren Systemen betrachtet. Die Systeme stehen auf verschiedenen Ebenen (z. B. Mikro- bis Makroebene) und sind miteinander interdependent, d. h. sie können sich gegenseitig beeinflussen (Klemann u. Massing 1976; Bronfenbrenner 1979; Hoffmann-Nowotny 1980 a; Elder, 1981).

Angesichts der „Komplexität" (Elder 1981) wird hier auf die Darstellung einzelner Modelle des gesellschaftlichen und familialen Wandels verzichtet (vgl. dazu z. B. Zapf 1969; Hoffmann-Nowotny 1980 a; Elder 1981; Hubbard 1983 und speziell im Zusammenhang mit der Drogenproblematik, Meyer-Fehr 1987, S. 29–66). Der Frage, in welche Richtung der gegenseitige Einfluß der Systeme stärker ausgeübt wird, kann auch nicht weiter nachgegangen werden (vgl. z. B. Mitterauer u. Sieder 1977, S. 18; Hoffmann-Nowotny 1980 a, S. 489 ff). Betont sei lediglich , daß die Familie keineswegs als „Opfer" des gesellschaftlichen Wandels, sondern selbst auch als Träger der Entwicklung betrachtet wird (Elder 1981, S. 494; Reiss 1981; Berger u. Berger 1983, S. 131–158; Boulding 1983).

Bei den folgenden Ausführungen wird als Grundthese ein Zusammenhang zwischen dem Wandel der Familie und der Veränderung des Suchtverhaltens postuliert. Diese Annahme soll mit einzelnen Thesen unter der Perspektive des demographischen, sozialökonomischen und kulturellen Wandels näher ausformuliert und begründet werden.

1 Demographischer Wandel und Familie

Die entscheidende Weichenstellung zum Mißbrauch und zur Abhängigkeit von (illegalen) Drogen erfolgt nach Auffassung der meisten Familientherapeuten in der Adoleszenz- bzw. Ablösungsphase. Dabei spielen (wie in der Einleitung erwähnt) in erster Linie familiäre Faktoren eine zentrale Rolle bezüglich des Ausmaßes der Abhängigkeit (Stanton 1979, S. 252 ff.). Deshalb soll bei der Frage nach dem Einfluß der demographischen Entwicklung auf die Familie der Schwerpunkt auf die entsprechende Phase innerhalb des familiären Lebenszyklus gelegt werden.

1.1 Vom Mythos der vorindustriellen Großfamilie zu komplexeren Theorien

Der demographische Ansatz in der Familienforschung untersucht die Daten über Geburten, Eheschließungen, Sterbefälle etc. und über die Größe und Zusammensetzung der Familie bzw. des Haushaltes von ausgewählten Gruppen, Gebieten und Zeiträumen (vgl. Überblick bei Hubbard 1983, S. 17–21). Als wichtigstes Ergebnis neuerer Untersuchungen sei als erstes die Widerlegung des „Mythos von der vorindustriellen Großfamilie" (Mitterauer u. Sieder 1977, S. 38) bzw. des von Durkheim formulierten Kontraktionsgesetzes genannt. Seit Anfang der 60er Jahre konnten Familienhistoriker aufzeigen, daß bereits vor der Industrialisierung Kleinfamilien verbreitet waren, daß Großfamilien insgesamt zahlenmäßig nie dominant waren, und es somit nicht eine einfache industrialisierungsbedingte Entwicklung von der Groß- zur Kleinfamilie gegeben hat (Laslett 1972; Mitterauer u. Sieder 1977; Shorter 1977; Imhof 1981). Sowohl für früher wie heute muß von einer viel größeren „Komplexität" verschiedener Familienformen ausgegangen werden (Elder 1981; Karsten u. Otto 1987, XII). Dies bedeutet, daß beispielsweise geographische oder ökonomische Faktoren einen Einfluß auf (unterschiedliche) Familienformen haben können (z. B. Stadt-Land-Unterschiede; West- und Mitteleuropa mit späten Heiraten und vermehrten Zweigenerationenfamilien im Gegensatz zu Ost- und Südeuropa mit früher Heirat und häufigeren Dreigenerationenfamilien; Schichtunterschiede usw., vgl. Mitterauer u. Sieder 1977, S. 38–63; Hubbard 1983, S. 18 f.); oder umgekehrt, daß Familien (je nach Schicht, Stand im familiären Lebenszyklus usw.) verschieden auf dieselben Ereignisse oder Einflüsse reagieren können (Elder 1981, S. 500 ff.; Hubbard 1983, S. 21).

Strukturell bedeutsam ist nicht eine Verkleinerung der Familiengröße im Laufe der Zeit, sondern die „Veränderung der personellen Zusammensetzung, hinter der wiederum Prozesse des Funktionswandels der Familie stehen" (Mitterauer u. Sieder 1977, S. 62). Im Zusammenhang mit unserer Fragestellung spielen besonders die folgenden demographischen Veränderungen eine wesentliche Rolle:

1.2 Die „gewonnenen Jahre" und die Intimisierung der Familie

Mit diesem Stichwort ist eine erste zentrale Veränderung angesprochen: Mit der Modernisierung und den damit einhergehenden wirtschaftlichen Entwicklungen, sozialen Reformen und besonders mit der Verbesserung der hygienischen Verhältnisse und des Gesundheits- und Fürsorgewesens hat sich die durchschnittliche Lebenserwartung in den Industrieländern seit dem letzten Viertel des 18. Jahrhunderts wesentlich erhöht. Diese Erhöhung erfolgte v. a. durch die abnehmende Kindersterblichkeit, also durch die zunehmende Chance von Neugeborenen, erwachsen zu werden und in zweiter Linie durch die zunehmende Wahrscheinlichkeit der Erwachsenen, besonders alt zu werden (Mitterauer u. Sieder 1977, S. 167). Daraus ergeben sich grundsätzliche Verschiebungen im Verhältnis der Altersgruppen, und mit den Lebenserwartungen wuchsen auch die Generationenspannungen (ebd., S. 169).

Von größerer Bedeutung sind aber die Folgen für das innerfamiliäre Zusammenleben, die Mitterauer unter dem Stichwort der „Intimisierung, Emotionalisierung oder Sentimentalisierung" wie folgt umschreibt (ebd., S. 79 f.):

Die Reduktion auf die Eltern-Kinder-Gruppe und das langfristige Zusammenleben dieser Gruppe in gleicher Zusammensetzung hat sicherlich die emotionalen Beziehungen vertieft. Die steigende Lebenserwartung verlängerte die Ehedauer. Die Entlastung der Partnerwahl von wirtschaftlichen Rücksichten ermöglichte in der Partnerbeziehung von vornherein mehr Emotionalität. Der Rückgang der Kindersterblichkeit bedingte mit der steigenden Hoffnung auf ein dauerhaftes Zusammenleben wohl schon dem Kleinkind gegenüber ein höheres Maß an emotionaler Zuwendung. Solange fast jedes zweite Kind im Alter von wenigen Wochen oder Monaten verstarb, kann man wohl nicht mit ähnlich starken Bindungen seitens der Eltern rechnen. Dazu kam noch der Wandel des generativen Verhaltens, der ebenso im Rückgang der familienwirtschaftlich fundierten Erwerbsstruktur eine entscheidende Wurzel hat. Durch die Reduktion der Kinderzahl wurde die Tendenz zur Verringerung der Familiengröße verstärkt. Immer weniger Personen lebten auf immer längere Dauer im Familienverband zusammen. Daß es dadurch zu einer Vertiefung der personalen Beziehung kam, steht wohl außer Zweifel.

„Nachelterliche Gefährtenschaft"
Die Intimisierung wurde möglicherweise noch verstärkt durch die Tatsache, daß die wenigen Kinder in kleineren Altersabständen aufwuchsen, da kaum mehr Ausfälle durch Tod zu verzeichnen waren. Damit konzentrierte sich die „aktive" El-

ternphase zunehmend im Verhältnis zur gesamten Lebensspanne von Vater und Mutter. Dafür verlängerte sich die sogenannte „nachelterliche Gefährtenschaft" ganz entscheidend (Mitterauer u. Sieder 1977, S. 173 ff.) und kann heute ohne weiteres 30 Jahre dauern. Angesichts dieses Phänomens stellen sich ganz neue Anforderungen an eine längerdauernde Ehe:

> Die Idee der Unauflöslichkeit der Ehe hat einen andern Einfluß auf die Organisation des Ehelebens, wenn dieses von relativ kurzer Dauer ist, als zu einer Zeit, wo ein Paar hoffen kann, ein halbes Jahrhundert zusammen zu leben (Roussel 1988, S. 4).

Die Erwartungen an die Ehe werden verständlicherweise höher, und damit steigt auch die Gefahr möglicher Enttäuschungen (Mitterauer u. Sieder 1977, S. 159; Beck-Gernsheim 1980, S. 94 ff.).

In unserem Zusammenhang noch relevanter ist die potentiell erhöhte Verwundbarkeit der Eltern in der Zeit der Ablösung: Gerade wenn die Enttäuschungen (angesichts der hohen ursprünglichen Erwartungen) bezüglich der Ehe sehr groß sind, mag die Ablösung von den Jungen für die Eltern besonders schwierig und schmerzhaft sein. Eine dadurch bedingte Krise kann sich möglicherweise noch intensivieren durch die Tatsache, daß sich das Ausscheiden der erwachsenen Kinder auf eine relativ kurze Phase konzentriert (Mitterauer u. Sieder 1977, S. 82). Je größer zudem die Probleme mit dem Partner sind, umso trüber sind dann die Aussichten auf eine lange „nachelterliche Gefährtenschaft". Entsprechend kann die Gefahr zunehmen, daß die Eltern die Kinder unnötig an sich zu binden versuchen.

Intimisierung als mögliche Wurzel psychischer Krankheiten
Durch die Intimisierung des Familienlebens ist die Erwartung, aber auch die Möglichkeit des einzelnen gestiegen, daß seine emotionalen Bedürfnisse in erster Linie in der Familie befriedigt werden können. Damit ist aber die Familie krisenanfälliger geworden:

> Viele der psychischen Erkrankungen, die die Medizin mehr und mehr aus dem familialen Kontext der kranken Person erklärt, setzen jene emotionale Aufladung der Familienatmosphäre voraus, die sich aus sozialgeschichtlicher Perspektive als ein relativ junges historisches Phänomen erweist (Mitterauer u. Sieder 1977, S. 82).

Als Beispiele nennen Mitterauer u. Sieder die Folgen der von der Mutter „überorganisierten" Familie, overprotection, Auswirkungen überstarker Elternfixierungen und die bereits hervorgehobene Ablösungsproblematik (ebd., S. 82, 126, 133 ff.; vgl. auch Rupp 1981, S. 52; Schleiffer 1982, S. 25 ff.).

Die Sexualität als der intimste Bereich ist durch diese Entwicklung natürlich besonders betroffen. Mitterauer u. Sieder (1977, S. 149 ff.) vermuten, daß die Sexualität in der vorindustriellen Zeit eine weniger zentrale Rolle in Ehe und Familie gespielt habe als heute[1].

---

[1] Zum Beispiel bedingt durch den damaligen größeren Altersunterschied der Ehegatten; oder wegen der – in der männlichen Oberschicht besonders betonten – erotisch-sexuellen Beziehung außerhalb der Ehe, die selbst mehr auf vernünftig-ökonomischer Basis beruhte.

Vor allem seit der Romantik wurde die emotionale und sexuelle Beziehung zwischen den Partnern aufgewertet und die Sexualität mehr und mehr als Monopol der Ehe betrachtet (ebd., S. 152, 156). Mit dieser Beschränkung der sexuell-erotischen Beziehungen auf die Ehe konnten emotionale und sexuelle Mängel vermehrt zu einer Gefahr für die eheliche Zufriedenheit und den Weiterbestand der Ehe werden:

> Mit den wachsenden subjektiv-emotionalen und sexuell-erotischen Anforderungen an den Ehepartner stieg die Anfälligkeit der Ehe für Störungen vielfältiger Art (ebd., S. 153; vgl. auch Roussel 1982, S. 44 f.).

Nicht nur die Beziehung der Eheleute bzw. Eltern untereinander, sondern auch diejenige zum (in die sexuelle Reife kommenden) Jugendlichen wurde möglicherweise durch die affektive Aufladung erotischer gefärbt und damit konfliktanfälliger. Der Drogenkonsum als ein paradoxer Lösungsversuch des Jugendlichen, sich aus einer solchen Beziehung zu lösen, gewinnt unter dieser Perspektive an Relevanz (vgl. Kap. 6.4, S. 56).

Veränderung der Beziehung zum Tod
Nicht nur der Stellenwert der Sexualität auf der einen, sondern auch der des Todes auf der anderen Seite wurde durch den Prozeß der Zivilisation (Elias 1976) und die vermehrte Trennung der öffentlichen und der Privatsphäre verändert:
Früher wurde der Tod angesichts der höheren Sterblichkeitsrate als selbstverständlicher hingenommen. Starb ein Kind, wurde ja bald ein nächstes geboren; starb infolge der hohen Gefährdung bei und nach der Geburt die Frau, so heiratete der Mann nach kurzer Trauerzeit bald wieder, nicht zuletzt aus ökonomischen Gründen. Der Tod war allgegenwärtiger und somit mehr im Familienalltag integriert (Mitterauer u. Sieder 1977, S. 80 ff.).
Demgegenüber ist der frühzeitige Tod eines Kindes oder des Ehepartners heute eher zur Ausnahmeerscheinung geworden. Die durch den geringeren Wechsel in der Familienzusammensetzung mitbedingte emotionale Vertiefung der Familienbeziehung hat zur Folge, daß der Tod eines nunmehr stärker gefühlsmäßig verbundenen Angehörigen schmerzhafter empfunden wird (ebd.). Dazu kommt, daß der Verlust des Partners für den überlebenden Ehegatten in der Regel eine größere Isolierung bedeutet als früher. Verstärkt durch die längere nachelterliche Phase stellt der Tod an den verwitweten Elternteil große Anforderungen für die Bewältigung. Erschwert wird die ganze Verarbeitung für alle Betroffenen durch die starke Tabuisierung des Todes in der Industriegesellschaft – eine (teufelskreisartige) Folge seiner zunehmenden Auslagerung aus dem (familiären) Alltag (Paul 1978, S. 256; Steffen 1978, S. 277). Für unsere Fragestellung hat dieser schwierigere Umgang mit dem Tod und die „Ablehnung der Trauer" (Paul 1978, S. 256) eine zentrale Bedeutung: Todesthemen spielen in Familien mit Drogenabhängigen eine wichtige Rolle (nicht nur in Zusammenhang mit dem Symptom selbst), und die damit verbundene „Notwendigkeit zu trauern" (ebd.) fällt diesen Familien beson-

ders schwer (Reilly 1975, S. 166 ff.; Stanton 1977; Reilly 1979, S. 125 ff.; Coleman u. Stanton 1978; Stanton et al. 1982, S. 20 f.; Coleman et al. 1986; Turner u. Saltz 1987).

1.3 Veränderungen im individuellen und familiären Lebenszyklus

Einige Veränderungen im individuellen und familiären Lebenszyklus auf Grund des demographischen Wandels wurden bereits erwähnt. In diesem Kapitel sollen Aspekte einzelner Entwicklungsphasen herausgegriffen werden, die für unsere Thematik eine Rolle spielen. Die Arbeiten über den Familienzyklus haben in der neueren familienhistorischen und -soziologischen Forschung stark an Bedeutung und Umfang gewonnen, so daß hier lediglich einige Punkte (bzw. Phasen) skizziert werden können (vgl. ausführlicher: Haller 1974; Mitterauer u. Sieder 1977, S. 64–91; Carter u. McGoldrick 1980; McGoldrick u. Carter 1982). Wir beschränken uns auf die Phasen der Kindheit, Adoleszenz/Ablösung und auf einige Problemaspekte von Mann und Frau in dieser Zeit.

Kindheit
Die wohl wichtigste Veränderung im Zusammenhang mit dem Wandel der Eltern-Kind-Beziehung im Laufe der Zeit wurde bereits unter dem Stichwort der Intimisierung angedeutet: Von der Antike bis zur Renaissance herrschte vereinfacht ausgedrückt ein *„Sach*verhältnis zum Kind" vor (Spillmann 1980, S. 30). Dieser Ausdruck kann so Schlimmes beinhalten wie die Tatsachen, „daß Kinder getötet, ausgesetzt, geschlagen, gequält und sexuell mißbraucht werden" (de Mause 1974, S. 12; zit. nach Spillmann 1980, S. 30). Ariès, der eher Familien höherer Stände in seinen Untersuchungen erfaßt, sieht bezüglich der Gewalttätigkeit nicht dieselben Entwicklungen wie de Mause. Er zeigt aber auch auf, daß die Kinder früher keine Objekte einer tiefen Liebe, Verbundenheit und Identifikation waren. Sie galten eher als lustige und amüsante Hausgesellen, die etwa in Spiele und sexuelle Anzüglichkeiten der Erwachsenen integriert waren (Ariès 1975, S. 137 f., 175).

Ab etwa dem 15. Jahrhundert wurde mit der allmählichen Privatisierung der Familie eine erste Grundlage für eine engere Eltern-Kind-Beziehung gelegt (Spillmann 1980, S. 32). Verstärkt wurde das innigere Verhältnis nicht nur mit der geringeren Kindersterblichkeit, sondern auch mit der damit eng verbundenen Abnahme des Ammenwesens und der Zunahme der stillenden Mütter (ebd., S. 33 ff.).

Die aufkommende bürgerliche Gesellschaft betonte die Wichtigkeit einer guten Kindererziehung um so mehr, als sie sich nicht auf eine Statusvererbung stützen konnte wie die Aristokratie (Berger u. Berger 1983, S. 141 f.). Kinder wurden somit vermehrt als noch-nicht-Erwachsene betrachtet, die erzogen werden müssen. Die stärkere gefühlsmäßige wie erziehungsmäßige „Investition" in das Kind kann unter der Perspektive der psychoanalytischen Theorie (die sich am intensivsten mit der kindlichen Entwicklung befaßt) eine Zunahme von Bindungen und Delegationen besonders auf der Es- und Über-Ich-Ebene zur Folge haben. Als mögliche Konsequenzen für unsere Fragestellung soll speziell auf folgende von der Psychoanalyse betonte Aspekte hingewiesen werden (Literatur vgl. Kap. 8.4):

– Nicht nur das Kind gewinnt für die Eltern an emotionaler Bedeutung, sondern auch umgekehrt. Damit erhöht sich die Gefahr des Verlustes eines **geliebten** Objektes, ein Problem, das psychoanalytisch orientierte Familientherapeuten häufig in Familien mit Drogenabhängigen bei der Entwicklung der Selbst-Objekt-Beziehung feststellen (vgl. S. 104).
– Die verstärkte gegenseitige affektive Beziehung begünstigt auch Erziehungsverhalten so, daß Eltern ihre Kinder übermäßig verwöhnen, infantilisieren („Bindung", S. 106) oder mit Aufträgen auf der Es-Ebene versehen („Delegation", S. 107), auch dies ist häufiges Muster beim Symptom der Drogenabhängigkeit.
– Auf der Über-Ich-Ebene weisen die analytischen Familientherapeuten besonders auf die Delegationen und Loyalitätsbindungen hin, die eine Ablösung des Symptomträgers erschweren.

Damit ist auf die für diese Arbeit zentrale Phase im Lebenszyklus übergeleitet. Bereits beleuchtete Aspekte sollen im folgenden durch ein paar weitere Thesen ergänzt werden.

Adoleszenz/Ablösung
Nicht nur die Kindheit, sondern auch die Adoleszenz wurde mit der „Domestizierung" (Ariès) zu einer besonderen Lebensphase. In dieser Zeit ist der Jugendliche einerseits noch von der Familie abhängig, andererseits sollte er sich allmählich ablösen und „zu sich selbst finden" (Berger u. Berger 1983, S. 192).

Die durch die moderne Gesellschaft bedingte höhere Ausbildungszeit hält den Jugendlichen länger in familiärer Abhängigkeit als früher (Mitterauer u. Sieder 1977, S. 133). Demgegenüber hat sich der Zeitpunkt der Geschlechtsreife in den letzten 100 Jahren stark nach unten verschoben (ebd. S. 120). Dadurch verstärkt sich das Spannungsfeld zwischen der Reife des Jugendlichen, seinen Ansprüchen und seiner Abhängigkeit und „Bevormundung", besonders im sexuellen und ökonomischen Bereich (ebd., S. 137 ff., vgl. auch Richter 1970, S. 32 ff.). Wie bereits oben erwähnt, kann der Drogenkonsum ein Pseudolösungsversuch aus dieser Spannung sein.

Analog zur Kindheit hat auch für die Adoleszenz eine stärkere Ausgrenzung aus der Welt der Erwachsenen stattgefunden, besonders indem die Jugendlichen durch die längere Ausbildungszeit in eigene pädagogisch strukturierte Bereiche verwiesen werden. Unter diesem Aspekt kann die Drogenproblematik eine ähnliche Funktion haben, wie dies Ritscher bei der Verwahrlosung oder Dissozialität allgemein als Möglichkeit aufzeichnet:

> Könnte man diese „Symptomatik" nicht auch als Ausdruck und Protest der Jugendlichen sehen, mit der sie gegen ihre Aussperrung aus der Welt der Erwachsenen, die gleichzei-

tig eine Einsperrung in separate Bereiche ist, kämpfen, vor allem auch gegen die darin enthaltene paradoxe Aufforderung, sich den Prämissen der Welt, aus der sie ausgesperrt werden zu unterwerfen, um in den Genuß besonderer Regelungen für das Kind zu kommen? Verwahrlosung und Dissozialität ist immer auch ein Griff nach den Handlungsmöglichkeiten der Erwachsenen, seien diese nun phantasiert oder real (Ritscher 1987, S. 45).

Die Verlängerung der jugendlichen Abhängigkeit und die stärkere Ausgrenzung der Adoleszenten sind 2 wichtige Faktoren, die eng mit dem „Aufkommen einer separaten Jugendkultur" (Berger u. Berger 1983, S. 192) zusammenhängen. Die neue „kraftvolle Sozialisationsmacht", die Peergruppe, setzt sich in vieler Hinsicht gegen die Einflüsse der Familie und des Erziehungssystems ab (ebd., S. 193). Für den Jugendlichen kann dies zwar eine wichtige Hilfe und Stütze bei der Ablösung sein; doch wenn er dabei zu stark in einen konkurrierenden psychologischen und moralischen Druck von Familie, Schule und Peers gerät, so wird er von Anomie bedroht:

> Die sich daraus ergebenden empirischen Konsequenzen sind leicht ersichtlich: jugendliche Delinquenz und (in wachsendem Maße) ernste Straftaten, Drogen und Alkoholismus, Selbstmord, übermäßiges Okkupiertsein von Sexualität, psychische Störungen und die Anziehungskraft fanatischer Kulte. Es erscheint uns plausibel, das Ansteigen all dieser Phänomene unter den jungen Leuten der anomischen Belastung zuzuschreiben, die ihnen durch unsere Gesellschaft auferlegt wird (ebd., S. 194; vgl. auch Schmidbauer 1981, S. 29 f.).

Die Eltern in der Phase der Ablösung
Im modernen familiären Lebenszyklus fällt die Phase der Adoleszenz und Ablösung bei den Eltern in einen Zeitraum, in dem sie selber vor besondere Probleme gestellt werden. Einige davon sollen hier abschließend für dieses Kapitel angeführt werden:

- Für die Frau verliert die Mutterrolle innerhalb relativ kurzer Zeit an Bedeutung, und sie muß sich neue Aufgaben und Schwerpunkte suchen. Der Beruf bietet eine Möglichkeit, angesichts der Aussichten aber keine unproblematische (tiefere Bildung als die Männer, Unterbruch, Alter usw.); der (Wieder-)einstieg ist umso schwieriger, je länger und intensiver sich die Frau auf ihre Kinder und damit auf ihre Rolle als Mutter fixiert hat.
- Der Mann befindet sich oft zu dieser Zeit auf dem Höhepunkt seiner Karriere, so daß die fehlenden weiteren Aufstiegsmöglichkeiten oder das Verharren bis zur Pensionierung zu einer Krise führen können (Textor u. Schobert 1984, S. 258).
- Sowohl Frauen wie Männer mögen ihre Aufmerksamkeit in dieser Zeit wieder mehr auf ihre Beziehung verlagern und „nach ungenutzten Möglichkeiten zur Selbstverwirklichung (in ihr) suchen" (Textor 1985, S. 89). Dies erfordert meistens das Aushandeln neuer Positionen. Dabei kann es zu Selbstbehauptungs-, Autonomie- und Ablösungskämpfen kommen, die dem Machtkampf zwischen Eltern und Jugendlichen nicht unähnlich sind (Jaeggi 1982, S. 24 ff.).
Damit können die relativ unstabilen Phasen der Eltern und Jugendlichen zusammenfallen und die Familie als Ganzes in eine Krise versetzen.

– Schließlich fällt im modernen Lebenszyklus der Abschnitt der hohen Gebrechlichkeit, Krankheiten und Todesfälle der Großeltern meist auch in diese Zeit. Die Eltern können dadurch zusätzlich belastet werden und müssen oft besonders viel Schmerz, Abschied und Trauer verarbeiten (Textor 1985, S. 89) – dies ist im Zusammenhang mit der Drogenproblematik (wie erwähnt) eine zentrale Aufgabe.

Angesichts all der aufgeführten Anforderungen ist es einsichtig, daß in dieser Phase des Familienzyklus am häufigsten nach einer therapeutischen Behandlung verlangt wird (ebd., S. 90).

2 Sozialökonomischer Wandel und Familie

2.1 Der Prozeß der Funktionsverlagerung

Die Familie hat im Verlauf des ökonomischen Wandels viele Funktionen an übergeordnete Sozialsysteme abgegeben. Mitterauer u. Sieder (1977) beschreiben dies anhand verschiedener Bereiche und bezeichnen den Prozeß als „Funktionsentlastung" (ebd., S. 93). Dem in der Soziologie verbreiteten Begriff des „Funktionsverlustes" setzt er damit bewußt eine „positiv gefärbte Wertung des Prozesses" entgegen (ebd.); denn erst durch die Entlastung der Familie in vielen Bereichen seien innerfamiliäre Emanzipationsprozesse möglich geworden (ebd., S. 112 ff.).

Neben der Entlastung der Familie gewannen aber andere Funktionen an Bedeutung. Deshalb scheint es sinnvoller, von einer Funktionsverlagerung der Familie zu sprechen (Strohmeier 1983, S. 33; vgl. dort weitere Literaturangaben). In unserem Zusammenhang sollen nur 2 Aspekte hervorgehoben werden: die Entwicklung von der Produktions- zur Konsumeinheit und damit zusammenhängend die Verlagerung der Generationenkonflikte von einer ökonomischen auf eine mehr psychologische Ebene.

Von der Produktions- zur Konsumationsgemeinschaft
In der Zeit vor der Industrialisierung bis heute wurde die sogenannte „produktive Arbeit" zunehmend aus den Haushalten ausgelagert, so daß die Familie ökonomisch gesehen von einer Produktionseinheit zu einer Konsumationsgemeinschaft geworden ist (vgl. Mitterauer u. Sieder 1977, S. 109; Elder 1981, S. 497; Berger u. Berger 1983, S. 116; Hoffmann-Nowotny et al. 1984, S. 61).

Neben der stärkeren Trennung der beiden Bereiche Familien- und Arbeitswelt und den damit verbundenen Spannungen drängt sich für unsere Fragestellung besonders eine These auf:

In einer Konsumationsgemeinschaft ist die Wahrscheinlichkeit größer als in einer Produktionsgemeinschaft, daß vor allem passiv-konsumierende, regressive und damit suchtmäßige Verhaltensweisen gelebt, erlernt und gefördert werden.

Als wichtige Sozialisationsinstanz hat die Familie zwar einerseits die Aufgabe, die Kinder auf die leistungsorientierte Schul- und Arbeitswelt vorzubereiten. Andererseits muß sie besonders in ihrer „regenerativen Funktion" (Rupp et al. 1980, S. 123) viele emotionale Bedürfnisse erfüllen bzw. kompensieren helfen – gerade weil in der „Kälte der rationalen Gesellschaft" das offene Zeigen von Gefühlen erschwert ist (Schmidtchen 1988):

Von der Wahrheit eines authentischen Ich wissen diejenigen, die an der Gesellschaft leiden, sich still zurückziehen in Subkulturen der Verkleidung und der Droge, vielleicht mehr als diejenigen, die ihr Selbstwertgefühl aus Erfolgen in einem sehr schmalen Sektor speisen (ebd.).

Die Familie (und damit jedes einzelne Mitglied) steht in der Industriegesellschaft mitten in deren „Teufelskreis von Progressionszwang und Regressionssehnsucht" (Schmidbauer 1981, S. 27). Schmidbauer betrachtet Sucht als einen Ausdruck dieses Widerspruchs zwischen progressivem Leistungszwang und regressiver Leistungsverweigerung (ebd., S. 29). Erhöht werde die Suchtgefahr zusätzlich, wenn in einem System bestimmte Werte an Halt verlieren, während die Entwicklung einer neuen Legitimation erschwert werde (ebd.); darauf soll in Kap. 3 näher eingegangen werden.

Verlagerung des Generationenkonflikts auf eine psychologische Ebene
Die Verlagerung der Arbeit aus der Familie hat deren Funktion als Für- und Vorsorgegemeinschaft verändert. Besonders bäuerliche und handwerkliche Betriebe waren auf die Arbeitskraft der Kinder angewiesen. Vielfach bedeuteten Kinder auch die Sicherstellung der Altersversorgung, wie z. B. aus den Ausgedingeverträgen ersichtlich wird.

Kranken- und Rentenversicherung haben die ökonomische Funktion der Kinder ersetzt, so daß das Aufziehen von Kindern heute aus ökonomischer Sicht unvernünftig ist. Die Motive für Kinder haben sich in den hochentwickelten Ländern auf eine psychologisch-emotionale Ebene verlagert und sind heute schwerer zu durchschauen (Schleiffer 1982, S. 26; Hoffmann-Nowotny et al. 1984, S. 97 ff.). Freude, Liebe, Erlebnis oder gar Kinder als Lebenssinn werden häufig als Vorteile von Kindern genannt (ebd., S. 102). Wenn Erziehungsschwierigkeiten oder Probleme wie etwa Drogenmißbrauch auftreten, so mag vielleicht das erste Motiv in den Hintergrund treten, zumindest der Erlebniswert bleibt aber auch dann noch erhalten. Schwieriger wird es, wenn die Kinder sich vom Zuhause ablösen:

> Die Angst, daß gerade in der Phase der nachelterlichen Gefährtenschaft der „Trost" seitens der erwachsen gewordenen Kinder ausbleiben könnte, veranlaßt manche Eltern, sich der Loyalität ihrer Kinder durch mystifizierte, nicht selten paradoxe „Verträge" zu versichern. Dadurch gerät deren Pubertät und Adoleszenz für alle Mitglieder beispielsweise einer „Magersuchtfamilie" zum Alptraum. Die Generationenkonflikte haben heute weitgehend ihre ökonomische Basis verloren, sind eher verinnerlicht und erscheinen daher brisanter, zumal die Generationen angesichts einer immer geringer werdenden Altersstreuung der Familienmitglieder heute sich distinkt gegenüberstehen (Schleiffer 1982, S. 27).

2.2 Arbeitswelt und Familie

Entsprechend der zunehmenden Trennung der beiden Bereiche werden in der Forschung „die Welt der Arbeit und der Familie meist isoliert voneinander betrachtet" (Welter-Enderlin 1982 a, S. 50). Dabei stehen Familienprobleme oft in einem Zusammenhang mit der Arbeitswelt (Stuhr et al. 1984).

Überlegungen in diese Richtung sind am ehesten anhand der Rollenthematik zwischen Mann und Frau angestellt worden, weil die Diskrepanz von gewünschter und realer Rollenverteilung unter den Geschlechtern sich wohl am deutlichsten als „fundamentalen Konfliktbereich" erwiesen hat (Schweizer 1982, S. 196; Welter-Enderlin 1982 a, S. 51 ff; Karsten u. Otto 1987, XII; vgl. in diesen Werken weitere Literaturangaben).

Jedoch sind in der Praxis der problemorientierten Familientherapie eher noch traditionelle Werte und Rollenvorstellungen zementiert worden (Welter-Enderlin 1987). Denn die Gefahr ist groß, „daß alles, was nicht unmittelbar verändert werden kann, auch nicht gesehen werden darf" (ebd., S. 267). Diese Kritik führt Welter-Enderlin unter den Stichworten des „Familismus- und Sexismusproblems" sowie der „Gleichheitsfiktion" noch näher aus (ebd., S. 265–271). Wenn später bei den einzelnen Familientherapiemodellen von überfürsorglichen Müttern oder peripheren Vätern die Rede ist, scheint es wertvoll, entsprechende Begriffe durch solch kritische Überlegungen zu relativieren.

Zum Thema Arbeits- und Familienwelt im Zusammenhang mit der Suchtproblematik sollen im folgenden kurz einige Thesen aus soziologischer Perspektive postuliert werden:

– Sowohl in der Schul- wie später in der Arbeitswelt kann die mangelnde Partizipationsmöglichkeit zu einer passiven Haltung und einem resignierten Rückzug führen. Vielfach wird diese Passivität bis in die Familienwelt weitergetragen (Nuber 1987, S. 22). Zudem wird in der Freizeit die mangelnde Arbeitsfreude oft durch „mehr Konsumfreude" kompensiert (Dt. Hauptstelle gegen die Suchtgefahren 1977, S. 12).
– Ein resignierender Rückzug in die Privat- und Intimsphäre der Familie kann auch als Gegenbewegung zu der vielfältigen Abhängigkeit von Großorganisationen verstanden werden (ebd., S. 16). Im Gegensatz zur Feudalabhängigkeit, die dem einzelnen seinen Platz mit der dazugehörigen Identität und den sozialen Bindungen gab, bietet die moderne Arbeitsgesellschaft mehr Wahlmöglichkeiten. Die soziale Position kann durch Leistung verbessert und verändert werden (Hoffmann-Nowotny et al. 1984, S. 58), die Bindungen in der Arbeitswelt nehmen jedoch ab, es entsteht ein „Vakuum an Ligaturen" (Dahrendorf 1981, S. 262 ff.). Die in der Arbeitswelt verwehrten Bedürfnisse werden in der privaten Welt kompensiert. Entsprechende Wünsche nach loyalen Bindungen, Geborgenheit und Selbstverwirklichung bergen aber die Gefahr in sich, die Familie emotional zu überlasten.

– Schließlich findet auch eine zunehmende quantitative Verlagerung von der Arbeits- in die Freizeitwelt statt: „Menschen sind heute nur noch ungefähr halb so viele Stunden in ihrem Leben berufstätig wie vor sechzig Jahren" (ebd., S. 258). Und die Tendenz, daß der Arbeitsgesellschaft die Arbeit ausgeht (Hannah Arendt, zit. nach ebd., S. 258), hält an. Die Zeit außerhalb der Arbeit ist frei – im Sinne des Fehlens von Strukturen. Der einzelne hat dadurch zwar mehr (Wahl)möglichkeiten, doch können viele Menschen diese nicht nutzen; sie bleiben der „stumpfen Passivität" ausgesetzt, dem „Dahindämmern": „Am Ende der Arbeitsgesellschaft steht für viele die große Langeweile" (ebd., S. 260).
Langeweile und Sinnlosigkeit sind zentrale Gefühle, die vielfach der Drogenabhängigkeit zugrunde liegen (Frankl 1977, S. 20, 28, 111).

3 Kultur-/Normwandel und Familie

3.1 Von der „innerweltlichen Askese" zur Konsumgesellschaft

Sozialer Wandel kann als Resultat der Interaktion von Institutionen und Bewußt-sein verstanden werden (Berger u. Berger 1984, S. 113), d. h. heißt, daß es eine Interdependenz zwischen Wandel auf struktureller und kultureller Ebene gibt (Hoffmann-Nowotny 1980 a, S. 484).

Eine der wichtigsten Voraussetzungen auf kultureller Ebene für das Aufkommen des Kapitalismus und der Industrialisierung (auf struktureller Ebene) war die von Max Weber beschriebene „protestantische Ethik" (Berger u. Berger 1984, S. 123 ff., 135 f.). Ihre wichtigsten Merkmale sind die Betonung eines Individualismus und einer Kontrolle über die Welt mittels eines ausgeprägten Rationalismus. Diese beiden Begriffe sind eng verbunden mit einer diesseitsbezogenen Lebenshaltung, gekennzeichnet durch harte Arbeit, Sparsamkeit und Enthaltsamkeit, was Max Weber die „innerweltliche Askese" genannt hat (ebd., S. 136). Diese Eigenschaften, welche die Grundlage der kapitalistischen Gesellschaft bilden, tragen „in sich selbst schon den Keim ihrer Desintegration" (ebd., S. 147). So hat der Rationalismus der Industriewelt wiederum Auswirkungen auf die Familie (ebd., S. 148), indem die Ehe zu einer „Tauschbeziehung" schrumpft (Walster u. Walster 1979), wo die Partner wie im Geschäftsleben austauschbar werden und das familiäre Klima zu erkalten droht (Institut für Sozialforschung 1956, S. 125). Der Individualismus kann sich in einen „Hyperindividualismus" radikalisieren (Berger u. Berger 1984, S. 150), wo die Einzelnen das werden, was die strenge ökonomische Theorie des Liberalismus konzipierte, nämlich „soziale Atome" (Institut für Sozialforschung 1956, S. 127). Solche autonome Individuen kommen der spätkapitalistischen Gesellschaft wiederum entgegen, indem sie mobiler sind und mehr auf den Konsum (sowohl von Gütern wie Dienstleistungen) angewiesen bzw. daran interessiert sind.

Mit dieser Entwicklung in den westlichen Industrieländern in Richtung einer Gesellschaft von Singles und Einzelgängern (Hoffmann-Nowotny 1980 b; Willi 1985, S. 23) geht ein „kultureller Wandel von beziehungsstiftenden zu beziehungsverweigernden psychischen Störungen" einher (Willi 1985, S. 24).

Der „narzißtische Sozialisationstypus" verlangt – im Gegensatz zum auf unmittelbare Triebbefriedigung verzichtenden asketischen Charakter – möglichst unbegrenzte Bedürfnisbefriedigung im Hier und Jetzt. Diese für die Konsumgesellschaft typische Anspruchshaltung zeigt sich am deutlichsten beim süchtigen Menschen (ebd., S. 25). Er „karikiert die Transformation der Werte im Spätkapitalismus", indem er der völlig abhängige, von einer Ware beherrschte Konsument ist und daneben der „cool", affektfrei auf eine einzige Leistung – die Beschaffung der benötigten Droge – konzentrierte „Technokrat" (Schmidbauer 1981, S. 32).

3.2 Die Familie im Spannungsfeld pluralistischer Wertvorstellungen

Die Entwicklung der Moderne von einer „Gemeinschaft" zu einer „Gesellschaft" ist gekennzeichnet durch eine differenzierte und komplexe Struktur („bürokratische Institutionen"), der auf kultureller Seite neben dem erwähnten Individualismus ein „Universalismus" und „weltanschaulicher Pluralismus" entsprechen (Hoffmann-Nowotny 1980 a, S. 486 f., 1980 b, S. 162 ff.).

Durch die multiple und damit partielle Mitgliedschaften in verschiedenen Strukturen (ebd., S. 165) partizipieren die Mitglieder einer Familie an unterschiedlichen Subkulturen mit teilweise gegensätzlichen Wertsystemen. Die Familie kann somit in ein Spannungsfeld zwischen widersprüchlichen Vorstellungen und Idealen geraten, von denen 3 Bereiche kurz erwähnt seien:

– Die Wertvorstellungen einer auf (exklusiver) Liebe, Erotik und Intensität beruhenden Partnerschaft stehen in einem Spannungsverhältnis zu den Ansprüchen auf Dauer und Aufrechterhaltung einer affektiven Intensität über lange Zeit (Kellerhals 1979, S. 64 f.; Schweizer 1982, S. 123 ff.).
– Sowohl in der Zweierbeziehung wie in der Familie oder in andern Lebensgemeinschaften besteht ein „ethisches Dilemma" zwischen den Polen Individualismus, Autonomie, Emanzipation einerseits, und Fusion, Bindung, Abhängigkeit anderseits (Kellerhals 1979, S. 62 ff.; Rupp et al. 1980, S. 114 f.).
– In engem Zusammenhang dazu stehen die Gegensätze zwischen Selbstliebe, Privatheit, Konkurrenz, Wettbewerb und Altruismus, Sozialität, Solidarität, Teilen (Kellerhals 1979, S. 65 ff.; Rupp et al. 1980, S. 114) – alles Wertvorstellungen, die spiegelbildlich für die gesamte Gesellschaft auch in der Drogenszene aufeinanderprallen.

Durch den Wertpluralismus steigt einerseits die Möglichkeit für vermehrte „individualistische Selbstdeutungen" (Hoffmann-Nowotny et al. 1984, S. 58) bzw. für „soziale Beliebigkeit des privaten Verhaltens" (Henkel 1979, S. 130). Andererseits nimmt für das Individuum der Druck zu, Entscheidungskompetenzen und Problemlösungsstrategien zu entwickeln (ebd.); damit wächst auch die Gefahr, daß sich „Individuen im institutionslosen Raum unter dem permanenten Strukturierungs- und Entscheidungsdruck (...) sozial und psychisch desorganisieren" (Hoffmann-Nowotny 1980 b, S. 175; vgl. auch Uchtenhagen 1987, S. 96).

Auch Ehe und Familie geraten unter einen starken „Darstellungsdruck" (Schweizer 1982, S. 127), sie müssen vermehrt „kommunikativ konstruiert" werden (ebd.; vgl. Berger u. Kellner 1965). Dieser familiäre „Aushandlungsprozeß" stellt an die Mitglieder hohe Anforderungen (Buchholz u. Straus 1982, S. 65 f.).

Besonders das Modell der „symmetrischen Partnerschaft" (Schweizer 1982, S. 128 ff.), in welchem unter anderem die familiäre Arbeitsteilung und Rollendifferenzierung möglichst „herrschaftsfrei" zu vereinbaren sind, erfordert ein hohes Maß an Verhandlungen und kommunikativen Kompetenzen (ebd., S. 131). Damit wird die Familie anfälliger für Störungen der Kommunikation, mit denen sich besonders die kommunikationstheoretische Schule der Familientherapie auseinandersetzt (Kap. 6).

Der Grad an Verletzbarkeit wächst zusätzlich mit dem größeren Ausmaß an Intimität des Familienlebens und dem höheren Erwartungshorizont bezüglich einer symmetrischen Ehe und Familie (Schweizer 1982, S. 179); denn Glück und Zufriedenheit als „neue Norm des ehelichen Verhaltens" (Roußel 1982, S. 44) hängen in erster Linie davon ab, ob die einzelnen Erwartungen erfüllt sind oder nicht (Beck-Gernsheim 1980, S. 94; vgl. auch Watzlawick et al. 1974, S. 79).

Schließlich können die Eltern als Erzieher durch die Wert- und Normenpluralität verunsichert werden; der zunehmende Einfluß außerfamiliärer Sozialisationsinstanzen kann diese Unsicherheit noch verstärken. Unter solchen Voraussetzungen erhöht sich die Gefahr, daß das elterliche Erziehungssystem gespalten wird und sogar eine Koalitionsbildung mit einem Kind erfolgen kann; mit dieser Problematik beschäftigen sich besonders die strukturellen Familientherapeuten (Kap. 7).

Der Verlust tradierter Normen kann auch verdeckte Loyalitätsbindungen über Generationen hinweg aufwerten und Delegationssysteme fördern, deren Gefahrenpotential von den psychodynamischen Familientherapeuten hervorgehoben wird (Kap. 8).

Teil II
Modelle der Familientherapie

4 Entwicklung der Familientherapie

Für die Familientherapie läßt sich keine zentrale Gründerpersönlichkeit bestimmen, wie dies bei vielen Psychotherapieformen der Fall ist: „Die Eltern sind nicht genau auszumachen" (Duss-von Werdt 1987, S. 23). Entsprechend schwierig ist es, den Anfang des Einbezuges der Familie in die Therapie festzusetzen. Historische Rückblicke sind immer abhängig von der (subjektiven) Auswahl des Autors, dieser kann (objektiv real) stattgefundene Ereignisse nicht kennen, auslassen oder erwähnen und dabei je nach Kontext unterschiedlich gewichten.

Die in Teil I beschriebenen gesellschaftlichen Entwicklungen haben sicher die Möglichkeit von und das Bedürfnis nach Familientherapie gefördert (Schleiffer 1982); denn auch im Bereich der psychosozialen Behandlungsformen kann man davon ausgehen, daß immer nur Angebote durchdringen, „die jeweils den Normen und Wertvorstellungen, der emotionellen Verfassung und den konkreten Lebensbedingungen der Menschen in einer Region genau angemessen sind" (Richter 1976, S. 11).

Die folgenden Abschnitte beschränken sich auf einige Entwicklungen der Psychologie im 20. Jahrhundert, die gewissermaßen als Wegbereiter für die Familientherapie betrachtet werden können.

4.1 Psychoanalyse – Neopsychoanalyse – Kindertherapie

Die Psychoanalyse beschäftigte sich sehr differenziert mit der Charakterentwicklung des Kindes in verschiedenen Phasen, wobei die Beziehungen (und die damit verbundenen möglichen Probleme) zu Mutter, Vater und auch den Geschwistern je nach Entwicklungsphase thematisiert wurden. Freud, der Begründer der Psychoanalyse, legte am Anfang seiner Theorientwicklung starkes Gewicht auf äußere neurosefördernde Einflüsse in der Sozialisation. So führte er z. B. 1896 die Hysterie auf sexuelle Traumen in der Kindheit zurück; dabei waren es aber weniger die Eltern, sondern Pflegepersonen oder Fremde, welche in der Kindheit eines Patienten als Verführer auftraten.

Schon bald aber widerrief Freud seine Verführungstheorie[1] und behauptete, es seien vorwiegend Phantasieprodukte, welche für die Entstehung von Neurosen verantwortlich seien.

Die analytische Forschung des Referenten verfiel zunächst in den Irrtum, die Verführung als Quelle der kindlichen Sexualäußerung und Keim der neurotischen Symptombildung weit zu überschätzen. Die Überwindung dieser Täuschung gelang, als sich die außerordentlich große Rolle der Phantasietätigkeit im Seelenleben der Neurotiker erkennen ließ, die für die Neurose offenbar maßgebender war als die äußere Realität (Freud 1923, S. 220; zit. nach Richter 1963, S. 21).

In der Folge rechnete Freud bei der Frage nach der Ätiologie von Neurosen den Milieueinflüssen nur noch eine abgeschwächte Bedeutung zu. Im Vordergrund standen unvermeidliche Bedingungen menschlicher Konflikte (z. B. angeborene Triebambivalenz und die unausweichliche Kollision mit den Gesellschaftsnormen). Die Hoffnung, daß durch äußere Einflüsse (wie etwa die Erziehung) Neurosen verhütet werden könnten, bestand demnach kaum, weshalb Anna Freud von der „pessimistischen Periode" in der Psychoanalyse sprach. Durch die Betonung der intrapsychischen Prozesse wurden in der klinischen psychoanalytischen Literatur Angehörige der Patienten nur sehr oberflächlich in die Beschreibungen einbezogen, entsprechend dem reduktionistischen Denkmodell der Organmedizin zu dieser Zeit, wo Austauschprozessen zwischen Organismus und Umwelt kaum Beachtung geschenkt wurde (Richter 1970, S. 47). Der Analytiker war interessiert an den subjektiven Vorstellungen und Phantasien des Patienten über seine Familienangehörigen; deren aktuelle Präsenz in der Behandlungssitzung wäre eher ein Hindernis gewesen. Freud war nicht interessiert an zensurierten, sublimierten Antworten des Patienten; er glaubte, daß absolute Privatheit nötig sei, damit der Patient sich sicher genug fühlt, um Assoziationen und Gefühle, die auch seine Eltern betreffen, äußern zu können. Um die besondere Therapeut-Patient-Beziehung zu schützen, vermieden die Analytiker den Kontakt zu den Angehörigen. Unkritische Epigonen Freuds machten daraus gar eine Doktrin, obwohl Freud selber durchaus in einzelnen Fällen mit Familienangehörigen arbeitete; das berühmteste Beispiel ist der „kleine Hans" (Freud 1909).

In C. G. Jungs Werken läßt sich eine ähnliche Entwicklung wie bei Freud feststellen: Zuerst legte er großen Wert auf reale äußere Einflüsse für die kindliche Entwicklung (z. B. in: „Die Bedeutung des Vaters für das Schicksal des Einzelnen" 1909). Auch im Konzept der Maske oder Persona betonte Jung z. B. noch die Beziehung des Individuums zu seiner Umgebung (Jung 1921, S. 663 ff.).

Später traten aber Faktoren der Umgebung mehr und mehr zurück, während phylogenetisch vorgebildete Reaktionsbereitschaften des Menschen in den Vordergrund der Theorie rückten. Dabei „schrumpfen Mutter und Vater am Ende

---

[1] Nach Krüll (1979) hat Freud die Verführungstheorie aus Pietät für seinen ein Jahr zuvor verstorbenen Vater aufgegeben. Dieser habe ihm im Traum eine versteckte Botschaft übermittelt, er solle sich nicht weiter in die Geschichte der Familie vertiefen. Hätte Freud die Verführungstheorie weiter vertreten, dann hätte er das Tabu seines Vaters brechen müssen (vgl. Familiendynamik 2 1981, S. 196).

vollends zu bloßen Mittlern archetypischer Gesetze zusammen" (Richter 1970, S. 27).

Im Gegensatz zu Freud und Jung blieben Adler und Schultz-Hencke bei einer stärkeren Beachtung individueller Milieueinflüsse. Neben dem konstitutionellen Defekt der „Organminderwertigkeit" zeigen Begriffe wie „Geschwisterrivalität", „Familienkonstellationen", „Verwöhnung" oder „Flucht in die Krankheit" wie stark Adler soziale Faktoren in seine Betrachtungen einbezog. Zwar arbeitete Adler auch nicht mit ganzen Familien; er zog jedoch in der Kindertherapie die Eltern zu Gesprächen bei. Diese Praxis wurde teilweise von der amerikanischen „child-guidance"-Bewegung in den 30er und 40er Jahren übernommen; diese Bewegung wurde stark durch Dreikurs beeinflußt, einem Schüler Adlers. In den „child-guidance"-Kliniken behandelte normalerweise ein Psychiater das symptomatische Kind, ein Psychologe testete es, und ein Sozialarbeiter beeinflußte seine Eltern, anfangs vor allem nur die Mutter. Obwohl man also den Einfluß der Familie erkannte, wurden Mutter und Kind als separate Individuen behandelt. In vielen Kliniken unterband man gar die Diskussion zwischen Therapeuten, um die Privatheit der einzelnen therapeutischen Beziehungen nicht zu tangieren. Die Forscher an den Kliniken legten zu der Zeit den Schwerpunkt auf die (einseitige) Beeinflussung der Eltern auf das Kind. Levy war einer der ersten, der einen Bezug herstellte zwischen pathogenen Zügen der Eltern und psychischen Störungen bei den Nachkommen. Eine Hauptursache sah Levy in der „mütterlichen Überbesorgtheit": Mütter, die selber in ihrer Kindheit kaum Liebe erfahren haben, werden überbesorgt bei ihren Kindern (Levy 1943).

In dieser Zeit entwickelte auch Fromm-Reichmann ihr berühmtes Konzept der „schizophrenogenen Mutter", einer dominierenden, aggressiven, abweisenden und unsicheren Frau. Solche Mütter, v. a. wenn sie noch mit unbeholfenen, passiven und undifferenzierten Vätern auftreten, seien für die Entstehung schizophrener Störungen bei einem Kind förderlich, ja gar verantwortlich (Fromm-Reichmann 1950).

Bowlbys Arbeit an der Tavistock Clinic ist ein Beispiel, wie in der „child-guidance"-Bewegung ein allmählicher Übergang von einem Individual- zu einem Familienansatz stattfand. In einer Fallstudie beschreibt Bowlby, wie er ein Kind ohne große Fortschritte psychoanalytisch behandelte. Aus seiner Frustration heraus beschloß er, das Kind und seine Eltern für eine Sitzung zusammen zu sehen. In der 1. Hälfte dieser Zweistundensitzung klagten sich Eltern und Kind gegenseitig an. Während der 2. Hälfte deutete Bowlby jedem an, was er als dessen Beitrag zu den Schwierigkeiten betrachtete. Anschließend entwickelten die einzelnen Familienmitglieder dadurch ein gewisses Verständnis für die Standpunkte der anderen (Bowlby 1949). Nach wie vor bestand aber für Bowlby die Hauptbehandlung in Einzelpsychotherapie; Familiensitzungen verstand er als nützlichen, katalytischen Anhang dazu, wobei er pro Einzelfall höchstens ein- bis zweimal die Eltern miteinbezog. Was Bowlby als Experiment startete, setzte Ackerman bereits konsequent um: die Familientherapie als Hauptbehandlungsart in den „child-guidance"-Kliniken. Auf Ackerman wird in einem späteren Abschnitt eingegängen.

4.2 Forschungen in Familiendynamik und Schizophrenie

Von der Psychoanalyse gingen auch bei der Betrachtung der Schizophrenie im Zusammenhang mit der Familie wichtige Impulse aus. Im berühmten Fall des Dr. Schreber diskutierte Freud familiäre Einflüsse, die für die Entwicklung der Paranoia eine Rolle gespielt haben (Freud 1911; vgl. dazu auch Schatzmann 1973, Kap. 8).

Weitere wichtige Beiträge zum Verständnis schizophrener Störungen kamen von den Neopsychoanalytikern Sullivan und Fromm-Reichmann, auf deren Konzept der „schizophrenogenen Mutter" bereits hingewiesen wurde (Fromm-Reichmann 1950; Sullivan 1953).

In diesen Arbeiten wurden zwar familiäre Einflüsse erkannt, ein Zusammenhang aber nur in Form linearer Ursache-Wirkung-Effekte hergestellt. Entsprechend wurden die Patienten von der pathogenen familiären Umgebung möglichst losgelöst, und es wurde nicht die ganze Familie in die Sitzungen miteinbezogen.

Die lineare psychoanalytische Betrachtung wurde bald ergänzt durch systematische psychosoziale Ansätze, welche die Familie als eine Gruppe von Personen versteht, die einander wechselseitig beeinflussen. Verschiedene Forscher entwickelten unabhängig voneinander etwa zur gleichen Zeit Modelle, in denen die Familie als dysfunktionales System betrachtet wurde, welches die schizophrene Störung begünstigt:

In Palo Alto waren es zwei Forschergruppen.
Unter der Leitung von Bateson befaßten sich Haley, Weakland, Jackson u. Fry im „Projects for the Study of Schizophrenia" v. a. mit schizophrenem Kommunikationsverhalten. Ein Jahr zuvor hatte Bateson zusammen mit Ruesch bereits ein wegweisendes Werk zu diesem Thema publiziert (Ruesch u. Bateson 1951). Die wichtigsten Erkenntnisse des Projektes wurden später von Jackson veröffentlicht (Jackson 1969). Eines der Hauptergebnisse ist die berühmte Doppelbindungstheorie, die auf der logischen Typenlehre von Russell sowie auf der Kybernetik beruht (Bateson et al. 1956). Auf dieses umstrittene, aber sehr einflußreiche Konzept wird später eingegangen.

Die andere Palo-Alto-Gruppe unter der Leitung von Jackson war weniger an theoretischen als an praktischen Erkenntnissen für die Behandlung von Familien interessiert. Durch seine Akzentsetzung auf die Praxis wurde Jackson zu einem der Pioniere in der Familientherapie, welche in einem späteren Abschnitt gewürdigt werden. Sein wichtigster Beitrag ist die Einführung des Homöostaseprinzips, das die Familie als System beschreibt, welches sich auf einem dynamischen Gleichgewichtszustand hält. Ein Symptom eines Familienmitglieds wird somit erstmals als ein Versuch betrachtet, das Gleichgewicht in der Familie zu erhalten (Jackson 1957).

Lidz befaßte sich zur selben Zeit an der Ostküste mit der Familiendynamik Schizophrener, d. h. genauer, mit der Psychodynamik deren Eltern. Sein Konzept, das auf einer Erweiterung psychoanalytischen Gedankenguts beruht, beschreibt 2 Muster von chronischen ehelichen Uneinigkeiten, die charakteristisch für Familien Schizophrener sind:

„Marital schism" meint ein Muster, in dem jeder Elternteil den andern zu entwerten versucht, insbesondere im Kampf um die Loyalität, Sympathie und Unterstützung der Kinder. Jeder mißachtet den andern und befürchtet, daß eines der Kinder so wird wie der Partner. Entsprechend leicht geraten jene in Loyalitätskonflikte gegenüber den streitenden Eltern.

„Marital skew" beschreibt eine Familiensituation, in der ein psychopathologischer Elternteil den anderen dominiert. Der schwächere Partner, in Lidz' Fällen normalerweise der Vater, akzeptiert bzw. erträgt die pathologischen Verzerrungen des stärkeren und geht sogar soweit, daß er diese auch vor den Kindern als Normalität vertritt. In diesen Familien sind die Kinder in den Kampf um die Erhaltung der ehelichen Balance eingespannt. Durch die Verneinung der aktuellen Situation kann es dabei zu jenen verzerrten Wahrnehmungen kommen, die für Schizophrene charakteristisch sind (Lidz et al. 1957).

Bowen und *Wynne* sind 2 weitere Persönlichkeiten, die – wie Lidz von der Psychoanalyse herkommend – wichtige Beiträge zum Verständnis von Familien Schizophrener geliefert haben.

Ähnlich wie Lidz beim „marital schism" beobachtete Bowen die auffällige emotionale Distanz zwischen den Eltern; er prägte dafür den Begriff der „emotional divorce" (Bowen et al. 1959).

Wynne beobachtete bei Familien mit schizophrenen Mitgliedern Beziehungsstile, bei denen entweder nur freundschaftliche, harmonisierende oder nur haßvolle, feindselige Gefühle und Verhaltensweisen gezeigt werden. In beiden Fällen bleibt dabei ein Gefühls- und Verhaltensrepertoire ausgeblendet. Für die Mitglieder besteht ein ständiger Konflikt zwischen dem Wunsch nach Verschmelzung und dem nach Trennung und individueller Identität. Für diese Phänomene prägte Wynne die Begriffe „pseudo-mutuality" (Pseudogemeinschaft) und „pseudo-hostility" (Pseudofeindschaft) (Wynne et al. 1958).

4.3 Gruppentherapie

Die Gruppentherapie kann insofern als eine Vorläuferin der Familientherapie betrachtet werden, als gewisse Ähnlichkeiten zwischen den beiden Theapieformen bestehen. Wichtige Impulse zum Verständnis von Gruppen gingen von Lewin aus. Seine Feldtheorie beschreibt die Interaktionen zwischen Individuen und ihrer Umwelt. Basierend auf der Gestaltwahrnehmungspsychologie entwickelte er die Erkenntnis, daß eine Gruppe ein psychologisch-kohärentes Ganzes darstellt, das mehr ist als eine Ansammlung von Individuen, also mehr als die Summe seiner Teile.

Um Gruppendynamische Prozesse zu untersuchen und zu verstehen, begann Lewin mit seinen Kollegen 1946 mit den „T-Gruppen" (Lewin 1963). Aus diesen entwickelten sich die Encountergruppen, bei denen Hilfe und persönliches Wachstum der Gruppenmitglieder in den Vordergrund des Gruppenziels rückten.

Die Encountergruppen kamen jedoch zu spät, um auf die Anfänge der Familientherapie einen Einfluß zu haben. Für die Entwicklung der erfahrungsbezogenen Familientherapieschule waren sie jedoch von zentraler Bedeutung (vgl. Kap. 9).

Es würde den Rahmen dieser Arbeit sprengen, auf alle wichtigen Strömungen der Gruppendynamik und –therapie einzugehen (vgl. dazu Heigl-Evers 1979).

Neben den Beiträgen von Bion ist v. a. Morenos Psychodrama zu erwähnen (Moreno 1959).

Die Technik der dramatischen Inszenierung von Alltagssituationen der Gruppenteilnehmer wurde von vielen Familientherapeuten übernommen. Minuchin, als wohl berühmtestes Beispiel, betont die Wichtigkeit der Inszenierung für das Verständnis der realen dramatischen Situation des Familienlebens.

Familienskulptur und Choreographie sind 2 weitere Techniken, die direkt vom Psychodrama in die Familientherapie übernommen wurden.

Unter den ersten Therapeuten, welche Gruppenkonzepte direkt auf die Familienbehandlung anwendeten, waren neben dem bereits früher erwähnten Dreikurs v. a. Bell. Dieser wird oft als einer der Pioniere in Familientherapie bezeichnet und somit auch hier im entsprechenden Abschnitt gewürdigt.

Gruppentherapie und Familientherapie haben einige Parallelen, die gewisse Übertragungen von einem Feld zum andern ermöglichen. So betonen beide Settings mehr die Interaktionen unter den Teilnehmern und nicht primär zwischen einem Individuum und dem Therapeuten. Situationen werden somit realitätsbezogener und erlauben einen besseren Transfer in den Alltag. Dennoch gibt es zu viele wesentliche Unterschiede, als daß beide Methoden sich problemlos gegenseitig ergänzen könnten. Familien sind nämlich ganz spezielle Gruppen: Ihre Mitglieder haben eine (lange) gemeinsame Vergangenheit und Zukunft und somit von vornherein eine gewisse Intimität, oft auch eine eigene Sprache. Sonstige Gruppen hingegen sind aus „Fremden" zusammengesetzt und dadurch gegenüber Familien oft flexibler, offener für Änderungen. Ihre Mitglieder haben den gleichen Status, während es in Familien Hierarchien gibt, die beachtet werden müssen.

4.4 Eheberatung

Informelle Beratung bei Eheproblemen existiert wahrscheinlich seit es die Ehe als Institution gibt. Auch heute besprechen viele Leute ihre Eheschwierigkeiten mit dem Arzt, Pfarrer oder Anwalt und nicht mit einem professionellen Eheberater. Immerhin liegt die Gründung des ersten Eheberatungszentrums 60 Jahre zurück:

1929 eröffneten Abraham und Hannah Stone ein Eheberatungsinstitut in New York, 1930 folgten Popenoe mit dem American Institute of Family Relations in Los Angeles und 1932 Mudd mit dem Marriage Council of Philadelphia. In den 40er Jahren kamen weitere 12 Institute dazu, zudem wurde die American Association of Marriage Councelors ins Leben gerufen.

Parallel dazu gab es eine Strömung innerhalb der Psychoanalyse, wo einige Psychoanalytiker entgegen der Doktrin Ehepaare gemeinsam in Therapie nahmen. Der erste Bericht über Psychoanalyse verheirateter Paare lieferte Oberndorf am Kongreß der American Psychiatric Association 1931 (Oberndorf 1938). Oberndorf vertrat darin die Theorie, daß sich Paare durch unbewußte Motive gegenseitig anziehen und beeinflussen; dieses Zusammenspiel sei in gemeinsamen Sitzungen am besten aufzudecken und anzugehen. Mittleman, ebenfalls Psychoanalytiker, nahm diese Idee auf und empfahl die gemeinsame Behandlung eines Paares durch denselben Analytiker, der dadurch besser unterscheiden könne, welche Anteile der gegenseitigen Wahrnehmung auf innere oder äußere Gegebenheiten zurückzuführen seien (Mittleman 1944). Für einen Analytiker war dies eine revolutionäre Auffassung: daß die Realität von Objektbeziehungen mindestens so wichtig sein kann wie die intrapsychischen Vorstellungen.

Die wenigen Beispiele zeigen, daß die Eheberatung und die psychoanalytische Paartherapie wichtige Vorläufer der eigentlichen Familientherapie waren. Ab den fünfziger Jahren nahmen die beiden Gebiete eine parallele Entwicklung, nicht zuletzt dadurch, daß namhafte Familientherapeuten eigene Modelle der Paartherapie entwickelten. Die wichtigsten sollen im folgenden Abschnitt erwähnt werden.

4.5 Pioniere der Familientherapie

Wie schon erwähnt, gibt es keine Gründerpersönlichkeit für die Familientherapie. Doch lassen sich für die erste Dekade der familientherapeutischen Behandlungen (1952–1961; in Anlehnung an Gurman u. Kniskern 1981) einige Pioniere ausmachen, deren Beiträge in diesem Abschnitt gewürdigt werden sollen.

John E. Bell

Gurman u. Kniskern schreiben Bell am ehesten den Titel „Vater der Familientherapie" zu, da er bereits 1951 Familienbehandlungen durchführte. Dennoch hat Bell eine Sonderstellung unter den Pionieren. In einigen historischen Würdigungen wird er nur am Rande erwähnt (z. B. Guerin 1976; Kaslow 1980).

Dies rührt zum einen daher, daß er erst 10 Jahre nach seinen ersten Erfahrungen etwas darüber publizierte (Bell 1961); zum anderen, daß er kein Behandlungszentrum, Trainingsprogramm und entsprechend auch keine bekannten Schüler aufbaute. Interessant sind seine Äußerungen, wie er auf die Idee der Familientherapie kam (Bell 1975): Als er 1951 in London beim Leiter der Tavistock Klinik weilte, kam er durch ein Mißverständnis zur Annahme, daß ein Mitarbeiter der Klinik (Bowlby) mit Gruppentherapie für Familien experimentierte. Dieser Ansatz schien ihm versuchenswert bei der Behandlung von verhaltensgestörten Kindern, zumal er davon ausging, daß eine Autorität wie Bowlby sicher keine schlechten Ideen habe. Die Erfolge schienen dies zu bestätigen. Erst später erfuhr er, daß Bowlby nur Familienmitglieder interviewte als Ergänzung zur Einzelbehandlung des Kindes.

Methodisch orientierte sich Bell an der Gruppentherapie. In seiner ersten Publikation (Bell 1961) beschreibt er, wie er in erster Linie eine offene Diskussion unter den Familienmitgliedern stimuliert, indem er beispielsweise stille Teilnehmer (meistens ein Kind) ermuntert, ihre Anliegen vorzubringen. Bell ist zu dieser Zeit sehr strukturierend und direktiv, während er in späteren Werken eher als Therapeut im Hintergrund auftritt.

Walter Ackerman

Ackerman kam von der Psychoanalyse zur Familientherapie; zur Beschreibung seiner familientherapeutischen Arbeit blieb er auch vorwiegend bei psychodynamischen Formulierungen. Wie bereits kurz erwähnt, begann Ackerman an einer „child-guidance"-Klinik mit dem Experiment, für einzelne Sitzungen die Eltern mit dem Kind zusammen zu sehen. Sein Artikel von 1950, „Family diagnosis: An approach to the preschool child" kann als einer der ersten Publikationen zur Familientherapie betrachtet werden (Ackerman u. Sobel 1950). Zur Entwicklung der Familientherapie kam Ackerman durch die Erkenntnis, daß die Behandlung von Familienmitliedern durch Individualtherapie zu therapeutischen Problemen führen kann, insbesondere wenn der familiendynamische Hintergrund fehlt (Ackerman 1954). Umgekehrt vertrat er fortan nicht nur eine einseitig familiendynamische Sichtweise, sondern behielt immer auch intrapsychische Aspekte im Auge. Zwischenmenschliche und intrapsychische Konflikte verstand er als ein zirkuläres Feedbacksystem, d. h. daß sie sich gegenseitig beeinflussen. Ein Symptom betrachtete er als Internalisierung eines andauernden pathologischen Familienkonfliktes. Um dieses Symptom anzugehen, müssen Konflikte sichtbar und in das Feld der familiären Interaktion gebracht werden, wo neue Lösungen gefunden werden können. Die primäre diagnostische Aufgabe eines Familientherapeuten besteht demnach darin, diese pathogenen Konflikte aufzudecken und anzugehen. Diese Rolle als „Katalysator" verstand Ackerman selbst glänzend wahrzunehmen. Darin besteht wohl auch sein größter Beitrag zur Familientherapie: Wie man auf aktive, offene und warme Art Prozesse in Familien in Gang bringen kann, zeigte er vorbildhaft vielen Schülern, die mit ihm zusammenarbeiteten.

Ganz im Gegensatz dazu gelten die theoretischen Ideen und Empfehlungen in seinen Schriften als eher vage. Für spätere Familientherapeuten, die nicht persönlich mit Ackerman in Kontakt treten konnten, war und ist es schwierig, aus seinem Werk fruchtbare Erkenntnisse abzuleiten und familientherapeutische Arbeit zu lernen.

Don Jackson
Wie bereits erwähnt, arbeitete Jackson in Palo Alto am Projekt über Schizophrenie in Familien mit, wobei er v. a. an Erkenntnissen für die Praxis interessiert war. Sein Werk stellt ein seltenes Beispiel dar für die Entwicklung einer Therapieform auf Grund einer Theorie. Psychoanalytische Konzepte, die er in seiner Ausbildung gelernt hatte, verwarf er und baute seine Therapie auf der Kommunikationstheorie auf. Diese unter Bateson entwickelte Sichtweise legt den Schwerpunkt auf die Wechselwirkungen zwischen Personen, wobei Kommunikation und Verhalten gleichgesetzt werden. Jacksons Grundannahme war, daß Menschen in länger dauernden Beziehungen bestimmte Interaktions- bzw. Verhaltensmuster entwickeln; dies nannte er „behavioral redundancy". In der Behandlung von Familien versuchte er die funktionalen redundanten Verhaltensmuster zu unterscheiden von dysfunktionalen oder problemerhaltenden. Dazu beobachtete er wiederkehrende Muster und merkte sich, wann und in welchem Kontext Probleme auftauchten, wer involviert war und was die Beteiligten in solchen Situationen unternahmen. Ausgehend von der Annahme, daß Symptome homöostatische Funktionen erfüllen, überlegte Jackson, wie die Familie umgekehrt betroffen wäre, wenn die Probleme behoben wären. Wenn somit der Kontext und Zweck der Probleme verstanden werden konnte, richtete sich die Therapie darauf, die dysfunktionalen Interaktionsmuster zu ändern, um die Symptome zum Verschwinden zu bringen (Jackson 1959). 1959 gründete Jackson das Mental Research Institute (MRI) in Palo Alto, das sich auf Familientherapie konzentrierte. Neben Jules Riskin gewann er Virginia Satir als Mitarbeiterin, die Mitte der 60er Jahre mehr zur humanistischen Richtung überging und innerhalb dieses Feldes familientherapeutische Pionierarbeit leistete (vgl. Kap. 9). Zum Team am MRI gesellten sich später auch John Weakland, Paul Watzlawick und Jay Haley, der 1967 zu Minuchin ging und einen eigenen Ansatz entwickelte. 1961 gründete Jackson zusammen mit Ackerman die erste familientherapeutische Fachzeitschrift, Family Process, die noch heute als wichtigstes Publikationsorgan der Familientherapie gelten dürfte.

Murray Bowen
Im Abschnitt über Schizophrenieforschung wurde Bowen bereits erwähnt. In seinem 1954 gestarteten Projekt arbeitete er zuerst mit jedem Mitglied von Familien Schizophrener einzeln. Bereits 1955 ging er über zur Behandlung der Familie als Ganzes; somit kann er als einer der Pioniere in Familientherapie betrachtet werden.

Parallel zum Forschungsprojekt zur Schizophrenie sah Bowen auch Familien von Kindern mit verschiedenen anderen Symptomen. Dabei stellte er fest, daß bei diesen Familien die selben Probleme auftauchten wie bei Schizophrenen, nur in einem schwächeren Ausmaß. Im ganzen war Bowen nicht besonders zufrieden mit den Resultaten seiner Familiensitzungen. Ab 1960 begann er deshalb, nur noch die Eltern eines symptomatischen Kindes zu sehen. Dadurch wollte er den Fokus mehr auf die elterliche Beziehung legen und das Kind von seiner Sündenbockrolle entlasten. Die Eltern sollten Hilfe erhalten, ihre Beziehung zu klären, sich voneinander zu differenzieren, je ein „differenziertes Ich" zu entwickeln und Verstrickungen v. a. auch mit der Herkunftsfamilie aufzulösen. Gerade im letzten Bereich hat Bowen ausführlich über seine persönlichen Erfahrungen berichtet (Bowen 1974). Da ihm seine eigene Auseinandersetzung mit der Herkunftsfamilie auch für die therapeutische Arbeit viel genützt hat, legte Bowen fortan in der Ausbildung von Familientherapeuten großen Wert auf deren eigene Arbeit an ihrer Herkunftsfamilie. Damit leistete Bowen besonders für diesen Zweig der Familientherapie Pionierarbeit.

Soweit zu den Hauptbegründern der Familientherapie. Die weiteren Persönlichkeiten, die der neuen Therapierichtung in der ersten Dekade wichtige Impulse gaben, werden in den jeweiligen Therapiemodellen erwähnt. Zu ihnen gehören: Jay Haley (Kap. 6), Salvador Minuchin (Kap. 7), Ivan Boszormenyi-Nagy, James Framo, Lyman Wynne (Kap. 8), Carl Whitaker und Virginia Satir (Kap. 9).

4.6 Familientherapie bei Drogenabhängigkeit

Probleme in größerem Ausmaß mit Drogenmißbrauch und -abhängigkeit begannen Mitte der 60er Jahre in den USA und weiteren Teilen der Welt und nahmen seither ständig zu. Parallel dazu wurden verschiedene Therapiemodelle entwickelt, wobei die meisten Sucht als Individualproblem verstanden und angingen. Interpersonalen Faktoren wurde wenig Aufmerksamkeit geschenkt. Einzelne Artikel über den Familienhintergrund von Drogenabhängigen erschienen zwar schon ab Mitte der 50er Jahre (z. B. Gerard u. Kornetsky 1954; Mason 1958), doch wurden familiendynamische Aspekte erst relativ spät in die Betrachtungen miteinbezogen (vgl. die Übersichtsartikel Seldin 1972; Harbin u. Maziar 1975; Salmon u. Salmon 1977; Stanton 1979).

Umgesetzt in die Therapie Drogenabhängiger wurden entsprechende Erkenntnisse erst ab Ende der 60er Jahre; dies ganz im Gegensatz zur Behandlung von Alkoholproblemen, wo schon früher Familien- und Paartherapien erfolgreich durchgeführt wurden (vgl. Steinglass 1976; Janzen 1977). Der erste Einbezug von Angehörigen Drogenabhängiger erfolgte in Gruppentherapien für Eltern (Hirsch 1961; Gottschalk et al. 1970), in paralleler Behandlung der Eltern und des identifizierten Patienten (Caroff et al. 1970), sowie in multipler Familientherapie, wo also mehrere Familien gleichzeitig behandelt wurden (Webb u. Bruen 1967–68; Klimenko 1968; Hendricks 1971; Brown et al. 1973).

Die ersten Berichte über Familientherapien mit einzelnen Familien erschienen erst zu Beginn der 70er Jahre (Berenson 1970; Entin u. Schumann 1971; Jonckheere 1973; Friedman 1974; Howe 1974; Reilly 1974).

Ab 1975 nahmen die Veröffentlichungen darüber sprunghaft zu und flachten darauf wieder ab, ein Verlauf, der für eine neue Behandlungsmethode typisch ist. In diese Zeit fällt auch das erste Symposium, an dem sich 34 Forscher aus 17 familientherapeutischen Programmen für Drogenabhängige trafen (Kupetz et al. 1977). Ein Hauptergebnis dieses Treffens war die Inangriffnahme einer Erhebung über die Verbreitung familientherapeutischer Behandlungsmethoden innerhalb der Drogenprogramme in den USA. Die Ergebnisse wurden 1976 vorgelegt (Coleman 1976; Coleman u. Davis 1978).

Von den 2012 Programmen, die antworteten (63 % der Befragten), gaben 93 % an, daß sie Familientherapie in irgend einer Form in die Behandlung miteinbezogen. 75 % sahen dabei den Abhängigen mit der gesamten Familie. 74 % betrachteten den Einbezug der Familie als sehr wichtig für den Heilungsprozeß des Abhängigen, 21 % hielten ihn für ziemlich und 2 % für wenig wichtig. Nur 0,1 % fanden dies nicht notwendig.

Diese Zahlen zeigen eindrücklich, wie die Familientherapie – rund 20 Jahre nach ihrem Aufkommen – zumindest in den USA auch bei der Behandlung Drogenabhängiger etabliert wurde. Dies im Gegensatz beispielsweise zum deutschsprachigen europäischen Raum, wo erstmals ab Ende der 70er Jahre vereinzelte Berichte über familientherapeutische Arbeit mit Drogenabhängigen erschienen (Deutsche Hauptstelle gegen die Suchtgefahren 1977; Stierlin et al. 1977; Kuypers 1979; Welter-Enderlin 1982 b, 1982 c).

In der obengenannten Studie wurde auch eine Skala der einflußreichsten Familientherapeuten erstellt: Satir übte demnach den größten Einfluß auf die Praktiker im Gebiet der Familientherapie bei Drogenabhängigen aus, gefolgt von Haley, Minuchin, Ackerman, Jackson und Whitaker (Coleman u. Davis 1978, S. 26). Heute wäre die Reihenfolge wohl bereits wieder anders und z. T. mit neuen Namen (vgl. etwa Textor 1983). Mit großer Wahrscheinlichkeit dominieren heute die strukturell–strategischen Richtungen (Stanton 1979, S. 269), während erfahrungsbezogene und analytische Arbeit mit Familien Drogenabhängiger „weit im Hintergrund" stehen dürfte (Zimmer-Höfler 1984, S. 135).

In den Kap. 6–9 sollen deshalb die einzelnen Schulen in entsprechender Reihenfolge besprochen werden. Bevor wir aber die Unterschiede zwischen ihnen hervorheben, wollen wir im folgenden Kapitel einige Theoriekonzepte darlegen, die allen familientherapeutischen Modellen gemeinsam zu Grunde liegen.

5 Gemeinsame Annahmen in der Familientherapie

Alle familientherapeutischen Schulen betrachten die einzelnen Mitglieder einer Familie nicht isoliert, sondern versuchen, jedes Individuum in seinem materiellen, sozialen und kulturellen Kontext zu verstehen. Symptome wie Drogenmißbrauch eines Jugendlichen werden dementsprechend als Reaktion innerhalb eines familiären Kontextes betrachtet. Der Symptomträger wird nicht als „abnormal" oder „krank" bezeichnet im herkömmlich medizinischen Sinn (vgl. Watzlawick et al.1967, S. 48 f.), sondern seine Funktion für die ganze Familie wird in den Mittelpunkt gestellt (vgl. Beck 1985, S. 35 f.). Die familientherapeutische Behandlung kann folgendermaßen umschrieben werden:

> Familientherapie ist jede Form von Therapie, die sich auf die Interaktion zwischen zwei oder mehreren Personen einer Familie bezieht und dadurch darauf hinzielt, die affektiven Beziehungen in der Familie zu beeinflussen, um psychische Schwierigkeiten, Verhaltensstörungen oder psychosomatische Störungen bei einem oder mehreren Familienmitgliedern zu heilen oder zu verbessern – und die der Familie als System ermöglicht, kreativer und offener neue Situationen zu bewältigen und den einzelnen Familienmitgliedern ein bestmögliches, individuelles Wachstum zu gewähren (Wille 1981, S. 1611).

Die Familie wird als ein System betrachtet, in dem Individuen oder Subsysteme miteinander interagieren. Da auch ein Austausch mit größeren Systemen stattfindet (Gemeinde, Wirtschaftssystem, Gesellschaft ...), werden Familien als *offene Systeme* bezeichnet (Watzlawick et al. 1967, S. 117); folgende Merkmale gehören zu offenen Systemen:

– **Ganzheit:** Jeder Teil eines Systems ist mit den anderen Teilen so verbunden, daß eine Änderung in einem Teil eine Änderung in allen Teilen und damit dem ganzen System verursacht. Ein System verhält sich nicht wie eine einfache Summierung voneinander unabhängiger Elemente, sondern als ein zusammenhängendes, untrennbares Ganzes: Ein System ist mehr als die Summe seiner Teile (Übersummation).

– **Rückkopplung/Gleichgewicht:** Eingaben (d. h. Handlungen einzelner Familienmitglieder oder Umwelteinflüsse) in die Familie werden vom System aufgefangen und modifiziert. Rückkopplungen können positiv oder negativ sein. Negative charakterisieren Homöostasis und spielen eine mächtige Rolle für die Aufrechterhaltung von Stabilität in Beziehungen. Negativ werden sie deshalb genannt, weil sie jede Tendenz zur Abweichung von einem Gleichgewicht reduzieren sollen. Alle Familien, die nicht auseinanderfallen, müssen einen gewissen Grad von negativer Rückkopplung besitzen, um den Belastungen seitens der Umwelt oder ihrer individuellen Mitglieder entgegenwirken zu können. Zu starkes Festhalten am Status quo kann aber andererseits das Wachstum jedes Einzelnen sowie der Familie als ganzes System behindern. Für die Entwicklung und den notwendigen Wandel der Familie und ihrer Mitglieder ist deshalb positive Rückkopplung notwendig.

Jede Familie steht also vor dem Problem, ob sie auf Veränderungen mit negativer oder positiver Rückkopplung reagieren soll:

> The more rigid the system, the more tenacious its response and the more integral it tends to be. The dilemma facing any system is the conflict between complexity (involving growth and, hence, flexibility) and integrality and the need to compromise between these two in order to survive (Klagsburn u. Davis 1977 S. 156).

– **Fluktuation/Selbstregulation:** Anfänglich verstanden die Familientherapeuten unter Homöostase vorwiegend statische oder balancierte Gleichgewichtszustände. Dies rührt wahrscheinlich daher, daß v. a. Familien mit Schizophrenen untersucht wurden, die sich besonders stark Veränderungsbestrebungen widersetzen (Jackson 1959; Haley 1967; vgl. Textor 1985, S. 57).

In den letzten Jahren haben einige Theoretiker begonnen, einen alternativen Gesichtspunkt aufzuzeigen. Makridakis (1977) schlug ein „Zweites Gesetz der Systeme" vor, welches das genaue Gegenteil zum „Zweiten Gesetz der Thermodynamik" ist (aus: Dell u. Goolishian 1981, S. 109 f.); letzteres besagt, daß sich jede Struktur unausweichlich in Richtung eines unstrukturierten Gleichgewichtpunktes abbaut. Makridakis oder auch der Chemiker Prigogine betonen demgegenüber diejenigen Prozesse, durch die thermodynamische Systeme sich entwickeln und immer komplexer werden, wo Prozesse die Strukturen bestimmen. Prigogine nennt diesen Prozeß „Ordnung durch Fluktuation" (ebd., S. 110). Jedes System hat einen Stabilitätsbereich, innerhalb dessen gewisse Fluktuationen möglich sind, ohne daß sich das System verändert. Wird eine Fluktuation aber zu groß (zu großes positives Feedback), kann sie den bestehenden Stabilitätsbereich überschreiten und das System über eine Instabilitätsphase zu einem neuen Gleichgewichtszustand führen:

> Zu jedem Zeitpunkt in der Geschichte eines Systems kann es mehrere potentielle Instabilitäten für seine Zukunft geben. Die Auswahl einer bestimmten Instabilität erfolgt nach Zufallsprozessen; sie hängt nur davon ab, welche Fluktuation amplifiziert wird. In anderen Worten, sobald das System einen hinreichenden Grad an Ungleichgewicht erreicht und sich der Instabilität annähert, eröffnet sich ihm eine Vielzahl verschiedener Wege. *Welcher* Weg „gewählt" wird, ist zufallsbestimmt durch die eine Fluktuation, die bis zu dem kritischen Wert amplifiziert wird – das heißt, „Ordnung durch Fluktuation". Der zentrale Punkt hierbei ist, daß diese Selektion von Wegen nicht kontrolliert werden kann; sie geschieht zufallsmäßig. Man kann in solche Systeme eingreifen und sie zum Instabilitätspunkt hindrängen, aber man kann nicht genau kontrollieren, wann und in welcher Art sie sich reorganisieren (ebd, S. 112).

Auf Grund solcher neueren theoretischen Arbeiten vorwiegend von Naturwissenschaftern (z. B. Bateson; Prigogine oder Varela; ausführliche Literaturangaben in Dell u. Goolishian 1981 und Simon u. Stierlin 1984, S. 121 f.) gingen die meisten Familientherapeuten dazu über, die Homöostase in Familien viel dynamischer aufzufassen, wie dies einzelne schon viel früher vertraten (vgl. Ackerman 1958; Haley 1980; Minuchin u. Fisman 1981; Textor 1985, S. 57) Die Familie wird als selbstregulierendes System betrachtet, das sich „frei von einem dynamischen Gleichgewicht zum andern" (Dell u. Goolishian 1981, S. 112) weiterentwickeln kann.

– **Äquifinalität:** Dieser Begriff besagt, daß verschiedene Anfangszustände zu gleichen Endzuständen führen können (Bertalanffy 1968; Klagsburn u. Davis 1977, S. 156). Bei der Betrachtung einer Systemstruktur oder -funktion läßt sich also nicht mit Sicherheit vom Istzustand auf die Vergangenheit oder Zukunft schließen. Drogenabhängigkeit eines Jugendlichen kann verschiedene familiäre (und außerfamiliäre) Ursachen haben. Umgekehrt können verschiedene Symptome (Endzustände bzw. genauer: Gleichgewichtszustände) wie Drogenabhängigkeit oder Delinquenz auf dieselben Ursachen zurückgeführt werden (Äquipotentialität).

Soweit zu den wichtigsten allgemeinen Eigenschaften von offenen Systemen. Die meisten Begriffe stammen aus der „general system theory" und der Kybernetik; entsprechend tauchen sie am häufigsten in der rein systemorientierten familientherapeutischen Literatur auf (vgl. Kap. 6). Geht man von generellen Systembegriffen zu spezifischen Betrachtungen des Systems „Familie" über, so werden theoretische und sprachliche Gemeinsamkeiten seltener. Die verschiedenen Familientherapieschulen betonen unterschiedliche Aspekte eines Familiensystems und brauchen dafür ihre eigenen Fachwörter, obwohl sie zu einem großen Teil „von einem übergeordneten Standpunkt aus als unterschiedliche Perspektiven betrachtet und miteinander kombiniert werden können" (Textor 1985, S. 60). In seinem Versuch, die amerikanischen Familientherapeuten integrativ darzustellen, betont Textor für verschiedene Theoriebereiche die Kompatibilität der einzelnen Schulen. So zeigt er, daß sich unter den Theorieelementen wie „Kommunikation" oder „Rollen" unterschiedliche Aspekte miteinander kombinieren lassen und gegenseitig ergänzen können. Leider bringt dieser verdienstvolle Ansatz keine wesentlich neuen *gemeinsame Annahmen* der verschiedenen Familientherapeuten zu Tage. Die Kombinationsmöglichkeit verschiedener Aspekte unter einem breit gefaßten Theoriebegriff heißt eigentlich nicht viel mehr, als daß in einem (Familien)system die einzelnen Subsysteme bzw. Elemente interdependent sind.

Wenn Minuchin die Struktur und Satir den Kommunikationsstil einer Familie betonen, so kann man unter dem Oberbegriff „Kommunikation" stark vereinfacht die Feststellung treffen, daß die Struktur einer Familie und ihr Kommunikationsstil sich gegenseitig beeinflussen.

Damit soll keinesfalls die Wichtigkeit integrativer Ansätze geleugnet werden. Es kann und soll jedoch nicht Schwerpunkt vorliegender Abhandlung sein, die verschiedenen Schulen integrativ darzustellen, zumal es dazu bereits gute Ansätze gibt (z. B. Simon u. Stierlin 1984). In den folgenden Kapiteln sollen vielmehr die verschiedenen Konzeptschwerpunkte nebeneinander gestellt werden. Gerade für eine spezifische Fragestellung scheint es sinnvoll, zuerst aufzuzeigen, wie in jedem therapeutischen Ansatz die Familie (speziell mit einem Drogenabhängigen als Symptomträger) betrachtet, diagnostiziert (verstanden) und bestenfalls therapiert wird. Alle Schulen werden nach gleichem Muster beschrieben. Dadurch soll ein *vergleichender Überblick* ermöglicht werden, aus dem Gemeinsamkeiten wie Unterschiede resultieren können.

Zur Auswahl der Therapieschulen
Die Familientherapie kann nach verschiedenen Gesichtspunkten klassifiziert werden. Seit den ersten Einteilungen Mitte der 60er Jahre sind zahlreiche Versuche angestellt worden, was ein Ausdruck für die schnelle Entwicklung des neuen Therapieansatzes ist.

In ihrem 1981 herausgegebenen Handbuch unterscheiden Gurman u. Kniskern 22 Modelle – eine Differenzierung, die bereits zu detailliert und damit unübersichtlich ist. Diese Vielfalt entspricht der bei jeder Therapierichtung feststellbaren Tendenz, daß es eigentlich so viele Schulen wie Therapeuten gibt. Textor zählt einige wichtige Gründe auf, weshalb jeder (Familien)therapeut einen eigenen Therapieansatz entwickelt (1985, S. 24 f., 1987, S. 496)[1]. Derselbe Autor liefert zugleich eine der sinnvollsten Klassifikationen der Familientherapie, die sich in ähnlicher Form auch bei Nichols (1984) finden läßt.

In Anlehnung an diese Einteilungen werden in den Kap. 6–9 die wichtigsten Richtungen der Familientherapie dargestellt.[2] Dabei soll folgender einheitlicher Aufbau bei der Beschreibung jeder Richtung einen vergleichenden Überblick erleichtern:

Einleitend werden die jeweiligen Schulen *kurz charakterisiert* und die *wichtigsten Vertreter* erwähnt. Im 2. Abschnitt werden die *theoretischen Schwerpunkte* beschrieben, daraus abgeleitet die *Vorstellungen einer gesunden („suchtfreien")* *Familie* sowie einer *pathologischen Familie*, im speziellen mit einem Drogenabhängigen als Symptomträger. Darauf folgen im 5. Teil die *Therapieziele* und *-techniken*, die – wenn möglich – mit Hinweisen auf Fallbeispiele verbunden werden sollen. Jedes Modell wird am Schluß einer *kurzen Beurteilung* unterzogen.

---

[1] Insbesondere persönliche Faktoren des Therapeuten spielen eine Rolle, etwa sein Alter und Geschlecht, seine Lebensgeschichte und Persönlichkeit sowie sein Menschenbild und damit die verbundenen Wertvorstellungen.

[2] Die verhaltenstherapeutische Familientherapie wird nicht berücksichtigt. Sie ist im deutschen Sprachraum – besonders bezüglich der Drogenproblematik – nur von geringer Bedeutung; zudem sind einige Konzepte aus der sozialen Verhaltenstheorie in therapeutische Sequenzen der strategischen Richtung integriert worden (Welter-Enderlin 1982 b, S. 201; vgl. mit weiteren Literaturangaben: Nitz 1983; Simon u. Stierlin 1984, S. 376 ff.; Kaufman 1985, S. 129 ff.).

6 Kommunikationstherapie

6.1 Überblick

Als eine der ersten Familientherapieformen hat die Kommunikationstherapie den wohl größten Einfluß auf die Entwicklung der Familientherapie insgesamt ausgeübt. Ausgangspunkt bilden die Systemtheorie und die Kybernetik, insbesondere die Arbeiten von Bateson et al. zu schizophrenem Kommunikationsverhalten. Wichtige theoretische Konzepte sind die Doppelbindungshypothese, das Homöostaseprinzip, Feedbackmechanismen und andere Aspekte menschlicher Kommunikation, die von Watzlawick et al. übersichtlich zusammengefaßt sind. Innerhalb der Kommunikationstherapie haben sich 3 Hauptrichtungen herauskristallisiert, die Kurztherapien, die strategische und die systemische Familientherapie. Zu einem großen Teil basieren diese auf gemeinsamen theoretischen Konzepten, so daß sich die Besprechung in einem Kapitel rechtfertigen läßt. Es wird jeweils das Gemeinsame aufgezeigt und von den speziellen Richtungen nur das ergänzt, was zusätzlich oder abweichend von den Grundannahmen vertreten wird. Als Überblick folgt zuerst eine kurze Vorstellung der 3 Schulen und deren wichtigste Vertreter:

- **Die kurztherapeutischen Familientherapien** zielen darauf ab, mit wenigen, gezielten Interventionen die Struktur und Entwicklungsbarrieren von Familiensystemen sprunghaft und diskontinuierlich zu verändern. Im allgemeinen verfahren die Therapeuten ziemlich direkt und sind bestrebt, in ungefähr 10 Sitzungen in Abständen bis zu 6 Wochen eine Lösung des deklarierten Problems herbeizuführen. Ein großer Teil des Wandlungsprozesses geschieht nicht in den Therapiesitzungen, sondern spielt sich in der Zeit dazwischen ab. Obwohl sehr viele Überschneidungen mit den 2 nachfolgenden Richtungen bestehen, hat sich die Kurztherapie doch zu einer eigenständigen Richtung entwickelt. Zu den Hauptvertretern gehören: die Mitarbeiter des MRI, Weakland, Fisch, Watzlawick und Bodin (1974)[1]; die Mitarbeiter des Brief Family Therapy Centers unter de Shazer (1975, 1986) sowie bis zu einem gewissen Grad auch die Hauptautoren des Neurolinguistischen Programmierens, Bandler u. Grinder (1979).

---

[1] Die in Klammern angegebenen Jahreszahlen verweisen auf wichtige Publikationen der vorher genannten Autoren.

– **Strategische Familientherapie:** Bei dieser hauptsächlich von Haley entwickelten Therapieform stehen die Probleme, welche die Familienmitglieder nennen, im Mittelpunkt. Der Therapeut erarbeitet mit der Familie eine Definition der Therapieziele und entwickelt darauf eine Strategie zur Erreichung dieser Ziele. Mit ziemlich direktiven Interventionen versucht er, die problemerhaltenden Interaktionsmuster und Organisationsformen der Familie zu ändern, wobei er sich Methoden wie Umdeutungen, positiver Konnotationen und anderer Elemente v. a. aus der Hypnotherapie bedient. Neben Haley (1963, 1976, 1980) gehören zu den wichtigsten Vertretern: Rabkin (1977); Madanes, die Frau von Haley (1978, 1980, 1981, 1984); Stanton (1981), der als wichtigster Autor bezüglich Familientherapie bei Drogenabhängigkeit einen strategisch–strukturellen Ansatz entwickelt hat (Stanton u. Todd 1982), sowie Szapocznik et al., welche eine Art strategische Kurzfamilientherapie mit nur einer Person durchführen (Foote et al. 1985; Szapocznik et al. 1986).

– **Systemische Familientherapie:** Wie der Name bereits andeutet, betrachtet diese Schule die Familie am konsequentesten als ein sich selbst organisierendes, kybernetisches System. Ein präsentiertes Symptom erfüllt darin wichtige Funktionen. Um ein solches Problem von möglichst vielen Seiten anzugehen, stellen Hypothesenbildungen einen wichtigen Schritt zur Vorbereitung therapeutischer Interventionen dar. Dazu wurde eine spezielle Interviewtechnik, das „zirkuläre Fragen", entwickelt. Die Therapeuten bemühen sich von Anfang an um Neutralität, damit sie möglichst nicht in Systemprozesse eingewickelt werden. Zudem können sie aus einer Metaposition heraus das System Familie gezielter zu Wandlungen aktivieren. Neben dem zirkulären Fragen sind paradoxe Interventionen eine der Haupttechniken der jeweils im Team arbeitenden Therapeuten. Entwickelt wurde diese Richtung die auch als „Mailänder Modell" bekannt wurde – von der Gruppe um Selvini Palazzoli (1978; Selvini Palazzoli et al. 1975, 1980), weitere Vertreter sind: Andolfi (1977); Duss-von Werdt und Welter-Enderlin (1980), wobei Welter-Enderlin, die seit 1988 ein eigenes Institut hat, eine der wenigen Beiträge aus dem deutschsprachigen Raum zur Familientherapie bei Drogenabhängigkeit überhaupt geliefert hat (1982 b, 1982 c), Guntern (1980) und Hoffman (1981).

6.2 Theoretische Schwerpunkte

Die Kommunikationstherapie stützt sich in erster Linie auf die Systemtheorie und die Kybernetik (vgl. z. B. Ashby 1956; Bertalanffy 1968; Bateson 1972, S. 515–529). Auf diesem Hintergrund sind die Eigenschaften der Familie als offenem System formuliert worden, die bereits in Kap. 5 als Grundlage aller familientherapeutischen Schulen dargestellt worden sind.

Die Vertreter des MRI haben darauf aufbauend verschiedene Konzepte entwickelt, welche die Interaktionen der einzelnen Mitglieder im System Familie erfassen und beschreiben:

Familienregeln/Redundanz
Innerhalb eines (Familien)systems entwickeln sich gewisse Gesetzmäßigkeiten in der Interaktion zwischen den einzelnen Mitgliedern. Ein außenstehender Beobachter (Therapeut) kann aus den sich wiederholenden Verhaltenssequenzen („redundancies") Regeln ableiten (Selvini Palazzoli et al. 1978, S. 13 f.). Jackson, der diese Regelhypothese aufgestellt hat, unterscheidet 3 Typen von Familienregeln, die – analog der Freudschen Fehlleistungen – verschiedenen Bewußtheitsgraden entsprechen (Jackson 1965):

– Normen, die voll bewußt sind; z. B.: „Der Vater ist das Familienoberhaupt."
– Werte, die nicht immer bewußt sind, die man aber erkennt, wenn auf sie hingewiesen wird; z. B.: „In dieser Familie gibt es nur Gewinner oder Verlierer."
– Metaregeln: homöostatische Mechanismen, die regeln, wie Normen und Werte zustande kommen und erhalten bleiben. Viele dieser Regeln sind bereits aus der Herkunftsfamilie der Eltern übernommen worden.

Pragmatische Axiome menschlicher Kommunikation
Die Pragmatik, ein Teilbereich der Semiotik, untersucht die Beziehung zwischen Zeichen sowie Sender und Empfänger der Zeichen. Als einfachste pragmatische Aspekte menschlicher Kommunikation postulieren Watzlawick et al. (1967) 5 Axiome (Axiom = ein keines Beweises bedürfender Grundsatz), wobei sie einräumen, daß es sich um „provisorische Formulierungen" handelt:

– In einem zwischenmenschlichen Kontext kann man nicht *nicht* kommunizieren (ebd., S. 53).
  Die Unmöglichkeit, nicht zu kommunizieren, ist z. B. ein wesentlicher Teil des Dilemmas von Schizophrenen. Die Palo-Alto-Gruppe postuliert schizophrenes Verhalten als eine Reaktion auf einen absurden und unhaltbaren zwischenmenschlichen (meist familiären) Kontext. Der Schizophrene will sich dem Kontext entziehen und versucht deshalb, nicht zu kommunizieren. Dieser Versuch führt zur *paradoxen Kommunikation*, also zu Mitteilungen, die über sich selbst aussagen, daß sie nichts besagen.
– „Jede Kommunikation hat einen Inhalts- und einen Beziehungsaspekt, derart, daß letzterer den ersteren bestimmt und daher eine Metakommunikation ist" (ebd., 56).
  Folgende 2 Mitteilungen eines Fahrlehrers zum Schüler sollen das 2. Axiom erläutern: „Es ist wichtig, die Kupplung langsam und weich zu betätigen" oder „Laß das Kupplungspedal einfach aus, das tut dem Getriebe sehr gut". Beide Mitteilungen haben ungefähr denselben Informationsinhalt (Inhaltsaspekt), definieren aber offensichtlich 2 grundverschiedene Beziehungen zwischen Fahrlehrer und Schüler.

Der Inhaltsaspekt vermittelt Daten, der Beziehungsaspekt weist an, wie diese Daten aufzufassen sind. Da der Beziehungsaspekt eine Kommunikation über eine Kommunikation darstellt, nennt sie Watzlawick *„Metakommunikation"*.

– Die Natur einer Beziehung zwischen 2 Partnern bestimmt sich durch die Art und Weise, wie beide die sich zwischen ihnen abspielenden Kommunikationsabläufe interpunktieren. Die Interpunktion ist die Unterteilung eines Interaktionsablaufes in verschiedene Abschnitte aus der jeweiligen Perspektive jedes Partners. Je nachdem, ob die Interaktion zwischen A und B aus der Perspektive von A oder der von B betrachtet wird, erscheint es einmal so, als ob A auf B, das andere Mal, als ob B auf A reagiert.

Insbesondere aufgrund sprachlicher bzw. grammatikalischer Gesetzmäßigkeiten werden die aufeinanderfolgenden Ereignisse lineal kausal miteinander verbunden: Das eigene Verhalten wird vorwiegend als Reaktion auf das Verhalten des Partners gedeutet; entsprechend eingeschränkt schätzt jeder seine Möglichkeiten ein, wie er sich verhalten kann.

– „Menschliche Kommunikation bedient sich digitaler und analoger Modalitäten. Digitale Kommunikationen haben eine komplexe und vielseitige logische Syntax, aber eine auf dem Gebiet der Beziehungen unzulängliche Semantik, analoge Kommunikationen besitzen dagegen dieses semantische Potential, ermangeln aber einer für eindeutige Kommunikationen erforderlichen logischen Syntax" (ebd., S. 68).

Die Unterscheidung in analog und digital stammt ursprünglich aus der Kybernetik. Mit digitaler Kommunikation (z. B. Wortsprache) lassen sich Sachverhalte eindeutiger ausdrücken, während analoge Zeichen (z. B. Körpersprache) vieldeutiger, bezüglich Beziehungs- und Gefühlsbereich der Menschen aber aussagekräftiger sind. Der Beziehungsaspekt zwischen Interaktionspartnern (vgl. 2. Axiom) wird vorwiegend durch analoge Kommunikation definiert.

– „Zwischenmenschliche Kommunikationsabläufe sind entweder symmetrisch oder komplementär, je nachdem, ob die Beziehung zwischen den Partnern auf Gleichheit oder Unterschiedlichkeit beruht" (ebd., S. 70).

Die Begriffe „komplementär" und „symmetrisch" wurden von Bateson in die Kommunikationstheorie eingebracht. Er stellte bei der Untersuchung eines Eingeborenenstammes in Neuguinea (Iatmuls) fest, daß soziale Differenzierungen nach 2 Arten erfolgen: Entweder werden die Unterschiede zwischen Indivduen bzw. Gruppen betont oder aber deren Gleichheit (Bateson 1972, S. 99–113).

Entsprechend sind familiäre Beziehungsmuster entweder vorwiegend komplementär, wenn sich etwa ein unterwürfiger und ein dominierender Teil gegenseitig ergänzen, oder sie werden symmetrisch, indem sich die Partner im Streben nach Gleichheit in einen Machtkampf begeben können.

Doppelbindung

Wie viele Erkenntnisse der Palo Alto Gruppe über menschliche Interaktion wurde auch die Doppelbindungshypothese aus der Beobachtung von Familien mit einem schizophrenen Mitglied abgeleitet.

Ausgangspunkt ist die Annahme, daß schizophrenes Verhalten weniger Ausdruck intrapsychischer Störungen (Denkstörung, Ich-Schwäche usw.) ist, als vielmehr von charakteristischen familiären Kommunikationsabläufen. Der Schizophrene, so postulieren die Autoren, „muß in einer Welt leben, in der die Ereignisabläufe solcher Art sind, daß sein ungewöhnliches Kommunikationsverhalten in gewissem Sinn angebracht ist" (Bateson et al. 1956, S. 251).

Solche Abläufe bestehen bei sogenannten Doppelbindungen, deren Elemente folgendermaßen zusammengefaßt werden können:

- Zwei oder mehrere Personen stehen zueinander in einer engen Beziehung, die für einen oder auch alle von ihnen in hohem Grad physisch und/oder psychisch lebenswichtig ist (z. B. innerhalb Familien, Freundschaften, Arbeit, Gefangenschaft).
- In diesem Beziehungskontext wird eine Mitteilung gemacht, die
  - etwas aussagt,
  - etwas über ihre eigene Aussage aussagt,
  - so zusammengesetzt ist, daß diese beiden Aussagen einander negieren bzw. ausschließen.
  Damit läßt sich für den Empfänger nicht entscheiden, welcher Teil der Gesamtaussage richtig oder falsch, gültig oder ungültig ist.
- Der Empfänger der Mitteilung kann zudem dieser Situation nicht dadurch entgehen, indem er entweder über sie metakommuniziert oder sich aus der Beziehung zurückzieht. Diese Situation kann für ihn oft noch weiter durch das mehr oder weniger ausgesprochene Verbot erschwert sein, des Widerspruchs gewahr zu werden. Eine in Doppelbindungen gefangene Person läuft also Gefahr, für richtige Wahrnehmungen bestraft zu werden, wenn sie es wagen sollte, zu behaupten, daß zwischen ihren tatsächlichen Wahrnehmungen und dem, was sie wahrnehmen „sollte", ein wesentlicher Unterschied besteht.

Eine paradoxe Mitteilung allein bedeutet noch keine Doppelbindung; erst wenn die zusätzlichen Elemente erfüllt sind, läßt sich von einer Doppelbindung sprechen (vgl. Watzlawick et al. 1967, S. 194 ff.; Bateson 1972, S. 353–361; Selvini Palazzoli et al. 1978, S. 38 f.).

Wie Bateson später ausführte, sind Doppelbindungen nichts Spezifisches nur für Schizophrene. Sie treten in vielen Kommunikationskontexten auf, so daß jeder zeitweise solchen Doppelbindungen ausgesetzt sein kann, wenn auch nur vereinzelt und vorübergehend.

Spezifisch für Schizophrene könnte sein, daß Doppelbindungen zu einer chronischen Erscheinung und damit langsam zu einer gewohnheitsmäßigen Erwartung werden, und daß das Auflösen der Paradoxien etwa durch humorvolle und kreative Leistungen gerade hier unmöglich ist.

Die Doppelbindungshypothese basiert auf der „Theorie der logischen Typen" von Whitehead und Russell (vgl. Watzlawick et al. 1967). Danach muß zwischen Begriffen, die für eine Klasse, und solchen, die für die Elemente dieser Klasse stehen, bedeutungsmäßig unterschieden werden. Die beiden Arten von Begriffen weisen einen unterschiedlichen logischen Typus auf. Der Begriff des höheren logischen Typus enthält eine Aussage über den des niedrigeren Typus. Wenn zwei Menschen miteinander kommunizieren, so müssen sie klar definieren, welchem logischen Typus ihre Aussage angehört. Es sind immer mindestens 2 Kommunikationsebenen notwendig, von denen die eine die andere kommentiert und definiert (z. B. Inhalts- und Beziehungsebene).

Die Mitarbeiter der Palo Alto Gruppe erkannten bei einem als schizophren diagnostizierten Individuum dessen Schwäche, diese Kommunikationsebenen unterscheiden zu können, und zwar sowohl bei eigenen wie fremden Botschaften als auch bei eigenen Gedanken und Wahrnehmungen (Bateson et al. 1956).

In einer kritischen und erweiterten Analyse der Doppelbindung zeigen Cronen et al. auf, daß in menschlichen Interaktionen mehr als nur 2 Bedeutungsebenen für die Interpretation des Kontextes relevant sind (Cronen et al. 1982). Mit ihrem Modell von mehreren hierarchischen Bedeutungsebenen können die Autoren zeigen, daß nicht alle reflexiven Schleifen (Paradoxien) in sozialen Beziehungen potentiell schädlich sind. Dies hängt davon ab, wieviele der Ebenen an reflexiven Schleifen beteiligt sind. Die schädlichen Auswirkungen von „doppelbindungsträchtigen" Beziehungen bleiben dann begrenzt, wenn nicht alle Ebenen einbezogen sind und die Schleifen „abgeriegelt" werden können.

Falls dies jedoch nicht gelingt und die problematischen Rückkopplungen das gesamte System umfassen, dann kann dies Schizophrenie fördern, da das Individuum keinen festen Fokuspunkt besitzt, um seine Identität zu definieren.

Wandel erster und zweiter Ordnung
Aus der logischen Typenlehre lassen sich zwei hauptsächliche Folgerungen ableiten:

- Um Paradoxien zu vermeiden, müssen die hierarchischen Stufen der logischen Abstraktionen sorgfältig getrennt bleiben.
- Das Aufsteigen von einer logischen Stufe zur nächsthöheren (von einem Element zu seiner Klasse) bedingt eine Veränderung, die einen Ausweg aus einem System heraus ermöglicht.

Grundsätzlich gibt es 2 Formen der Veränderung oder des Wandels:

- Veränderungen, die innerhalb eines Systems stattfinden, ohne daß sich dessen Strukturen ändern. Ein Beispiel dafür ist das Schwitzen zur Regulation der Körpertemperatur. Für diese Art der Veränderung, die sich mit der Gruppentheorie verstehen läßt, führte Ashby (1952) den Begriff des *„Wandels erster Ordnung"* ein.
- Veränderungen, bei denen sich das System diskontinuierlich selbst wandelt. Dieser *„Wandel zweiter Ordnung"* läßt sich mit der Logischen Typenlehre verstehen, die verschiedene logische Stufen unterscheidet. Entsprechend kann man in diesem Fall von einer „Metaveränderung" sprechen.

Watzlawick et al. (1974, S. 29) nennen ein Beispiel, das den Unterschied der beiden Veränderungen verdeutlicht: Wer einen Alptraum hat, kann in seinem Traum alles mögliche versuchen: fliehen, sich verstecken, sich wehren, aus dem Fenster springen usw.; doch führt bekanntlich kein Wechsel von einem dieser Verhalten zu einem anderen zur Lösung des Alptraums. Die Lösung liegt im Wechsel vom Träumen zum Wachen. Erwachen ist aber nicht mehr ein Element des Traums, sondern eine Veränderung zu einem vollkommen anderen Zustand.

Es folgt eine detailliertere Gegenüberstellung der beiden Veränderungsarten, die auch dazu dienen soll, weitere wichtige Begriffe der Kommunikations- im speziellen der systemischen Familientherapie zu erläutern.

Wandel erster Ordnung

- **Linearität/Linealität.** Ursache und Wirkung sind in der Regel proportional zueinander und in ihrer quantitativen Veränderung voneinander abhängig. Lineare Ursache-Wirkungsbeziehungen lassen sich in einem kartesischen Koordinatensystem durch eine Gerade darstellen.
  Wandel erster Ordnung erfolgt kontinuierlich und **lineal**, die Wirkung (Ausgangsgröße) wirkt nicht auf die Ursache (Eingangsgröße) zurück. So hat z. B. das Schwitzen (Wirkung) keine Rückwirkung auf die Außentemperatur (Ursache) und dient in erster Linie der Aufrechterhaltung der Körpertemperatur.

- **Negative Rückkopplung.** Wandel erster Ordnung basiert weitgehend auf negativen Rückkopplungen, die Abweichungen innerhalb eines Systems ausgleichen sollen.

- **Morphostase.** Mit Hilfe von negativen Rückkoppelungsmechanismen ist das System in der Lage, seine Struktur in einer sich (nur leicht) verändernden Umwelt zu erhalten.

- **Homöostase.** Jackson, der diesen Begriff auf Familiensysteme angewendet hat, beschreibt damit (vorwiegend pathologische) Mechanismen von Familien, um ihr Gleichgewicht aufrecht zu erhalten. Die Familienmitglieder können ihre Verhaltensmöglichkeiten zu verschiedenen Handlungsabläufen kombinieren, ohne daß sich am Gesamtsystem etwas ändern muß. Solche Verhaltensabläufe zählen Watzlawick et al. zu „echten Veränderungen erster Ordnung" (ebd., S. 35). Pathologisch wird die starre Aufrechterhaltung des Gleichgewichts erst dann, wenn es den einzelnen Familienmitgliedern nicht möglich ist, neue Verhaltensweisen und Regeln einzuführen.

Wandel zweiter Ordnung

- **Nichtlinearität/Zirkularität.** Ursache und Wirkung stehen in einem nicht proportionalen Verhältnis zueinander.

In der Darstellung in einem rechtwinkligen kartesischen Koordinatensystem ergibt sich keine Gerade (sondern z. B. eine exponentiell verlaufende Kurve).
Wandel zweiter Ordnung erfolgt *nicht-linear*, die Folgen eines bestimmten Geschehens oder Verlaufs wirken auf dessen weiteren Verlauf zurück. Es liegen **zirkuläre** Prozesse vor, wo verschiedene Elemente eines Systems sich in ihrem Verhalten gegenseitig beeinflussen.

– **Positive Rückkopplung.** Wandel zweiter Ordnung gründet auf positiven Rückkopplungen, bei denen sich Abweichungen verstärken und zu einer qualitativen Veränderung des Systems führen können.

– **Morphogenese.** Mit Hilfe von positiven Rückkopplungen vermag ein System seine Strukturen zu verändern und neu zu binden, so daß das System auch in einer sich stark ändernden Umgebung überleben kann.

– **Selbstorganisation/Koevolution.** Für diese Fähigkeit von Systemen, unter veränderten Umweltbedingungen ihre Strukturen zu verändern und dadurch in einem neuen Stabilitätszustand zu überleben, prägten Maturana und Varela den Begriff „Autopoiese" bzw.„Selbstorganisation" (vgl. Dell u. Goolishian 1981, S. 110).
Mit dem Begriff der Koevolution betonen die systemischen Familientherapeuten die Tatsache, daß alle Veränderungsprozesse eines Systems im Austausch mit anderen relevanten Systemen erfolgen. So steht in einer Familie die Entwicklung jedes Mitgliedes in Wechselbeziehung mit der Entwicklung der anderen (Simon u. Stierlin 1984, S. 178–181).

6.3 Vorstellungen von einer „gesunden" Familie

Da sich die Familientherapeuten hauptsächlich mit Familien beschäftigen, die einen Symptomträger als Mitglied haben, sind Erfahrungen und entsprechende Aussagen über „gesunde" Familien eher selten. Sicher hat jeder Familientherapeut bestimmte Vorstellungen über „gesunde" Individuen und Familien, doch viele davon bleiben unausgesprochen. Sie dienen dem Therapeuten viel mehr als (gegenpolige) Grundlage zur Pathologietheorie, als Orientierungshilfe für mögliche Therapieziele und damit zur Bewertung seiner therapeutischen Arbeit (vgl. Textor 1985, S. 67).

Im Abschnitt über „gesunde" Familien werden jeweils nur Konzepte und Hypothesen aufgeführt, die von den Vertretern der entsprechenden Therapierichtung explizit formuliert worden sind. Somit fällt dieses Kapitel kürzer aus als das folgende, wo es um Erklärungen für die Entstehung von Pathologien gehen wird. Mögliche Rückschlüsse aus diesen umfangreicheren Konzepten für die Förderung einer „gesunden" Entwicklung von Familien werden erst im Teil III gezogen.

Die Begriffe *gesund/krank* bzw. *normal/abnormal* lassen sich kaum eindeutig definieren. Die Unterscheidung birgt oftmals sogar Gefahren in sich, insbesondere diejenige der „selbsterfüllenden Prophezeiung" (Watzlawick et al. 1967, S. 95), wo der Etikettierte und Stigmatisierte in eine abweichende Karriere geraten kann (vgl. dazu: Goffman 1963; Scheff 1966; Becker 1981, S. 41; Simon u. Stierlin 1984, S. 395 f.).

Da die Kommunikationstherapeuten von den Wechselwirkungsprozessen in einem (Familien)system ausgehen, suchen sie nicht nach Störungsursachen in einzelnen Subsystemen (z. B. einem kranken Individuum in der Familie). Sie vertreten vielmehr die Überzeugung, „daß jede Verhaltensform nur in ihrem zwischenmenschlichen Kontext verstanden werden kann und daß damit die Begriffe Normalität oder Abnormalität ihren Sinn als Eigenschaften von Individuen verlieren" (Watzlawick et al. 1967, S. 48). Mit derselben Skepsis betrachtet Jackson in *The myth of normality* (1967) den Begriff der „normalen" Familie, den er durch den Terminus „konventionelle" Familie ersetzt sehen möchte. In seinen Untersuchungen von Familien ohne designierten Patienten spricht Riskin (1976) von „non-therapy" oder „nonlabeled families". Ein Hauptmerkmal solcher Familien bezieht sich auf das Konzept der *Familienregeln*: Regeln und Metaregeln müssen klar sein und sowohl Stabilität als auch Flexibilität ermöglichen. In „nonlabeled" Familien stellen gewöhnlich die Eltern Regeln für das kontinuierliche Funktionieren aber auch für Veränderungen auf. Solche Familien anerkennen ihre Probleme, diskutieren auch ihre Regeln zur Problemlösung und sind bereit, diese Regeln zu ändern, wenn es nötig erscheint (Riskin u. Mc Corkle 1979; vgl. auch Watzlawick et al. 1974, S. 41 f.).

Bezüglich den *pragmatischen Axiomen* (menschlicher Kommunikation) heißt Anerkennen der Probleme, daß die Familienmitglieder uneinig auf der Inhaltsebene sein können, ohne dadurch ihre Beziehungen in Frage stellen zu müssen.

Dies .wird als die „menschlich reifste Form der Auseinandersetzung mit Unstimmigkeiten" betrachtet. Die Ebenen werden nicht vermischt, „die Partner sind sich sozusagen einig, uneins zu sein" (Watzlawick et al. 1967, S. 81). Entsprechend herrscht nicht die (sture) Regel vor, daß ein Teil des Familiensystems immer recht hat (Komplementarität), oder daß sich die Mitglieder im Rechthaben gegenseitig hochschaukeln müssen (Symmetrie):

> Von dem wenigen, das wir über „gesunde", tragfähige Beziehungen wissen, können wir annehmen, daß in ihnen beide Formen zusammenwirken, wenn auch abwechselnd oder auf verschiedenen Gebieten der Partnerbeziehung (ebd., S. 103).

Für die Aufrechterhaltung von bestehenden Regeln genügen die Voraussetzungen zum *Wandel erster Ordnung*, wo mittels negativen Rückkopplungen eine gewisse Konstanz (Homöostase) gewährleistet ist. Damit eine Familie aber auch ihre Regeln zur Problemlösung ändern kann, braucht sie die *Fähigkeiten zum Wandel zweiter Ordnung* (vgl. S. 48 f.). Solchen Veränderungen zweiter Ordnung sprechen Watzlawick et al. ohne weiteres alltäglichen Charakter zu:

> Wir alle können neue, zweckmäßige Lösungen in den verschiedensten Lebenslagen finden; Gesellschaftssysteme sind durchaus der Selbstregulierung und die Natur immer neuer Anpassungen fähig, und wissenschaftliche Entdeckungen, wie künstlerisches Schaffen, beruhen gerade auf dieser Art von Sprung aus einem bisherigen in einen neuen Bezugsrahmen. Es dürfte sogar zutreffen, daß das praktische Merkmal der „Gesundheit" eines Systems sein Grad jener merkwürdigen und dem gesunden Menschenverstand schwer verständlichen Fähigkeit ist, die Baron von Münchhausen bewies, als er sich an seinem eigenen Schopf aus dem Morast zog (Watzlawick et al. 1974, S. 42).

Die Flexibilität, sich veränderten Bedingungen anzupassen, drängt sich naturgemäß in bestimmten Übergängen des *familiären Lebenszyklus* auf. So gehören besonders die Geburt eines Kindes und auf der anderen Seite die Ablösung im Jugendalter zu den streßvollsten und am meisten Veränderungen erfordernden familiären Ereignissen.

Haley betrachtet die Fähigkeit einer Familie, ihre Strukturen, Rollen und Beziehungsmuster entsprechend dem familiären Lebenszyklus zu verändern, als eine wesentliche Voraussetzung für ihr gesundes Funktionieren (vgl. auch Andolfi 1977, S. 27). Wie alle „lernenden Tiere" brauchen auch die Menschen eine *Organisation*, um sich weiterzuentwickeln. Organisationen sind gemäß Haley natürlicherweise *hierarchisch*. Bezüglich einer Organisation in Familien bedeutet Hierarchie z. B. verschiedene Generationen, Einkommensstufen, Aufgaben, Status, Autorität und Regeln.

Eine klare und eindeutige innerfamiliäre Hierarchie – entsprechend den kulturellen Normen – gehört nach Haley zu einem wesentlichen Merkmal familiärer Funktionalität. Sie ist eines der Hauptziele der strategischen Familientherapie, wo die Macht und Autorität der Eltern gegenüber dem Jugendlichen vergrößert werden soll. Trotz der Betonung einer hierarchischen Organisation als funktional wehrt sich Haley deutlich dagegen, daß seine Therapiestrategien als Erziehungsgrundsatz auf „normale" Familien übertragen werden: „Daß man ein gebrochenes

Bein in Gips legt, um es zu heilen, bedeutet nicht, daß Kinder mit Gipsverbänden an den Beinen aufgezogen werden sollten" (Haley 1980, S. 16).

Beim Rückschluß aus seinen Therapieansätzen für die Prävention von Drogenabhängigkeit ist somit besondere Vorsicht geboten, auch wenn es bereits Erziehungsanleitungen gibt, die auf Überlegungen und Methoden der strategischen Familientherapie aufbauen (Efron u. Rowe 1987).

6.4 Familien mit einem (Drogenabhängigen als) Symptomträger

Gemäß den systemtheoretischen Konzepten der Äquifinalität und Äquipotentialität können verschiedene Ursachen zu demselben Symptom führen bzw. verschiedene Symptome gleiche Ursachen haben (vgl. S. 40). Die Kommunikationstherapeuten fragen nicht nach möglichen Entstehungsgründen, sondern sie beschränken ihre Hypothesen auf die aktuelle Funktion des Symptoms im Familiensystem. Ausgangspunkt bildet dabei die zentrale Idee, daß ein Symptom der Aufrechterhaltung eines homöostatischen Gleichgewichts in der Familie diene (Jackson 1957). Psychopathologie ist somit kein Individual-, sondern ein Beziehungsproblem, ein Ausdruck davon, wie die Familienmitglieder miteinander umgehen. Das symptomatische Verhalten wird in dysfunktionalen Familien ständig verstärkt, auf jede Änderung reagiert das gesamte System mit negativen Rückkopplungsmechanismen. Innerhalb eines solchen Kontextes kann ein symptomatisches Benehmen die bestmögliche Reaktion sein; Haley spricht von der *„sozialen Funktion"* des abweichenden Verhaltens (Haley 1980, S. 59).

Die permanente Verstärkung des Symptoms geschieht durch redundante Interaktions- und Verhaltenssequenzen, die Watzlawick et al. unter der Überschrift „gestörte Kommunikation" zusammenfassen (1967, S. 72–113). Analog den einzelnen Axiomen menschlicher Kommunikation können sich dabei folgende Pathologien ergeben:

– Die Unmöglichkeit, in einem Kontext nicht zu kommunizieren, kann – wie bereits erwähnt – bei einem Jugendlichen, der sich dem Kontext entziehen will, zur paradoxen Kommunikation führen, also zu Mitteilungen, die widersprüchliche und damit keine klaren Aussagen beinhalten. Der wichtigste Modus dazu ist die *Entwertung* oder *Verwerfung*, wo durch verschiedene sprachliche Möglichkeiten eigenen Aussagen oder denen des Partners jede Bedeutung abgesprochen wird (Watzlawick et al. 1967, S. 75, 85; Selvini Palazzoli et al. 1975, S. 31; Simon u. Stierlin 1984, S. 81 f.).
Das Symptom kann auch selbst als Kommunikation verstanden werden (Watzlawick et al. 1967, S. 77). Haley spricht in diesem Zusammenhang von der *metaphorischen Funktion* einer abweichenden Handlung: „Jede abweichende Handlung ist auch eine Botschaft an die Mitglieder der Gruppe und an Außenstehen-

de. Man kann die Handlung als Metapher – oft als Parodie – eines für die Gruppe wichtigen Themas sehen" (Haley 1980, S. 59).
Wie die paradoxe Kommunikation ist abweichendes Verhalten komplex, mehrdeutig und somit auch nur schwer zu verstehen. Meistens drückt es ein Thema aus, das die Familie lieber leugnen oder verbergen würde. Am Beispiel Drogenkonsum könnte dies das Suchtverhalten anderer Familienmitglieder sein (Friedman 1974, S. 67) oder die ganze Thematik um Verlust und Tod (Stanton 1977; Coleman et al. 1986; vgl. aber auch die Warnung von Turner u. Saltz 1987, das Verhalten des Drogensüchtigen vorschnell als Todeswunsch zu verstehen).

– Störungen auf dem Gebiet des Inhalts- und Beziehungsaspektes beinhalten unter anderem die *Vermischung der beiden Ebenen*. Der Idealfall liegt dann vor, wenn sich die Interaktionspartner sowohl über den Inhalt ihrer Kommunikation, als auch über die Definition ihrer Beziehung einig sind. Problematisch wird eine Interaktion nicht nur, wenn sich die Partner auf beiden Ebenen uneinig sind, sondern auch wenn folgende Mischformen vorliegen:
Die Partner sind sich auf der Inhaltsstufe einig, auf der Beziehungsstufe dagegen nicht. Oft kann ein Symptom wie der Drogenkonsum eines Jugendlichen als dessen Versuch verstanden werden, die Eltern (wenigstens) auf der Inhaltsebene zu vereinigen. Die Eltern werden durch die gemeinsame Sorge um den Problemjugendlichen von eigenen Beziehungsproblemen abgelenkt. Der Jugendliche bekommt eine wichtige Funktion in der Stabilisierung der elterlichen Beziehung. Wenn er sein Symptom abschwächt, könnte die Beziehungsstörung der Eltern deutlicher zu Tage treten. Um das zu verhindern, kann das symptomatische Verhalten wieder verstärkt werden und ein redundantes Muster eintreten (vgl. Stanton 1977, S. 192).
Von besonderer klinischer Bedeutung bezeichnen die Palo Alto-Autoren „all jene Situationen, in denen eine Person in der einen oder anderen Weise gezwungen wird, ihre Wahrnehmungen auf der Inhaltsstufe zu bezweifeln, um eine für sie wichtige Beziehung nicht zu gefährden" (Watzlawick et al. 1967, S. 82). Solche Situationen können zu paradoxen Kommunikationsstrukturen und insbesondere zu Doppelbindungen führen, die bereits in Abschn. 6.2 beschrieben worden sind. Deissler (1984) vertritt die These, daß besonders bei Jugendlichen, die erst nach dem 18. Lebensjahr ihre Fixerkarriere beginnen, das Heroinfixen ein Selbstheilungsversuch einer langjährigen und intensiven Entwicklungsstörung aufgrund einer Doppelbindungssituation im Elternhaus sei. Statt der „klassischen Entwicklung", nämlich der Flucht in die Psychose, retten sich diese Jugendlichen „durch Flucht aus ihrer Lebenssituation und ihrer Entwicklungsstörung in die private Welt der Heroinsucht" (ebd., S. 67).

- Schwierigkeiten beim 3. Axiom können sich ergeben, wenn die Interaktionspartner die Verhaltenssequenzen *unterschiedlich interpunktieren*, besonders wenn jeder die Verantwortung oder Schuld für sein Verhalten dem andern zuschiebt (Haley 1980, S. 61 f.). So kann ein Jugendlicher sein abweichendes Verhalten als „einzige" Möglichkeit auslegen, gegen die ständig anwachsenden Verbote und Anforderungen der Eltern noch bestehen zu können. Die Eltern ihrerseits wagen es nicht, ihren Druck zu vermindern, da sie befürchten, daß sonst das Verhalten des Jugendlichen noch schlimmer würde. Das Ergebnis ist ein typisches Interpunktionsproblem (Watzlawick et al. 1974, S. 169). Auch das Phänomen der *selbsterfüllenden Prophezeiung* ist eine Interpunktionsfrage (Watzlawick et al. 1967, S. 95). Wenn Eltern zu niedrige Erwartungen an ihr Kind haben oder ihm gar eine Drogenkarriere voraussagen, so kann dies beim Jugendlichen – versucht er den Erwartungen der Eltern zu entsprechen – tatsächlich zu abweichendem Verhalten führen (Reilly 1979, S. 125).

– Probleme bei der Übersetzung zwischen digitaler und analoger Kommunikation können v. a. dann auftreten, wenn sich die *verbalen und nonverbalen Mitteilungen gegenseitig widersprechen*, wie dies bei der Doppelbindung der Fall ist. Am Beispiel des jugendlichen Drogenkonsumenten kann dies heißen, daß die Eltern ganz klar den Drogenkonsum verbal verurteilen, aber aus verschiedenen Gründen ein „geheimes Einverständnis" (Reilly 1979, S. 127) signalisieren, so daß der Jugendliche sich widersprechende Botschaften erhält.

– Beim 5. Axiom besteht einerseits die Gefahr der *symmetrischen Eskalation*, wo die Interaktionspartner sich in ihrem Verhalten gegenseitig hochschaukeln. Eltern, die immer mehr Verbote aussprechen, weil sich der Jugendliche zunehmend darüber hinwegsetzt (und umgekehrt), sind ein Beispiel dafür. Wenn sich Beziehungen in einer *starren Komplementarität* verfestigen, dann kann dies die Weiterentwicklung der Beteiligten hemmen. Ein jugendlicher Drogenkonsument verharrt insofern in einer inferioren Position, als er oft länger von den Eltern abhängig bleibt, als dies seinem Alter entsprechen würde. In einem Fallbeispiel bleibt eine 14jährige unnötig inkompetent. Damit überspielt sie andere familiäre Probleme, insbesondere die Arbeitslosigkeit des Vaters, der durch das Selbständigwerden seiner Tochter deutlicher mit seiner eigenen Situation konfrontiert wäre (Fishman et al. 1982, S. 355–357).

Dieses Beispiel ist eine gute Überleitung zum nächsten Ansatz, ein Symptom zu verstehen: Die Vertreter der strategischen Familientherapie betrachten Symptome als Resultat oder Zusammenspiel von *mißlungenen Versuchen, ein bestehendes Problem in einer Familie zu ändern* (Stanton u. Todd 1982 a, S. 115).

Watzlawick et al. unterscheiden drei Formen, wo durch falsche Lösungsversuche Probleme erzeugt oder erhalten werden:

1) Das Bestehen einer Schwierigkeit wird geleugnet; d. h., eine Lösung ist notwendig, wird aber nicht einmal versucht (Watzlawick et al. 1974, S. 59–68). Die meisten entsprechenden Beobachtungen bei Familien mit einem Drogenabhängigen beinhalten das Leugnen von Problemen in der Familie. Dies bezieht sich in erster Linie auf eheliche Schwierigkeiten (Friedman 1974, S. 67; Kirschenbaum et al. 1974, S. 53) aber sogar auch auf die Verleugnung der („Pseudolösung") Drogenabhängigkeit oder anderer Suchtverhalten selber (Stanton u. Todd 1981, S. 246).

Lande schildert eine Familiensitzung, in welcher der Vater anfänglich von einem kleinen Plastiksack mit Heroin berichtet, den er gefunden habe. Im Verlauf der Sitzung konnten der Sohn und die Mutter ihn überzeugen, daß er nie einen solchen Sack gesehen habe (Todd et al. 1982, S. 370). Oft werden auch Suchtverhalten allgemein verschwiegen oder dann eng damit verbundene Themen wie Suizid und Tod (Stanton 1979, S. 253; Heard 1982, S. 231 f.; Todd u. Stanton 1982, S. 384 f.)

2) Es wird versucht, eine Schwierigkeit zu lösen, die entweder unlösbar ist oder überhaupt nicht besteht; der Lösungsversuch wird damit utopisch (Watzlawick et al. 1974, S. 59, 69–83). In unserem Zusammenhang ist die Prohibition ein Beispiel von Interesse: Übermäßiger Drogen- und Alkoholkonsum stellen fraglos ein Problem auf verschiedenen gesellschaftlichen Ebenen dar. Den Konsum eher einzuschränken als zu fördern kann man daher als sinnvollen Lösungsansatz betrachten. Die Suchtmittel völlig aus der Welt schaffen zu wollen, ist jedoch eine Utopie. Der extreme „Lösungsversuch" durch Prohibition hat sich in der Geschichte jeweils „als das größere Übel als die zu behandelnde Krankheit" erwiesen (Watzlawick et al. 1974, S. 51), indem sowohl der Konsum als auch die Kriminalität angestiegen ist (vgl. auch bezüglich Marihuanarauchen ebd., S. 111 f.). Ebenso können Eltern ihre Kinder nicht durch immer mehr Verbote vom übermäßigen Suchtmittelgebrauch abhalten (ebd., S. 168 f.).

3) Eine Fehllösung wird dadurch begangen und ein Spiel ohne Ende dadurch herbeigeführt, daß entweder eine Veränderung erster Ordnung dort versucht wird, wo die Lösung nur auf der nächsthöheren Stufe logischer Abstraktion gefunden werden kann, oder es wird umgekehrt eine Lösung zweiter Ordnung dort versucht, wo eine solche erster Ordnung angebracht wäre. Eine Lösung wird auf der falschen Abstraktionsstufe angestrebt und führt zu *Paradoxien* (ebd., S. 59, 84–96).

Eine solche *paradoxe Lösung* sehen die strategischen Familientherapeuten im Symptom der Drogenabhängigkeit, einem Versuch des Jugendlichen und dessen Familie, verschiedenste *Ablösungsprobleme* zu „lösen". Das Symptom erfüllt dabei hauptsächlich folgende Funktionen (Stanton et al. 1982 a, S. 16–19; vgl. dort die detaillierten Literaturhinweise):

– Bezüglich der individualpsychologischen Ebene vergleichen verschiedene (vorwiegend psychoanalytisch orientierte) Autoren die euphorische Phase des Drogenkonsumenten mit der symbiotischen Phase mit der Mutter und einer Art infantiler Sättigung. Während sich der Jugendliche in diesem Zustand befindet, kann er sich „nahe" zur Mutter oder Familie fühlen und als sehr junges, sicher nicht autonomes Wesen erscheinen. Andererseits schwächt Heroin die Angst vor Trennung und Individuation ab, bewirkt oft Schläfrigkeit und erlaubt dem Süchtigen eine Distanz bei gleichzeitiger physischer Präsenz. Somit kann er gleichzeitig nahe und infantil wie auch distanziert und „abgelöst" sein.

- Heroin und Alkohol können dem Konsumenten ein Gefühl von neuer Kraft, Omnipotenz geben; oft wird er aggressiv und behauptend gegen die Familienmitglieder, besonders gegen die Eltern. Mit dieser „Pseudoindividuation" kommt der Jugendliche immer noch der verdeckten Botschaft nach, daß er inkompetent und abhängig bleiben solle. Denn seine Aggressivität wird nur auf den Einfluß der Drogen zurückgeführt, mögliche Ablösungstendenzen werden sogleich neutralisiert.
- Heroin mag einen Kompromiß bieten in bezug auf heterosexuelle Beziehungen. Über Drogenabhängige wird berichtet, daß sie seltener verliebt, überdurchschnittlich homosexuell aktiv oder völlig zurückgezogen von sexuellen Aktivitäten seien; dies besonders auf Grund enger Bindungen an die Herkunftsfamilie. Andererseits kann die Droge für manchen eine Art sexuelle Erfahrung bedeuten, was z. T. die erotisch angehauchte Sprache und das verschiedentlich zart-verliebte Benehmen erklären könnte. Da die Droge offensichtlich die Lust reduziert, kann sie auch von diesem Aspekt her eine Lösung zum Dilemma des Süchtigen liefern. Durch sie kann der Jugendliche eine quasi-sexuelle Erfahrung machen, ohne disloyal zur Familie – meistens besonders zum gegengeschlechtlichen Elternteil – zu sein.
- In der Drogensubkultur hat der Abhängige seine Kollegen und ist diesbezüglich erwachsen, unabhängig und – je nach Beschaffungspraktiken – „erfolgreich". Paradoxerweise wird er aber umso hilfloser, abhängiger und inkompetenter, je erfolgreicher er Heroin auftreibt. Er kann also nur erfolgreich und kompetent innerhalb des Rahmens einer erfolglosen Subkultur sein, so daß er letztlich für die Familie in einer entsprechend hilflosen Rolle bestehen bleibt.

Im Mittelpunkt der Betrachtung des Drogenkonsums Jugendlicher als Ablösungsproblem steht für die strategischen Familientherapeuten die Art und Weise, wie die Familie auf diese Krisensituation im familiären Lebenszyklus und den damit verbundenen Veränderungsdruck reagiert (Haley 1980).

Symptome wie Drogenabhängigkeit treten nahezu zwangsläufig bei Familien mit geringem Änderungspotential auf. Solche Familien behalten alte Problemlösungsstrategien bei, die in einer früheren Phase des familiären Lebenszyklus noch angemessen waren (Andolfi 1977, S. 32). Es gelingt den Familien nicht, sich neu zu organisieren, neue hierarchische Arrangements und Kommunikationsformen zu entwickeln. Nach Haley, dem Hauptvertreter der strategischen Familientherapie, verweisen Symptome auf einen *gestörten hierarchischen Aufbau der familiären Organisation*. Als eine fundamentale Regel postuliert Haley die These, daß eine soziale Organisation höchstwahrscheinlich dysfunktional wird, wenn Koalitionen über hierarchische Stufen hinweg geschlossen werden, diese Koalitionen zudem verdeckt sind und die entsprechenden Interaktionssequenzen redundant werden (Haley 1976, S. 116; bezüglich größeren Organisationen vgl. auch Selvini Palazzoli et al. 1981 a, S. 240 ff.).

Bei Familien von Heroinsüchtigen sind folgende generationenübergreifende Koalitionen besonders häufig anzutreffen: Eine elterliche Bezugsperson (A) stellt sich in einer Koalition auf die Seite des Drogensüchtigen. Sie versorgt ihn z. B. mit Geld für Drogen, teilt Geheimnisse mit ihm und beschützt ihn auf verschiedene Arten. Gleichzeitig behauptet sie, daß sie das gar nicht beabsichtige und verspricht ständig, damit aufzuhören. Die andere elterliche Bezugsperson (B)[1] kritisiert sowohl das Verhalten von A als auch das des Drogenabhängigen. Durch die Koalition der beiden bedroht und handlungsunfähig gemacht, zieht sie sich aber zurück und läßt die beiden anderen weiterhin gewähren. Die Bezugsperson A und der Drogenabhängige sind in ihrem Verhalten oft sehr ähnlich. Damit wird der Drogensüchtige wichtig für die Stabilisierung der Beziehung von A und B; denn solange sich A und B über das abwegige Verhalten des Symptomträgers unterhalten, müssen sie nicht die konfliktbeladenen Unterschiede in ihrer Beziehung zur Sprache bringen. Der Drogensüchtige befindet sich gegenüber den elterlichen Bezugspersonen in einer Machtposition, denn sie sind ja auf ihn angewiesen, um ihre Beziehung stabil zu halten. Dadurch, daß sich eine Bezugsperson auf die Seite und Generationenebene des Süchtigen stellt, entsteht zusätzlich eine Umkehrung der hierarchischen Ordnung in der Familie (Harbin 1978; Madanes 1978; Madanes et al. 1980).

Für eine solche pathologische Form einer Dreierbeziehung prägte Haley den Begriff *„perverses Dreieck"* (Haley 1967; vgl. dazu auch Cleveland 1981, S. 268; Hoffman 1981, S. 109–129).

6.5 Therapiekonzepte – Ziele und Methoden

Jede Therapieform will irgendwelche Veränderungen auf Seiten der Klienten erreichen. Gemäß ihren theoretischen Grundlagen betrachten die kommunikationstheoretischen Familientherapeuten vor allem *Wandel zweiter Ordnung* als erfolgsversprechend (Watzlawick et al., 1974).

Das Ziel der Behandlung richtet sich nicht primär bzw. ausschließlich auf die Beseitigung eines individuellen abweichenden Verhaltens, sondern es werden auch Veränderungen innerhalb des Familiensystems angestrebt:

– **Änderung der Familienregeln.** Familien mit einem Symptomträger halten meist starr an ihren Regeln fest und sind nicht in der Lage, Regeln abzuändern oder neue einzuführen (Watzlawick et al. 1967, S. 136; Guntern 1980, S. 28). Die systemischen Familientherapeuten sehen eine wesentliche Aufgabe darin, eine oder mehrere grundlegende Regeln in der Familie zu entdecken und zu ver-

---

[1] Es müssen nicht unbedingt die leiblichen Eltern sein, sondern einfach die beiden wesentlichen Bezugspersonen einer älteren Generation. Bei A handelt es sich jedoch häufiger um den gegengeschlechtlichen Elternteil.

ändern (Selvini Palazzoli et al. 1975, S. 13 ff., 98; Andolfi 1977, S. 158), bzw.
neue Regeln in das System einzuführen (Watzlawick et al. 1967, S. 220).

– **Änderung der Kommunikationsmuster.** Familienregeln werden auf der Verhaltensebene durch entsprechende Kommunikationssequenzen aufrechterhalten.
Deshalb können auch über die Beeinflussung der Interaktionsmuster Veränderungen (zweiter Ordnung) erreicht werden. Die Therapeuten sammeln Informationen über charakteristische redundante Kommunikationssequenzen und versuchen, auffallende Muster mit verschiedenen Methoden (vgl. unten) zu verändern. Meistens geben sie entsprechende Handlungsanweisungen, denen die Familienmitglieder in der Therapiesitzung oder auch zu Hause nachzukommen haben. Aus der Art, wie die Familie auf solche Direktiven reagiert, können wiederum neue Informationen über die familiäre Interaktion gewonnen und neue
Therapiestrategien entwickelt werden.
– **Änderung der Organisation:** Nicht nur starre Familienregeln, sondern auch
Störungen in der familiären Organisation werden durch dysfunktionale Kommunikationsmuster aufrechterhalten. Ein wichtiges Ziel der Familientherapie besteht somit (besonders für die strategischen Vertreter) in der Veränderung dieser
Organisation. In der Regel bedeutet dies die Korrektur der Hierarchie, so daß die
Eltern (wieder) in der Lage sind, ihre Verantwortung und Erziehungsgewalt
wahrzunehmen (Haley 1976, S. 131, 1980, S. 151 ff.; Madanes 1981, S. 122 ff.,
1984, S. 5 ff., Piercy u. Frankel 1986).
– **Hilfe zur Selbstorganisation:** Bei der Korrektur der Hierarchie ist es wichtig,
daß der Therapeut auf die Fähigkeiten der Eltern vertraut, ihre Aufgaben
erfüllen zu können (Selvini Palazzoli et al. 1975, S. 163; Haley 1980, S. 155;
Eastwood et al. 1987, S. 126).
Dementsprechend sehen besonders die systemischen Familientherapeuten ein
allgemeines Ziel der Therapie darin, die Fähigkeiten der Familie zur Morphogenese und Selbstorganisation zu stärken (Wertheim 1980, S. 119), also gewissermaßen ihre „eigentherapeutischen Kapazitäten" zu fördern (Andolfi 1977,
S. 156). Dazu ist es wichtig, daß der Therapeut ständig der Familie die
Verantwortung für Änderung oder Nichtänderung ihres Verhaltens zurückgibt
(Simon u. Stierlin 1984, S. 360).

Die kommunikationstheoretischen Familientherapeuten haben verschiedene
Methoden entwickelt, um die oben genannten Veränderungen zweiter Ordnung zu
erzielen. Die meisten Verfahren lassen sich unter den Begriff *„Gegenparadoxon"*
(Selvini-Palazzoli et al. 1975), *„paradoxe Interventionen"* bzw. *„therapeutische
Doppelbindungen"* (Watzlawick et al. 1967, S. 224) zusammenfassen. Therapeutische Doppelbindungen sind spiegelbildlich strukturiert zu den pathologischen
(ebd., S. 225):

– Die therapeutische Situation schafft eine enge Beziehung zwischen Therapeut
und Klient, die zumindest für letzteren einen hohen Grad von Lebenswichtigkeit
und Erwartung hat.

– In diesem Kontext wird eine Verhaltensaufforderung gegeben, die so zusammengesetzt ist, daß sie
  – das symptomatische Verhalten des Klienten verstärkt
  – diese Verstärkung als Mittel der (vom Klienten gewünschten) Änderung hinstellt
  – eine Paradoxie hervorruft, weil der Klient dadurch aufgefordert wird, sich durch Nichtändern zu ändern.
  Damit kommt er in eine unhaltbare Situation: Wenn er die Aufforderung befolgt, so zeigt er das vormals spontane, unbeherrschbare Verhalten absichtlich, wobei die Kontrolle über das Symptom und damit ein wichtiges Behandlungsziel erreicht wird. Wenn der Klient der Aufforderung Widerstand leisten will, so kann er dies nur, indem er das symptomatische Verhalten nicht mehr zeigt, womit der Zweck der Behandlung ebenfalls erreicht ist.

– Innerhalb des psychotherapeutischen Kontextes ist es dem Klienten kaum möglich, sich der Paradoxie zu entziehen oder sie zu metakommunizieren.

Damit die enge Beziehung zwischen Therapeut und Klient als wichtige Voraussetzung für den therapeutischen Prozeß tatsächlich ermöglicht wird, verweisen auch die kommunikationstheoretischen Familientherapeuten auf die Wichtigkeit der menschlichen Faktoren wie „Entschlossenheit, Verständnis, Aufrichtigkeit, Wärme, Verantwortung und Mitgefühl" (ebd., S. 225). Neben den Persönlichkeitsmerkmalen des Therapeuten spielen noch weitere Faktoren eine bedeutende Rolle für den Erfolg der paradoxen Interventionen (vgl. z. B. Fisher et al. 1982). Erwähnt sei hier nur die Notwendigkeit, daß das Symptom sehr genau im Kontext der familiären Dynamik verstanden und erfaßt wird (ebd., S. 109 f.; Cancrini et al. 1988). Am konsequentesten bemühen sich die systemischen Familientherapeuten um ein solches Verständnis. Mit speziellen Techniken wie *Zirkulärem Fragen* und *Hypothetisieren* erstellen, überprüfen und verändern sie die Annahmen über die mögliche Funktion eines Symptoms in der Familie. Erst nach gründlicher Besprechung im Team (von dem ein Teil die Sitzung hinter dem Einwegspiegel verfolgt) werden passende paradoxe Interventionen eingesetzt (Selvini Palazzoli et al. 1975, 1981 b; Eastwood et al. 1987, S. 126 f.).

Im einzelnen können dies folgende *Techniken* sein, die insbesondere bei Familiensystemen eingesetzt werden, „in denen die Schwere der Störung auf das Vorhandensein starker homöostatischer Kräfte deutet" (Andolfi 1977, S. 213):

– **Verschreibung familiärer Regeln.** Nachdem der Therapeut aus den sich wiederholenden Verhaltensmustern der Familie die zugrundeliegenden Regeln herausgefunden hat, deckt er diese auf und betont ihre positiven, „funktionellen" Aspekte für das familiäre System. In einem weiteren Schritt bestätigt der Therapeut nicht nur die homöostatische Tendenz der Familie, sondern schreibt ihr die entsprechenden Regeln sogar vor. Dadurch handelt er gegenüber der Familie provozierend; diese muß sich überlegen, ob sie die Anweisungen des Therapeuten befolgen (und damit seine Macht und Fähigkeit als Fachmann akzeptieren) oder ob sie ihm Widerstand entgegesetzen will; das würde bedeuten, daß sie die herrschenden dysfunktionalen Regeln verändern müßte (Selvini Palazzoli et al. 1975, S. 63; Andolfi 1977, S. 199 ff.; Piercy u. Frankel 1986, S. 34 f.).

Als Spezialfall dieser Technik kann die Aufforderung des Therapeuten betrachtet werden, daß die Eltern dem identifizierten Patienten ihre eigene Hilflosigkeit und die Tatsache mitteilen sollen, daß er bezüglich seines Drogenproblems nicht auf sie als Eltern zählen könne. Dies kann entweder die „Luft reinigen", so daß mit der Wahrheit (daß die Eltern z. B. nicht zusammenarbeiten wollen) umgegangen werden muß; oder die Intervention kann die Eltern mobilisieren, daß sie endlich etwas unternehmen (Piercy u. Frankel 1986, S. 37).

– **Symptomverschreibung:** Anstelle der meist verdeckten Familienregel kann der Therapeut das symptomatische Verhalten an sich verschreiben, nachdem er auch hier auf dessen positive Funktion für das Familiensystem hingewiesen hat. Symptomverschreibungen werden besonders häufig in den Kurztherapien und bei den systemischen Familientherapeuten angewendet (vgl. Watzlawick et al. 1967, S. 220 ff.; Weakland et al. 1977, S. 390; Selvini Palazzoli et al. 1975, S. 84; Andolfi 1977, S. 194 ff.).

Haley als Hauptvertreter der strategischen Therapie verhält sich bezüglich dieser starken Interventionsform zurückhaltender (Haley 1980). Insbesondere beim Symptom der Drogenabhängigkeit ist größte Vorsicht geboten: In erster Linie stellen sich ethische und rechtliche Probleme, wenn man einem Jugendlichen den Drogenkonsum zur Aufgabe macht. Zudem kommen viele Familien mit einem Drogenabhängigen in akuter Krise in die Behandlung oder gehen durch mehrere Krisen während der Therapie, und in diesen Phasen sind Symptomverschreibungen nicht zu empfehlen (vgl. Papp 1980; Stanton u. Todd 1982 a, S. 127).

Am ehesten noch beziehen sich Symptomverschreibungen auf Verhaltensweisen in der Familie, die das Drogenproblem verstärken helfen. So kann der Therapeut den Eltern ihr überbehütendes und überkontrollierendes Verhalten gegenüber dem Drogenabhängigen in solch übertriebener Form verschreiben, daß sich dadurch letztlich eine normale Distanz zwischen Eltern und Jugendlichen einpendeln kann (Fishman et al. 1982, S. 347).

Neben den Verschreibungen können nach Rohrbaugh et al. (Rohrbaugh et al. 1981; zit. nach Stanton u. Todd 1982 a, S. 116) noch 2 weitere paradoxe Strategien unterschieden werden:

– Als „**restraining strategies**" werden alle entmutigenden Interventionen bezeichnet, in denen der Therapeut der Familie Möglichkeiten für Änderungen abspricht oder zumindest vor zu schneller Veränderung warnt (vgl. dazu auch Watzlawick et al. 1974, S. 164; Piercy u. Frankel 1986, S. 36).

– Beim **„positioning"** nimmt der Therapeut pessimistische Äußerungen auf, die von der Familie selbst ausgesprochen werden und akzeptiert oder übertreibt sie sogar noch.

Durch diese Strategien wird der Therapeut gewissermaßen „homöostatischer" als die Familie und kommt einem möglichen Widerstand zuvor (vgl. dazu: Watzlawick et al. 1974, S. 159–166; Stanton 1981, S. 375; Stanton u. Todd 1982 a, S. 116 f.; Piercy u. Frankel 1986, S. 36 f.).

Eine solche Vorwegnahme des Widerstandes beschreiben Stanton u. Todd (1982 a, S. 137) bei der Planung für den Entzug eines jugendlichen Drogenabhängigen zuhause. Nachdem der Therapeut in der vorbereitenden Sitzung mit der Familie alle Punkte besprochen hat, die möglicherweise falsch laufen könnten, kann er die Stunde etwa folgendermaßen beenden:

„Nun, wir haben viele Dinge vorweggenommen, aber wir können nicht an alles denken. Es ist sehr gut möglich, daß jemand mit einem Problem kommt, an das wir nicht gedacht haben. Dies ist eine harte Aufgabe, und ihr könnt erwarten, daß an einem Punkt etwas geschehen wird, das die Aufgabe noch härter macht."

In einer fortgeschritteneren Phase der Therapie, wo die Eltern sich wieder etwas näher kommen, kann der Therapeut vorwarnen, indem er sagt, daß ziemlich sicher der Jugendliche wieder einen Rückfall haben wird, um die Eltern vor der Angst der (zu) großen Nähe zu schützen. Dies ist eine Möglichkeit, Widerstände gegen Veränderungen in einem Moment abzuschwächen, wo bereits Fortschritte erzielt worden sind.

– **Positive Konnotation.** Als etwas „abgeschwächtere" Form der paradoxen Interventionen können die positive Bewertung oder Umdeutung des Symptoms im Falle der Drogenabhängigkeit gefahrloser und somit häufiger angewendet werden. Gemäß der systemtheoretischen Vorstellung, wonach ein Familiensystem nach Aufrechterhaltung der Homöostase strebt, werden alle Bemühungen der einzelnen Mitglieder in diese Richtung positiv bewertet, also nicht nur das symptomatische Verhalten des Jugendlichen (vgl. Watzlawick et al. 1974, S. 116–134; Selvini Palazzoli et al. 1975, S. 59–70; Fisher et al. 1982, S. 101 f.; Eastwood et al. 1987, S. 126).

Durch die positive Konnotation gewinnen Verhaltensweisen andere Bedeutungen, und festgefahrene Interaktionszyklen können aufgebrochen werden, indem durch die veränderte Bewertung neue Reaktionen mehr angebracht erscheinen. Beispielsweise findet man oft bei Familien mit Drogenabhängigen auch bei einem Elternteil einen Suchtmittelmißbrauch vor. In der positiven Bewertung dient der Drogenkonsum dazu, daß der Jugendliche sich mit dem süchtigen Elternteil solidarisch zeigt und wohl eine Nähe zu ihm sucht, ihn gar als Vorbild nehmen möchte oder ihn auf keinen Fall überflügeln und damit verletzen möchte (Stanton u. Todd 1982 a, S. 126). Natürlich erzielt eine solche Umdeutung nur ihren Effekt, wenn sie auch tatsächlich zutrifft und die Familienmitglieder dies auch so empfinden können.

Bei Stanton u. Todd finden sich weitere Beispiele von positiven Umdeutungen oder „noble ascriptions", wie sie diese Technik nennen. Im häufigen Fall, wo die Eltern geschieden sind, kann dem jugendlichen Drogenkonsumenten etwa folgende positive Intention zugeschrieben werden:

> Indem Du Schwierigkeiten machst, während Du beim Vater lebst, gibst Du Deiner Mutter auf liebevolle Art zu verstehen, daß sie Dich nicht verloren hat. Solange es nicht so gut geht zwischen Dir und Vater, weiß die Mutter, daß Du immer noch loyal bist. Wäre alles bestens zuhause, so müßte sie sich fragen, ob sie Dich je wieder sehen würde oder ob Du sie verleugnen und nur noch zum Vater halten würdest. Andererseits bereitest Du Vater nicht so viele Schwierigkeiten, daß er Dich rausschmeißen möchte. So muß auch er Dich nicht verlieren. Was Du da machst ist sehr aufmerksam und kreativ (Fishman et al. 1982, S. 350).

Zur Technik der positiven Konnotation gehört auch das Aufzeigen von bzw. Nachfragen nach möglichen negativen Konsequenzen, falls das Symptom (der Drogenabhängigkeit) wegfallen sollte. Der Therapeut kann den Eltern zum Überlegen geben, ob sie nicht durch die Drogenabhängigkeit des Jugendlichen wenigstens noch einen Gesprächsstoff hätten; und wenn dieser (durch die Heilung) wegfallen würde, ob dann nicht die Gefahr bestehe, daß sie als Eltern nichts mehr miteinander zu reden hätten. Als mögliche Reaktion auf diese Intervention können die Eltern mobilisiert werden, dem Therapeuten zu beweisen, daß er unrecht habe (Piercy u. Frankel 1986, S. 35 f.).

Auf weitere Techniken paradoxer Interventionen wird nicht eingegangen, da sie in diesem Zusammenhang nicht so wichtig sind (für weiterführende Literatur vgl. Simon u. Stierlin 1984, S. 267–269).

Das gleiche gilt für die insbesondere von den Vertretern der Kurztherapieverfahren angewandten Techniken aus der *Hypnotherapie* Ericksons und aus dem unter anderem daraus entwickelten *Neurolinguistischen Programmieren* (vgl. dazu: Haley 1973; Bandler u. Grinder 1975, 1979; de Shazer et al. 1986; weitere Literatur bei Simon u. Stierlin 1984, S. 150 f., 208, 255 f.).

Erwähnt seien abschließend die in der Therapie mit Drogenabhängigen häufig angewandten, vorwiegend aus der strategischen Richtung stammenden Techniken des **direkten Eingreifens in die familiäre Organisation** sowie die **Verschreibung von Aufgaben** (vgl. dazu Beck 1985, S. 205 ff.).

Der Therapeut kann mit verschiedenen Mitteln direkt die familiäre Organisation beeinflussen. Aus einer strategischen Familientherapie mit einem 26jährigen Drogenabhängigen werden im folgenden entsprechende Passagen als Beispiele herausgegriffen (aus: Haley 1980):

– Bestimmen, wer wann sprechen darf (S. 161),
– Heraushalten des Drogenabhängigen aus elterlichen Diskussionen (S. 162, 253 f.),
– Änderung der Sitzordnung, so daß der Junge nicht zwischen den Eltern sitzt (S. 162, 253 f.), oder gar Abhalten eines Teils der Sitzung mit den Eltern alleine

(S. 163), d. h. allgemein: räumliches Heraushalten des Drogenabhängigen aus der elterlichen Dyade,

– Anweisung an den Drogenabhängigen, sich nicht um die Probleme der Eltern zu kümmern (S. 239),
– Den mehr randständigen Elternteil direkt auffordern, mehr Verantwortung für den Drogenabhängigen zu übernehmen (S. 240) und die direkte Kommunikation zwischen den beiden fördern (S. 242, 260).

Neben der paradoxen Verschreibung gibt es auch die Verschreibung von Aufgaben, wo die Änderung des familiären Systems auf eine direkte Art angestrebt wird. Dazu auch ein paar Beispiele aus strategischen Familientherapien mit Drogenabhängigen:

– Der mehr randständige Elternteil soll eine Woche lang die Verantwortung über den Drogenabhängigen übernehmen, und der mehr verstrickte Elternteil soll sich zurückhalten und nur via Partner mit dem Jungen kommunizieren (ebd., S. 240).
– Der Drogenabhängige soll unter Aufsicht und Mithilfe der Familie einen Entzug zuhause durchführen (Stanton u. Todd 1982 a, S. 136 f.; Scott u. Van Deusen 1982; Quinn et al. 1988, S. 75 ff.).
– Es werden in der Stunde Ausgangsregelungen und Konsequenzen bei Mißachtung für den Drogenabhängigen ausgearbeitet und die Durchführung als Hausaufgabe verschrieben (Fishman et al. 1982, S. 348).
– Die Eltern werden angeleitet, den Jugendlichen in der Stunde über seine Drogenerfahrungen zu interviewen. Sie erfahren dadurch Details über Drogen (z. B. Bezeichnungen, Erkennungsmerkmale, Beschaffungsart, Wirkungen), und es kann diesbezüglich eine gewisse Hierarchiekorrektur in der Familie resultieren (Selekman 1987).
– Die Eltern des Drogenkonsumenten sollen einen 2tägigen Ausflug geheim planen und überraschend ausführen (Seligman, 1986, S. 236 f.). Diese oder ähnliche Aufgaben, bei denen neben der Eltern–Kind–Frage v. a. das gegenseitige Vertrauen bei gleichzeitiger Ablösung gestärkt werden sollen, eignen sich vor allem bei Familien mit noch nicht schwer drogenabhängigen Jugendlichen (vgl. dazu auch Eastwood et al. 1987).

Diese zuletzt beschriebenen Techniken sind bereits sehr ähnlich zu solchen der strukturellen Familientherapie. Das ist nicht verwunderlich, da die Hauptvertreter der strategischen und der strukturellen Familientherapie 10 Jahre lang zusammen gearbeitet haben (Haley 1980, S. 13). Nach einer kurzen abschließenden Beurteilung des kommunikationstheoretischen Ansatzes soll deshalb die strukturelle Familientherapie an zweiter Stelle besprochen werden, entsprechend auch ihrer Bedeutung für die Arbeit mit Drogenabhängigen.

6.6 Beurteilung

Von allen familientherapeutischen Richtungen bemühen sich die Vertreter des kommunikationstheoretischen Ansatzes am konsequentesten um die Umsetzung der systemtheoretischen Sichtweise, bis hin zur Gefahr, das systemische Modell selbst als Realität zu betrachten (Beck 1985, S. 209). Selvini Palazzoli betont zwar, daß sie nicht an die Wahrheit ihrer Interpretationen glaubt, sondern nur am Effekt der Interventionen interessiert sei (Clemenz u. Ohrnberger 1983, S. 45). Dennoch betont sie die Wichtigkeit, daß paradoxe Verschreibungen nur auf Grund präziser Hypothesen, die nahe an die Realität der Familie herankommen, überzeugend und erfolgreich erteilt werden können. Dazu brauchen auch die kommunikationstheoretischen Familientherapeuten Qualitäten wie Verstehen und Einfühlungsvermögen (vgl. S. 49; Watzlawick et al. 1967, S. 225), also Faktoren, die jedoch weder in Schriften noch in Ausbildungsprogrammen besonders betont werden. Höchstwahrscheinlich verfügen die meisten großen Vertreter dieser Richtung über sehr gute entsprechende Qualitäten[1] und treffen vermutlich mit ihren Hypothesen und anschließenden Interventionen tatsächlich einen „wahren Kern". Allein die Bewertung oder positive Umdeutung von Symptomen mag „unwahr" (Clemenz 1983, S. 43) und von den Betroffenen anders interpretiert werden, doch für die Wirksamkeit von paradoxen Techniken braucht es fundierte Kenntnisse und Vorbereitungen, insbesondere wenn man nicht über „magische" und charismatische Eigenschaften verfügt wie etwa Selvini Palazzoli. Und darin liegt auch eine große Gefahr dieser Richtung, nämlich daß die unter Umständen wirklich effektvollen Techniken „häufig mißbraucht werden und als Ersatz für fehlendes Können oder ungenügende diagnostische Untersuchungen eingesetzt werden" (Fisher et al. 1982, S. 109). Gerade dann bewahrheiten sich die ursprünglichen Bedeutungen der Begriffe wie „Taktik" (Clemenz et al. 1983, S. 45)[2] oder „Strategie" auf ironische Weise, wenn die Familientherapie zum Krieg gegen die Familie zu werden droht.

Abgesehen von möglichem Mißbrauch darf sich das Ergebnis der in diesem Abschnitt behandelten Schulen sehen lassen. Kritisch anzumerken ist hier aber, daß gerade Selvini Palazzoli, die so sehr nur am „Effekt" interessiert ist (vgl. oben), keine Erfolgs-/Mißerfolgszahlen bzw. Nachuntersuchungen aufführt (ebd., S. 39), während etwa die Mitarbeiter des MRI bei der groben Auswertung der ersten 97 Fälle einen beachtlichen Erfolg bei 39 (40 %) und eine signifikante Besserung bei 31 Fällen (32 %) nachweisen können (Watzlawick et al. 1974, S. 140; Weakland et al. 1974, S. 398). Selbst wenn jeder, der Selvini Palazzoli schon arbeiten gesehen hat, an ihrem Erfolg kaum zweifeln dürfte, reicht dies für die Eva-

---

[1] Viele von ihnen – so auch Selvini Palazzoli – kommen ursprünglich von der Psychoanalyse her und haben daher selbst eine lange Erfahrung hinter sich.

[2] Taktik (nach Duden, Etymologie Bd. 7): Zusammenfassende Bezeichnung für das Verhalten der Truppenführung und der Truppe auf dem Kampffeld. Strategie (ebd.): Kunst der Heerführung, Feldherrnkunst; (geschickte) Kampfplanung.

luation ihrer Methode nicht aus. Insgesamt bemühen sich die Vertreter der kommunikationstheoretischen Schulen jedoch noch am ehesten um vergleichende Kontrollstudien und erreichen dabei einen höheren Qualitätsstandard als Vertreter anderer Richtungen (Stanton 1981, S. 396 f.).

Insbesondere bei der Familientherapie Drogenabhängiger scheint der strategische neben dem strukturellen Ansatz am erfolgsversprechendsten zu sein (Stanton 1979, S. 269, 1981, S. 396; Stanton et al. 1982, S. 403 ff.), auch wenn der Langzeiterfolg einzelner Fälle (z. B. Heard 1982) die häufig formulierte Kritik bestärken mag, daß die kommunikationstheoretische Familientherapie vorwiegend „nur" eine Symptombehandlung sei.

7 Strukturelle Familientherapie

7.1 Überblick

Der Fokus des strukturellen Ansatzes liegt bei der Erfassung familiärer Strukturen (Subsysteme, Grenzen, Hierarchien, Koalitionen). In der Therapie besteht ein erster wichtiger Teil darin, Anschluß und Vertrauen zu jedem Familienmitglied aufzubauen (joining). Dadurch kann der Therapeut anschließend leichter Interaktionen innerhalb der Familie in Gang setzen (Darstellen der Transaktionen). Dies dient einerseits diagnostischen Zwecken, andererseits können durch anschließendes aktives Eingreifen die Transaktionsmuster beeinflußt werden (Herausfordern und Umstrukturierung des Familiensystems). Leitlinien für die therapeutischen Interventionen bilden die klaren Vorstellungen über funktionale Familien(strukturen). Entwickelt wurde die strukturelle Familientherapie durch Minuchin und seinen Mitarbeitern in der Arbeit mit vorwiegend Unterschichtsjugendlichen an der Wiltwyck Schule in New York (Minuchin et al. 1967). Minuchin entwickelte seinen Ansatz ständig weiter, besonders in der Zeit, als er der Philadelphia Child Guidance Clinic als Direktor zu Weltbekanntheit verhalf (Minuchin 1974; Minuchin et al. 1978; Minuchin u. Fishman 1981).

Zu Minuchins wichtigsten Mitarbeitern und Mitarbeiterinnen zähl(t)en neben Haley, Montalvo und Rosman u. a. auch Aponte, Baker und Todd, der dann zusammen mit Stanton besonders für die Arbeit mit Drogenabhängigen den strukturellen mit dem strategischen Ansatz kombiniert hat (Stanton u. Todd 1979; 1982). Schließlich sind gerade bezüglich der Familientherapie mit Drogenabhängigen Kaufman und Kaufmann als wichtige Vertreter zu nennen, welche die strukturelle v. a. mit der psychodynamischen Richtung verbunden haben (Kaufman u. Kaufmann 1979; Kaufman 1985 a).

7.2 Theoretische Schwerpunkte

In das von Minuchin und seinen Mitarbeitern entwickelte Modell der strukturellen Familientherapie sind verschiedene theoretische Strömungen eingeflossen, ohne daß diese systematisch expliziert worden sind. Neben Einflüssen des strukturfunktionalen Ansatzes von Parsons (Parsons u. Bales 1955), des ökologischen von Bateson (1972) oder des entwicklungspsychologischen von Piaget (Piaget 1970) kommen v. a. strukturalistischen Modellvorstellungen (Lévi-Strauss 1958) eine grundlegende Bedeutung zu. Besonders die Intention, Verhaltensweisen in einem sozialen System (z. B. Familie) auf zugrundeliegende Regeln zurückzuführen, verweisen auf die Verwandtschaft des Strukturalismus mit der strukturellen Familientherapie[1] (vgl. Aponte u. Van Deusen 1981, S. 311 f.).

Diese Regeln einer Familie manifestieren sich in der Familienorganisation bzw. Familienstruktur. Die *Familienstruktur* beruht auf den Beziehungsmustern unter den Familienmitgliedern, die beeinflußt werden durch Interaktionen (transaktionale Muster), Subsysteme, Grenzen, Hierarchien und Rollen in der Familie und auch durch den soziokulturellen Kontext, in den die Familie eingebettet ist.

Transaktionale Muster: „Die Familienstruktur ergibt sich aus den unsichtbaren funktionalen Forderungen, die in ihrer Gesamtheit die Art der Interaktion der Familienmitglieder organisieren. Eine Familie ist ein System, das mit Hilfe von transaktionalen Mustern operiert. Wiederholte Transaktionen führen ihrerseits zu Mustern, was die Art, den Zeitpunkt und das Objekt des Kontaktes betrifft, und diese Muster stützen und erhalten das System" (Minuchin 1974, S. 70).

In dieser Form umschreibt Minuchin den Zusammenhang zwischen der Familienstruktur und den transaktionalen Mustern. Diese Muster, die das Verhalten der Familienmitglieder untereinander regulieren, werden durch 2 einschränkende Systeme aufrechterhalten (ebd., S. 71):

- **Die universalen Regeln,** welche die Familienorganisation lenken und auf der Grundlage von Generations- und Geschlechtszugehörigkeit gebildet werden. Dazu gehören die familiäre Machthierarchie mit den unterschiedlichen Autoritäten zwischen Eltern und Kindern sowie die Regeln, wie die Eltern als Team zusammenarbeiten.
- **Die charakteristischen Eigenarten, Veranlagungen und Neigungen** der Familienmitglieder ergeben das zweite System „idiosynkratischer" Art. Es beinhaltet die gegenseitigen Erwartungen aneinander, die sich in den jahrelangen expliziten und impliziten Verhandlungen (häufig um Kleinigkeiten) unter den einzelnen Mitgliedern gebildet haben.

Subsysteme: Die Familienstruktur wird auch durch die verschiedenen Teilsysteme innerhalb der Familie geprägt. Subsysteme können aus Individuen, Dyaden wie Mutter und Vater oder auch größeren Einheiten (z. B. 3 Geschwister) bestehen und auf den Grundlagen wie Generation, Geschlecht, Interessen oder Funktionen gebildet werden. Jedes Familienmitglied gehört verschiedenen Subsystemen an, in denen es unterschiedliche Macht und Funktionen ausübt und in verschiedene

---

[1] Gleichzeitig sei auf die Parallele zur Systemtheorie hingewiesen (vgl. Simon u. Stierlin 1984, S. 343).

komplemetäre Beziehungen eintritt. „Die Organisation der Subsysteme in einer Familie ist ein wichtiges Hilfsmittel für die immerwährende Einübung und Ausübung des differenzierten ‚Ich bin' im Rahmen der zwischenmenschlichen Begegnungen auf unterschiedlichen Ebenen" (ebd., S. 72).

Grenzen: Den Grenzen schreibt Minuchin die Funktion zu, die Differenzierung des Systems zu ermöglichen und zu erhalten. Die Grenzen eines Subsystems beinhalten die Regeln, die darüber bestimmen, wer zu diesem Subsystem gehört und welche Funktion er darin hat. Minuchin unterscheidet drei Ausprägungen für Grenzen (ebd., S. 74): Auf der einen extremen Seite des Kontinuums stehen übermäßig starre Grenzen, bei denen die Kommunikation über die einzelnen Subsysteme hinweg schwierig wird. Das andere gegensätzliche Extrem sind verwischte, diffuse Grenzen, die zu geringerer Distanz und Differenzierung im System führen. Dazwischen im Bereich des „Normalen" liegen klare Grenzen, die zwar deutlich sind, aber dennoch eine Kommunikation zwischen den Subsystemen und Außenstehenden ermöglichen. Die beiden Extreme „Loslösung" und „Verstrickung" bezieht Minuchin auf einen „transaktionalen Stil" oder auf die Bevorzugung einer bestimmten Art der Interaktion, nicht auf einen qualitativen Unterschied zwischen Funktionalität und Dysfunktionalität; denn je nach Zeitpunkt im familiären Lebenszyklus können die Loslösung oder Verstrickung von einzelnen Subsystemen mehr oder weniger adäquat sein (ebd., S. 75).

Hierarchie: Je nach Grenzsetzung zwischen den Generationen sowie der Rolle der Eltern und der Kinder ergibt sich eine mehr oder weniger klare innerfamiliäre Hierarchie. Die Betonung der Aspekte Hierarchie, Macht und Autorität bei Minuchin (1974, S. 78 f.) verweist auf die große Nähe zum strategischen Ansatz von Haley, in dem die diagnostische Klärung der familiären Hierarchie ebenfalls von großer Bedeutung ist (vgl. auch Simon u. Stierlin 1984, S. 143–145).

Rollen: In Wechselwirkung mit Subsystemen und ihren Abgrenzungen entwickeln die einzelnen Familienmitglieder verschiedene Rollen, die dann eine wichtige Funktion für die Aufrechterhaltung der Familienstruktur erhalten können. Zu den wichtigsten Rollen gehören – entsprechend den Subsystemen – die Rolle als Eltern, Ehepartner oder als Kind. Besonders die Kinder können je nach Familienkonstellation besondere Rollen annehmen, z. B. als Elternkind, braves oder symptomatisches Kind. Auf die Analyse solcher Rollentypen wird im Kap. 7.4 näher eingegangen.

Soziokultureller Kontext: In seinen Ausführungen über ein Modell der Familie betont Minuchin zwei Hauptfunktionen der Familie: gegen innen den „psychosozialen Schutz der Mitglieder" und gegen außen „die Anpassung an die jeweilige Kultur und die Weitergabe dieser Kultur" (1974, S. 64).
Den Austausch zwischen Individuum bzw. Familie und Umwelt betrachtet Minuchin – in Anlehnung an Bateson – zwar als Interaktionsprozeß (ebd., S. 17 f.),

dennoch vertritt er an anderer Stelle deutlich die Ansicht, daß der Einfluß einseitig vom größeren auf das kleinere System erfolge:

„Eine Veränderung geht immer von der Gesellschaft auf die Familie über, niemals von der kleineren auf die größere Einheit. (...) So wie die Familie im generischen Sinne sich den historischen Umständen anpaßt und sich wandelt, so paßt sich auch die individuelle Familie ständig an" (ebd., S. 69).

7.3 Vorstellungen von einer „gesunden" Familie

Im Gegensatz zu Vertretern des kommunikationstheoretischen Ansatzes äußern die strukturellen Familientherapeuten häufiger Vorstellungen bezüglich „normalen" oder „funktionalen" Familien. Minuchin betont, daß sich normale[1] Familien nicht dadurch von abnormalen[1] unterscheiden, daß sie keine Schwierigkeiten hätten, sondern dadurch, wie sie mit solchen umgehen bzw. trotz Problemen funktionieren können. Zur Erfassung der Funktionsweise einer Familie hält sich Minuchin an ein Schema, das aus 3 Komponenten besteht (1974, S. 70):

- „Die Struktur der Familie ist die eines offenen, soziokulturellen Systems, das sich in Transformation befindet."
- „Die Familie durchläuft eine Entwicklung und geht durch eine Reihe von Stadien hindurch, die jeweils eine Neustrukturierung erforderlich machen."
- „Die Familie paßt sich veränderten Umständen an, um gerade auf diese Weise ihre Kontinuität wahren und die Entwicklung aller ihrer Mitglieder fördern zu können."

Für eine gesunde Entwicklung müssen funktionale Familienstrukturen Kriterien wie Flexibilität, Kohäsion sowie klare Definition und Organisation erfüllen (vgl. Aponte u. Van Deusen 1981, S. 315). Anhand den einzelnen Elementen, welche die Familienstruktur beeinflussen, soll dies genauer erläutert werden.

Transaktionale Muster: Für die Gewährleistung einer gewissen Konstanz und Kohäsion des Familiensystems sind sich wiederholende Interaktionssequenzen, welche die transaktionalen Muster bilden, wichtig. Doch für die längerfristige Entwicklung der Familie ist ebenso bedeutend, daß alternative Muster vorhanden sind bzw. entwickelt werden können, damit auf innere und äußere Veränderungen reagiert werden kann. Jede Familie ist solchen Veränderungen ausgesetzt, die zu normalen Entwicklungskrisen führen können. Dabei besteht die Hauptschwierig-

---

[1] Im Unterschied zum Kap. 6 werden die Begriffe „normal" und „abnormal" in diesem Kapitel nicht mehr in Anführungszeichen gesetzt, da ihr Sinn von den strukturellen Familientherapeuten nicht in Frage gestellt wird.

keit darin, eine Balance zwischen Wandel und Kontinuität zu finden (Minuchin 1974, S. 71 f., 81 f.). Minuchin nennt 4 mögliche Quellen, aus denen sich Belastungen für das Familiensystem ergeben können:

- Belastender Kontakt eines Familienmitgliedes mit extrafamilialen Kräften (z. B. Arbeitswelt, Schule usw.): Wenn ein Mitglied Belastungen ausgesetzt ist, so kann sich auch für die anderen ein Druck zur Anpassung an die veränderten Umstände ergeben. Die Anpassungserfordernisse können sich auf ein Subsystem beschränken oder auch die ganze Familie betreffen. Funktionale Transaktionsmuster liegen dann vor, wenn die Belastungen von der Außenwelt durch die Transaktionen in der Familie aufgefangen oder verringert werden können; dabei kann es durchaus zu Auseinandersetzungen kommen, „aber der Kampf endet mit erneuter Annäherung und wechselseitiger Unterstützung" (ebd., S. 82).
- Belastender Kontakt der ganzen Familie mit extrafamilialen Kräften (z. B. örtliche Veränderung durch Umziehen oder Auswandern, wirtschaftliche Depression usw.): Für die Lebensfähigkeit einer Familie ist es wichtig, daß genügend außerfamiliäre Ressourcen abgerufen werden können, sei dies von der Familie selbst oder mit Hilfe eines Außenstehenden.
- Belastung in Übergangsstadien im Familienzyklus (z. B. neues Familienmitglied, Pubertät, Ablösung, Tod usw.): Im normalen Entwicklungsprozeß einer Familie gibt es viele Phasen, in denen jeweils neue familiäre Regeln ausgehandelt werden müssen. Es können neue Subsysteme und Differenzierungen entstehen. Bei diesem Prozeß kommt es zu Konflikten, die im besten Fall durch Verhandlungen gelöst werden können. Dann bieten sich den Familienmitgliedern Chancen und Lernfelder für ihr persönliches Wachstum (ebd., S. 86 f.).
- Belastungen infolge spezifischer („idiosynkratischer") Probleme der einzelnen Familie (z. B. physische Behinderung eines Kindes, Krankheiten usw.): Solche Schwierigkeiten erfordern besondere Anpassungsbemühungen der Familienmitglieder. Wird beispielsweise ein Familienmitglied schwer krank, so müssen seine Funktionen und Rechte zum Teil anderen zugewiesen werden. Wenn das kranke Mitglied sich erholt, dann sind wieder Neuanpassungen notwendig, damit die Familie funktionsfähig bleibt.

Subsysteme: Die Familie besteht aus verschiedenen Subsystemen, die sich zum Teil im Laufe des Lebenszyklus verändern. Jedes Subsystem hat spezifische Aufgaben zu erfüllen und stellt entsprechende Anforderungen an seine Mitglieder. In ein funktionales Subsystem sollten möglichst andere Subsysteme nicht übergreifen („interferieren"), so daß die Mitglieder die für das Subsystem notwendigen Fertigkeiten ungestört erwerben und ausführen können (ebd., S. 73).

Für die Funktionstüchtigkeit der 3 wichtigsten familiären Subsysteme postuliert Minuchin folgendes:

- Im ehelichen Subsystem sind die wichtigsten Fertigkeiten der Partner, daß sie sich aneinander anpassen und gegenseitig ergänzen können. Das Paar muß entsprechende komplementäre Muster entwickeln, in denen jeder Teil nachgeben kann, ohne das Gefühl zu haben, Verlierer zu sein. Jeder muß einen Teil seiner Eigenständigkeit aufgeben, damit auch ein Gefühl für Zusammengehörigkeit entstehen kann. Im Prozeß der wechselseitigen Anpassung können die Ehegatten kreative Momente und die „besten Eigenschaften" des andern fördern. Im gesunden ehelichen System können so Lernerfahrungen, Kreativität und Wachstum begünstigt werden (ebd., S. 75). Um sich vor dem Eindringen und Einmischen anderer Systeme zu schützen (z. B. Kinder, Schwiegerverwandte), muß sich das eheliche Subsystem klare Grenzen schaffen, damit es seine Funktion als „Refugium vor den vielfältigen Anforderungen des Lebens" erfüllen kann (ebd., S. 76).

– Das elterliche Subsystem entsteht mit der Geburt des ersten Kindes. Die Eltern müssen ihre Beziehungen stärker differenzieren und dem Kind den Zugang zu ihnen (als Eltern) ermöglichen, ohne es gleichzeitig in die ehelichen Interaktionen einzubeziehen. Je nach Alter der Kinder sind die elterlichen Aufgaben und Funktionen verschieden. Entsprechend flexibel muß sich das parentale Subsystem modifizieren, um den wechselnden Anforderungen gerecht zu werden. Zu jeder Zeit sollten aber die Eltern eine „flexible" und „rationale" Autorität innehaben:

> Wenn die Familie gut funktionieren soll, dann müssen Eltern und Kinder die Tatsache akzeptieren, daß der differenzierte Einsatz von Autorität für das elterliche Subsystem notwendig ist. Den Kindern, die lernen müssen, wie man in Situationen ungleichmäßig verteilter Macht verhandelt, bietet dieser Umstand eine Möglichkeit zum „sozialen Training" (ebd., S. 79).

– Das geschwisterliche Subsystem bezeichnet Minuchin als das „erste soziale Laboratorium" für das Experimentieren mit den Beziehungen unter Gleichgestellten (ebd., S. 80). In diesem Kontext lernen die Kinder u. a. zu verhandeln, kooperieren, wetteifern und Konflikte auszutragen. Je nach Alter der Geschwister sind ihre Bedürfnisse, Rechte und Autonomieansprüche verschieden. Für eine optimale Entwicklung der Mitglieder dieses Subsystems postuliert Minuchin, daß eine Offenheit bestehen soll bezüglich Einflüssen anderer Systeme, besonders der außerfamilialen Welt. Gleichzeitig ist es auch da wichtig, daß keine Vermischung mit anderen familiären Subsystemen geschieht:

> Die Grenzen des geschwisterlichen Subsystems sollten die Kinder vor der Einmischung durch die Erwachsenen schützen, so daß die Kinder ihr Recht auf ein ungestörtes Eigenleben wahrnehmen, ihre eigenen Interessen pflegen und sich bei ihren Erkundungen auch Ungeschicklichkeiten leisten können (ebd., S. 81).

Grenzen und Hierarchie: Aus den bisherigen Ausführungen läßt sich bereits herauslesen, was die strukturellen Familientherapeuten diesbezüglich für eine Familie als funktional betrachten. Die Grenzen der Subsysteme müssen deutlich sein:

> Sie müssen so gut abgesteckt sein, daß die Mitglieder des jeweiligen Subsystems ihre Funktionen ohne unzulässige Einmischung von außen vollziehen können, aber sie müssen auch den Kontakt zwischen den Mitgliedern des Subsystems und Außenstehenden ermöglichen (...) Die Klarheit der Grenzen innerhalb einer Familie ist ein nützlicher Indikator für die Beurteilung des Funktionierens der Familie (ebd., S. 73 f., vgl. auch Minuchin et al. 1967, S. 216 ff.).

Bei einer klaren Abgrenzung insbesondere zwischen dem elterlichen und geschwisterlichen Subsystem ergibt sich auch die für eine funktionale Familie notwendige Hierarchie (Minuchin 1974, S. 79).

Bezüglich den *Rollen* innerhalb der Familie sowie dem *soziokulturellen Kontext* erklären die strukturellen Familientherapeuten nur sehr vage, was sie für eine gesunde Familie als notwendig erachten. Aus den entsprechenden Passagen ergeben sich keine neuen Aussagen, die einer Erwähnung wert wären (vgl. ebd., S. 64 ff.; Aponte u. Van Deusen 1981, S. 313 ff.).

7.4 Familien mit einem (Drogenabhängigen als) Symptomträger

Schwierigkeiten und Konflikte in einer Familie sind für sich alleine noch kein Kriterium für deren Dysfunktionalität. Das „pathologische Etikett" verleiht Minuchin einer Familie, „deren Anpassungs- und Bewältigungsmechanismen erschöpft sind" (Minuchin 1979, S. 28). Symptomatische Familien erhöhen bei Belastungen die Starrheit ihrer transaktionalen Muster und Grenzen und gehen jeder näheren Beschäftigung mit alternativen Mustern aus dem Weg oder setzen ihnen Widerstand entgegen (Minuchin 1974, S. 82; 1979, S. 27). Dabei lassen sich bezüglich den einzelnen Elementen der Familienstruktur bzw. -organisation einige typische Merkmale feststellen:

Transaktionale Muster: Familien mit einem Symptomträger haben Mühe, mit Konflikten konstruktiv umzugehen, meistens werden solche durch *Konfliktumleitungen* umgangen (Minuchin 1974). Im Gegensatz etwa zu Familien mit psychosomatischen Krankheiten (vgl. Minuchin et al. 1978, S. 56 f.) scheinen Familien mit einem Drogenabhängigen Konflikte viel direkter und primitiver ausdrücken zu können (Stanton 1979, S. 253). Dagegen fällt es ihnen schwer, auf positive Weise miteinander zu kommunizieren. Freude, Lob oder ein körperlicher Ausdruck von Liebe und Zuneigung scheinen selten zu sein (Kaufman u. Kaufmann 1979 a, S. 54; Reilly 1979, S. 121). Für die „Lösung" der Konflikte entwickeln sie transaktionale Muster, die bei fast allen pathogenen Familien vorkommen. Am häufigsten festzustellen sind *Allianzen* oder *Koalitionen* zwischen dem Drogenabhängigen mit einem Angehörigen der Elterngeneration gegen einen anderen Angehörigen dieser Generation, meist des gleichen Geschlechts (Kaufman u. Kaufmann 1979 a, S. 48). Anders als bei psychosomatischen Symptomen präsentieren Familien mit Drogensüchtigen solche Koalitionen viel offener und bestätigen sie auch verbal. Sie charakterisieren sich oft als „nahe" und zeigen ein ausgeprägt nährendes (sogar infantilisierendes) Verhalten zueinander (Stanton et al. 1982, S. 14). Besonders nahe und symbiotisch sind die Koalitionspartner zusammen, d. h. in den meisten Fällen bei männlichen Süchtigen die Mutter mit dem Sohn (Kaufman 1981, S. 277). Dadurch ergibt sich die Konstellation, die Haley als „Perverses

Dreieck" beschreibt und die bei den strukturellen Therapeuten als *„Triangulation"* bezeichnet wird (Minuchin et al. 1978; Kaufman 1985 a, S. 136).

Subsysteme, Grenzen, Hierarchien: Obwohl Minuchin die Pole „Verstrickung" und „Loslösung" auf dem Grenzkontinuum an und für sich noch nicht als dysfunktional betrachtet, so deuten für ihn Operationen in der Nähe der Extreme doch „Bereiche möglichen pathologischen Geschehens" an (Minuchin 1974, S. 75). Bei verstrickten Familien droht bei einer Belastung oder einem Konflikt zwischen zwei Mitgliedern meist unmittelbar ein Dritter einzugreifen. Die mangelnde Differenzierung innerhalb der einzelnen Subsysteme erschwert die autonome Entwicklung und Problembewältigung. Umgekehrt besteht bei zu starker Loslösung die Gefahr, daß nur durch starke Belastungen bzw. Auslöser eines Familienmitgliedes (z. B. durch Sucht) Reaktionen anderer Subsysteme überhaupt aktiviert werden können.

Bei Familien mit einem drogenabhängigen Symptomträger ist eine *übermäßige Verstrickung* das häufigste strukturelle Muster (Stanton u. Todd 1979, S. 62, 1981, S. 232). In einer Untersuchung wurden beispielsweise 56 von 64 Mutter-Kind Beziehungen als verstrickt bewertet (88 %), ebenso 40 % der Vater-Kind Beziehungen (Kaufman u. Kaufmann 1979 a, S. 49). Besonders oft wurden Verstrickungen zwischen Mutter und süchtigem Sohn festgestellt (ebd., S. 51, 57; Stanton u. Todd 1979, S. 65; Kaufman 1980, S. 261; Stanton et al. 1982, S. 14; Kaufman 1985 a, S. 50).

Eigentlich handelt es sich dabei meist um pathologische Triaden, indem dadurch die Eltern voneinander entfremdet werden bzw. bereits waren und eine Koalition Mutter-Sohn gegen den Vater und entsprechende Hierarchieumkehrungen begünstigt werden (Kaufman u. Kaufmann 1979 a, S. 52; Stanton 1980, S. 282). Während Kaufman vermutet, daß verstrickte Familien eher in Therapie kommen als losgelöste (Kaufman 1980, S. 260), führt Stanton Untersuchungen auf, die tatsächlich auf übermäßige Bindungen zwischen Drogenabhängigen und ihren Eltern hinweisen (Stanton 1980, S. 282; vgl. auch Madanes et al. 1980).

Übermäßige Loslösung und damit starre Grenzen sind insgesamt seltener anzutreffen, am ehesten betrifft es die Väter in weißen protestantischen, puertoricanischen und schwarzen Familien mit Drogenabhängigen (Kaufman u. Kaufmann 1979 a, S. 50, 55).

Auch innerhalb des *geschwisterlichen Subsystems* sind übermäßige Verstrickungen ein häufiges Muster. Ein oder mehrere Geschwister sind dann ebenfalls drogenabhängig und mit dem symptomatischen Jugendlichen in einer kaum lösbaren Fusion. Oft kaufen solche Geschwister Drogen für- und voneinander, injizieren sich gegenseitig oder sind Zuhälter für den andern. Die andere Hauptgruppe bei Familien mit einem Drogenabhängigen besteht aus den sogenannten „guten" Geschwistern (Kaufman 1980, S. 264, 1985 a, S. 49). Insgesamt kommt den Geschwistern eines drogenabhängigen Jugendlichen eine wesentliche Funktion zu für die Aufrechterhaltung der symptomatischen Familienstruktur (Huberty u. Huberty 1986).

Rollen: Entsprechend große Aufmerksamkeit schenken die strukturellen Familientherapeuten den verschiedenen Rollen, welche die Kinder in solchen Familien einnehmen. Es handelt sich dabei meist um signifikantere und starrere Ausprägungen von Rollen, die auch von Kindern in gut funktionierenden Familien gespielt werden. Jede Rolle trägt in der Vorstellung der strukturellen Therapeuten zur Erhaltung der Unbeugsamkeit von familiären Reaktionsmustern und zur Abbremsung von Konflikten bei, so daß diese nicht ausgetragen werden. In ihrer Strukturanalyse der familiären Rollen unterscheidet Cleveland neben dem Symptomträger folgende Haupt- und Hilfsrollen im geschwisterlichen Subsystem von Drogenabhängigen (Cleveland 1981, S. 265–283):

– Das „Elternkind" wird von Minuchin als ein Kind definiert, das in bezug auf das symptomatische Kind viele elterliche Funktionen auf sich nimmt (Minuchin 1974, S. 125 f.). Sehr oft geraten meist die ältesten Kinder besonders in unvollständigen Familien in die Rolle des Elternkindes. In vollständigen Familien mit einem drogenabhängigen Jugendlichen konstelliert sich typischerweise eine Triangulation, wo ein überfürsorglicher Elternteil (E1) mit dem symptomatischen Kind verstrickt ist und eine Koalition bildet gegen den anderen Elternteil (E2). Die Eltern bekunden Schwierigkeiten bezüglich der Erziehung des Symptomträgers; hier setzt die Entwicklung eines Elternkindes ein, das sich typischerweise in eine Koalition begibt mit dem weniger verstrickten Elternteil (E2), also meistens dem Vater. Die Funktion dieser Koalition besteht darin, den Vater von seinen elterlichen Entscheidungspflichten zu befreien und den Erziehungskonflikt zwischen Vater und Mutter abzuschwächen. So wie das symptomatische Kind in den Ehekonflikt miteinbezogen ist, genauso ist das Elternkind bezüglich dem Elternkonflikt trianguliert, wobei es in dieser Rolle weniger gefährdet zu sein scheint als der identifizierte Patient:

> Das könnte damit zusammenhängen, daß es im Elternsubsystem, an dem das Elternkind beteiligt ist, um exekutive Funktionen geht, welche expliziter, eher überblickbar und damit weniger pathogen sind. Der Patient dagegen ist in die Ehebeziehung trianguliert, wo er wichtige emotionale Funktionen zu übernehmen hat, die weit weniger durchschaubar und damit pathogener sein dürften (Hubschmid u. Kurz 1986, S. 230).

Aber die negativen Folgen der Elternkind-Rolle sind ebenfalls beträchtlich. Zum einen wird das Eingehen einer normalen Geschwisterbeziehung stark erschwert. Nicht nur der symptomatische Jugendliche, sondern auch etwaige weitere Geschwister werden dem Elternkind mißtrauen, das geschwisterliche Subsystem wird dadurch geschwächt. Mit möglicherweise noch ernsteren Folgen verbunden ist die Gefahr, daß die Eltern (ganz besonders der Koalitionspartner E2) das Elternkind als verantwortungsbewußt und erwachsen betrachten müssen. Dieses Bild halten sie auch dann aufrecht, wenn das Elternkind sich abweichend verhält. Dieses gelangt dadurch zur Überzeugung, daß es sich alles erlauben kann und erhält zu viel Macht in der Familie. Auf der andern Seite verliert es aber die eigenen Eltern als wirksame Vorbilder, die selber Verantwortung übernehmen können. Das Elternkind muß (zu) früh selbständig sein und für andere sorgen, es wird der

Möglichkeit beraubt, eigene regressive Bedürfnisse und Anlehnung an Autorität zu leben. Seinen Wert und seine Bedeutung erlebt es v. a. in der Rolle des Helfenden, so daß seine Problematik derjenigen des „Hilflosen Helfers" (Schmidbauer 1977) sehr ähnlich wird (Hubschmid u. Kurz 1986, S. 231). Da Familien, die bereits einen identifizierten Patienten haben, ein zweites Problemkind oft nicht verkraften könnten, entsteht für das Elternkind ein großer Druck hin zu Anpassung und Normalität. Deshalb kann es häufig vorkommen, daß seine Rolle gekoppelt ist mit der Rolle des „braven" Kindes.

– **Das „brave" Kind** lebt am ausgeprägtesten den normativen, äußerlich zur Schau getragenen Werten der Familie nach. Entsprechend ist es meistens fleißig und versucht sein Bestes zu leisten, um den hohen Erwartungen der Eltern gerecht zu werden. Brave Kinder sehen ihre Funktion oft darin, daß sie den guten Ruf der Familie gegen außen erhalten bzw. verteidigen müssen. Sie haben das Gefühl, daß sie mit ihrer Rolle die Wirkung des symptomatischen Geschwisters ausradieren und dadurch auch das schlechte Bild unfähiger Eltern auslöschen können. Somit stehen sie oft recht einsam und unter einem großen Druck; gleichzeitig erweisen sie sich als rigide und am wenigsten offen bezüglich familiärer Veränderungen. In der Familienstruktur sind brave Kinder vom elterlichen Subsystem klar getrennt (falls keine Koppelung mit der Elternkindrolle vorhanden), sie stehen abseits im geschwisterlichen Subsystem.
Während das symptomatische Kind der ehelichen und das Elternkind der elterlichen Konfliktvermeidung bzw. -umleitung dient, scheint die Rolle des braven Kindes darin zu bestehen, „die an die Familie als ganzes herantretenden Anforderungen durch sozial anerkanntes, moralisch einwandfreies Benehmen abbiegen zu wollen" (Cleveland 1981, S. 271).

Symptomträger, Elternkind und braves Kind sind die 3 Rollen mit großer struktureller Auswirkung auf das Familiensystem. Die folgenden Rollen bezeichnet Celveland als Hilfsrollen. Sie beeinflussen zwar das familiäre Funktionieren beträchtlich mit, verändern jedoch die Struktur des Systems nicht wesentlich:

– **Das „Anwaltskind"** ist der Anwalt für die Rechte der Kinder, der Sprecher für das Geschwistersubsystem. Ist das Anwaltskind gleichzeitig der Symptomträger, so kann es durch die Koalition mit einem Elternteil die Exekutivgewalt der Elternachse besonders wuchtig unterlaufen und die (kurzfristigen) Interessen des Geschwistersubsystems erfolgreich verteidigen.
– **Das „Analytikerkind"** als weitere Hilfsrolle wird besonders in großen Familien gerne von einem weniger verstrickten, mehr periphären Kind im vorpubertären Alter übernommen. Es ist ein guter Beobachter und kann besonders gut das geschwisterliche Subsystem und eines mit einer Eltern-Kind-Koalition analysieren. Seine Analysen werden zwar in der Familie aufgenommen, danach gehandelt wird aber wenig.

-- **Das „Friedensstifterkind"** versucht den familiären Frieden zu erhalten. Es handelt oft als Vermittler zwischen einzelnen Subsystemen und ist bestrebt, bei Ansteigen von Spannungen abzulenken oder die Situation so umzudefinieren, daß sie erträglicher und entschärft wird. Manchmal ist diese Rolle gekoppelt mit dem braven Kind. Tendenziell befindet sich ein eher weniger verstricktes Kind in dieser Position, das dann eine zusätzliche Funktion als „Brücke" zwischen Eltern und Symptomträger übernimmt.
- **Das Kind als „Therapeut"** hat den Wunsch, das familiäre Zusammenleben zu verbessern. Meistens erkennen mehrere Kinder den Ernst familiärer Probleme und sind um Hilfe bemüht. Am ehesten sensibel und therapeutisch veranlagt sind jedoch die symptomatischen Kinder, die am direktesten in die ehelichen Spannungen involviert sind. Durch ihr Verhalten versuchen sie, diese Spannungen zu reduzieren oder die Familie in Behandlung zu bringen. Bei geschiedenen Eltern kann das Symptom auch dazu benützt werden, die Eltern wieder miteinander in Kontakt zu bringen.

Soziokultureller Kontext: Die Extreme von Verstrickung und Loslösung sind bei Familien mit Drogenabhängigen aus verschiedenen kulturellen Kontexten anzutreffen (Coleman 1979, S. 299). Dennoch variieren die familialen Muster von Rauschmittelabhängigen in verschiedenen ethnischen Gruppen, wie Kaufman mehrmals erwähnt (Kaufman u. Kaufmann 1979 a, S. 50–55; Kaufman 1980, S. 262 f., 1985 a, S. 53). In seinen Untersuchungen waren bei den meisten italienischen und jüdischen Familien alle Mitglieder (auch der Vater) miteinander ziemlich verstrickt. Puertoricanische und protestantische Väter waren hingegen eher losgelöst und/oder erschienen gar nicht in der Therapie. Bei den meisten schwarzen Familien zeigten sich dominante, anteilnehmende Mütter und abwesende oder passive Väter als typisch.

Diese Muster sind tendenziell auch bei Familien ohne Drogenabhängige in den entsprechenden ethnischen Gruppen gehäufter anzutreffen. Dadurch ist es schwierig, „normale" ethnische Muster von solchen zu unterscheiden, die Drogenabhängigkeit begünstigen bzw. erhalten.

7.5 Therapiekonzepte – Ziele und Methoden

Das strukturelle Therapiemodell geht davon aus, „daß eine Veränderung dadurch zustande kommt, daß der Therapeut sich der Familie anschließt und sie nach einem sorgfältigen Plan neu strukturiert, so daß die dysfunktionalen Transaktionsmuster umgewandelt werden" (Minuchin 1974, S. 117).

Das **Globalziel** lautet demnach, „die gesamte Familie neu zu strukturieren, so daß jedes Individuum der Familie die Chance zu einer optimalen Entwicklung bekommt" (Kaufmann 1979, S. 94).

Der Veränderungsprozeß verläuft über 3 miteinander zusammenhängende Phasen, die sich nicht in chronologischer, sondern „kaleidoskopartiger" Abfolge (Minuchin 1974, S. 172) abspielen:

a) **Der Aufbau des therapeutischen Systems** erfolgt hauptsächlich durch *Anschluß* und teilweise *Anpassung* des Therapeuten an das Familiensystem. Damit sind v. a. Aktionen gemeint, die den Therapeuten zu einem Teil des Familienkontextes machen (ebd., S. 23). Dazu muß dieser die Organisation und den Stil der Familie erst einmal akzeptieren und sich zu eigen machen, um die transaktionalen Muster an sich selbst zu erfahren. Dieser Prozeß ist jedoch nicht einseitig, denn „in dem Maße, in dem der Therapeut sich anpaßt, um sich der Familie anzuschließen, muß sich auch die Familie anpassen, um sich ihm anzuschließen" (ebd., S. 157). Ein wesentliches Element beim Aufbau des therapeutischen Systems ist der *therapeutische Kontrakt* (ebd., S. 167 f.; Kaufman 1985 a, S. 137 f.): Therapeut und Familie müssen zu einer Übereinkunft hinsichtlich der Problemdefinition und der angestrebten Veränderungen kommen. Der Kontrakt kann zuerst eng auf das Symptom Drogenabhängigkeit begrenzt sein und mit der Zeit verändert und ausgedehnt werden. In ihm werden auch technische Aspekte der Behandlung festgelegt wie Ort, Dauer, Kosten und welche Familienmitglieder wann in die Gespräche einbezogen werden. Dabei gilt die Regel, daß je mehr Familienmitglieder und -angehörige involviert werden, desto gründlicher die Familie verstanden werden kann. Besonders bei einem Familiensystem, das begrenzt zu sein scheint auf die Dyade Mutter–Drogensüchtige(r), ist es wichtig, ein drittes Mitglied einzubeziehen, um genügend Einfluß für strukturellen Wandel zu erlangen (Kaufman 1985 a, S. 138).

b) **Die Diagnose** ist in der strukturellen Familientherapie eine „Arbeitshypothese, die der Therapeut sich aus den Erfahrungen und Beobachtungen im Zusammenhang mit seinem Anschluß an die Familie zurechtlegt" (Minuchin 1974, S. 163).

Ziel des diagnostischen Prozesses ist eine Erweiterung der Sicht des präsentierten Problems auf die Interaktionen der Familie in ihrem gesamten Kontext. Das diagnostische Interesse richtet sich besonders auf folgende Bereiche (ebd., S. 115 f., S. 163 ff.; Kaufman 1985 a, S. 135 ff.):

– Familienstruktur mit den bevorzugten transaktionalen Mustern,
– Bewertung der Flexibilität und Kapazität im Hinblick auf eine Neustrukturierung (z. B. bestehende Koalitionen, Allianzen bzw. deren Bildung bei Veränderungsbestrebungen),
– Resonanz des Familiensystems (d. h. Hellhörigkeit) in bezug auf die Aktionen der einzelnen Mitglieder besonders im Hinblick auf die Kategorien „Verstrikkung" oder „Loslösung",
– Bedeutung des Symptoms für die Aufrechterhaltung der bevorzugten transaktionalen Muster,
– Einschätzen der Entwicklungsstufe der Familie bezüglich der Frage, ob die Familie die Aufgaben erfüllt, die dieser Stufe entsprechen,

– Überprüfen des Lebenskontextes der Familie zur Ermittlung von Unterstützungen und Belastungen in der familialen Umwelt.

Die diagnostischen Erkenntnisse werden in eine Art *Lageplan* oder Organisationsschema umgesetzt; darin ordnet der Therapeut das gewonnene Material, um Hypothesen über gut funktionierende bzw. dysfunktionale Bereiche formulieren zu können (Minuchin 1974, S. 116; Kaufman 1985 a, S. 136).

c) Die Neustruktierung der Familie als globales Ziel der strukturellen Familientherapie ist die dritte Phase im Veränderungsprozeß. Die 3 Phasen Anschluß – Diagnose – Neustrukturierung lassen sich in ihrer Abfolge jedoch nicht trennen, sie sind vielmehr interdependent. Spezifisch an den neustrukturierenden Maßnahmen im Unterschied zu den Anschlußmanövern ist die Herausforderung an die Familie, einen Wandel zu vollziehen (Minuchin 1974, S. 174). Neben der Beseitigung des Symptoms bezieht sich die Herausforderung im Idealfall möglichst auf alle Elemente der Familienstruktur bzw. -organisation:

– **Die familialen Transaktionsmuster** werden dabei durch den Therapeuten in einem ersten Schritt aktualisiert und beobachtet (spontane Transaktionen) (Minuchin 1981, S. 117 ff.); in einer zweiten Phase, die bereits auf einer Diagnose beruhen kann, löst der Therapeut dysfunktionale Transaktionsmuster aus (ebd., S. 119 ff.), um dann im dritten Schritt alternative Transaktionen vorzuschlagen und einzuführen (ebd., S. 122 ff.).

In der Familientherapie basiert die Herausforderung auf dem Axiom, daß den Familienmitgliedern alternative transaktionale Verhaltensmuster zur Verfügung stehen. Der Familientherapeut hinterfragt nicht seine Patienten, sondern lediglich ihre Interaktionsmuster. (...) Die Therapie hat zum Ziel, bestimmte Bereiche im Individuum zu aktivieren, die neue Transaktionsweisen ermöglichen (Minuchin 1979, S. 30).

– **Die Grenzen um die Subsysteme** werden durch den therapeutischen Prozeß möglichst in eine Richtung beeinflußt, die ein flexibles Verhältnis zwischen Autonomie und Interdependenz der einzelnen Mitglieder ermöglicht. „Das Ziel liegt hier in der angemessenen Überschreitbarkeit der Grenzen" (Minuchin 1974, S. 181). Je nach diagnostischer Einschätzung auf dem Kontinuum von „Verstrickung" bis „Loslösung" müssen die Grenzen verstärkt bzw. aufgelockert werden. In den meist tendenziell verstrickten Familien mit einem Drogenabhängigen wird ein therapeutisches Ziel darin bestehen, eine stabile und autonome Lebenssituation des symptomatischen Jugendlichen zu erreichen; meistens bedeutet dies, daß der junge Erwachsene ausziehen und allein oder mit einem Freund bzw. Partner leben wird (Stanton u. Todd 1982 a, S. 128).

– **Die familiären Rollen** besonders der Geschwister des Drogenabhängigen sollten auch in den Therapieprozeß einbezogen werden, mit dem Ziel, zu starre Rollenfixierungen aufzulösen. Damit wird auch die Möglichkeit gefördert, daß die Jugendlichen einer Familie ihrem Alter entsprechende Aufgaben übernehmen können. Kaufmann zählt dazu:

Die Schule besuchen; Verabredungen mit Angehörigen des anderen Geschlechts treffen; Beziehungen zu Gleichaltrigen eingehen; vorläufige Berufspläne fassen; Rollen- und Generationsgrenzen abstecken; mit allmählicher Individuation beginnen; neue dyadische und triadische Beziehungen zu Personen in der unmittelbaren Umgebung eingehen (1979, S. 86; vgl. auch Stanton u. Todd 1982 a, S. 128).

– **Der soziokulturelle Kontext** einer Familie muß im Therapieprozeß unbedingt berücksichtigt werden. Dies ist einerseits für den Anschluß an das System unerläßlich; andererseits kann durch das Verständnis der Familie in ihrem Gesamtkontext ein Wandel viel wahrscheinlicher herbeigeführt werden. Insbesondere Kaufman (1980, S. 271 f.; 1985 a, S. 159–164) betont, wie wichtig die Beachtung dieses Faktors sei. Er zeigt für vier verschiedene ethnische Familientypen in den USA die besonderen Strukturen auf, die es in der Therapie zu berücksichtigen gilt (ebd., S. 160).

Entsprechend den 3 Phasen im Therapieprozeß bedienen sich die strukturellen Familientherapeuten folgender **Methoden:**

a) Joining

Darunter fallen alle Aktivitäten des Therapeuten, um sich der Familie anzuschließen, anzupassen und ein Arbeitsbündnis zu schließen, um die gewünschten Änderungen zu erreichen. Je nach Phase im therapeutischen Prozeß wechselt der Therapeut ab zwischen Joining, das einerseits das Familiensystem oder einzelne Subsysteme unterstützt und das andererseits das System herausfordert (Kaufman 1985 a, S. 139).

Während etwa Kaufman den Moment, wo die Familie den Therapieraum betritt, als Beginn des Joinings betrachtet (ebd, S. 139), setzen Stanton u. Todd den Anfang viel früher an. Besonders bei Familien mit Drogenabhängigen, die Widerstand gegen eine Familientherapie zeigen, weisen diese Autoren auf, wie wichtig eine Kontaktaufnahme mit jedem Familienmitglied ist, bevor ein Erstgespräch überhaupt stattfinden kann (Stanton u. Todd 1981, S. 243 ff.). Dabei scheuen sie keinen Aufwand und setzen als die zwei wichtigsten Instrumente mehrere Telefongespräche und Hausbesuche ein, wie anhand einiger Beispiele erläutert (ebd., S. 244 ff.; vgl. auch Weidman 1985, S. 100 ff.; Wermuth u. Scheidt 1986). Innerhalb des Joinings können 3 Haupttechniken unterschieden werden, die der Therapeut verwenden kann:

– **Spuren aufnehmen und verfolgen** („**tracking**"): Dazu gehört das Verfolgen und Akzeptieren der Inhalte von Kommunikationen einer Familie und die Verwendung ihrer spezifischen Sprache. Dadurch fühlen sich die Familienmitglieder einerseits verstanden, andererseits erleichtert diese Technik dem Therapeuten die Möglichkeit, seine Vorstellungen der Familie nahezubringen und eine Neustrukturierung einzuleiten (Minuchin 1974, S. 161 f., Minuchin u. Fishman 1981, S. 58ff., Fallbeispiel S. 68–76; Kaufman 1979 b, S. 224; Aponte u. Van Deusen 1981, S. 330 f.).

– **Stützen und Aufrechterhalten ("maintenance"):** Der Therapeut unterstützt bewußt die Familienstruktur und verhält sich entsprechend den Familienregeln. So spricht er z. B. am Anfang mit einer Familie über ihren „Sprecher" oder ihre „Schaltstelle" als Mittelsmann. Aufrechterhaltende Manöver sind alle Formen der Bestätigung und Förderung der Potentiale einzelner Subsysteme in der Familie und auch die sachliche Aufklärung über Probleme. Das Stützen einzelner Teile kann auch neustrukturierende Funktionen beinhalten; so kann das Unterstützen des elterlichen Subsystems eine Neustrukturierung im geschwisterlichen Subsystem implizieren (Minuchin 1974, S. 159 f.; Kaufman 1979 b, S. 224; Minuchin u. Fishman 1981, S. 73; Aponte u. Van Deusen 1981, S. 331; Kaufman 1985 a, S. 139 f.).

– **Nachahmen ("mimesis"):** Der Therapeut macht sich mit dieser Technik den Stil und die Stimmungslage der Familie zu eigen, wie er sie aus den Handlungen und Bedürfnissen der Mitglieder erkennt. Macht ein Familienmitglied einen Spaß, so kann dies auch der Therapeut tun, wenn eine Familie über Berührungen kommuniziert, so wird der Therapeut dies eher ebenfalls machen. Mimesis wird oft spontan und unbewußt angewendet und kann auch zur Neustrukturierung eingesetzt werden, indem dadurch einzelne Subsysteme besonders gestützt werden (Minuchin 1974, S. 162 f.; Kaufman 1979 b, S. 224 f.; Aponte u. Van Deusen 1981, S. 331; Kaufman 1985 a, S. 140 f.).

b) Darstellung der Familientransaktionen

In der Familientherapie schildern die Familienmitglieder die Problemsituationen so, wie sie sie sehen und richten sich üblicherweise an den Therapeuten mit der Bitte und Erwartung, von ihm beraten zu werden. Damit entsteht einerseits die Gefahr, daß der Therapeut in den Mittelpunkt rückt und in Transaktionen hineingezogen wird, aus denen er sich kaum mehr lösen kann. Eine andere Gefahr besteht darin, daß die Sitzung auf die Schilderungen der Familie beschränkt bleibt, obwohl die wirklichen transaktionalen Muster möglicherweise außerhalb des Bewußtseins der Familienmitglieder liegen und somit ganz anders aussehen können. Deshalb haben die strukturellen Familientherapeuten Methoden zur Darstellung der Familientransaktionen entwickelt, um ein umfassendes Bild von der Familie zu gewinnen. Beim sogenannten *„enactment"* werden die Familienmitglieder gebeten, eine spezifische Problemsituation in der Therapiestunde zu inszenieren (Minuchin 1974, S. 177 f.; Kaufman 1979 b, S. 228, 1985 a, S. 143 f.). Der Therapeut gibt bestimmten oder allen Mitgliedern klare Anweisungen, eine Diskussion oder einen geschilderten Konflikt direkt auszutragen („Wiederbelebung der Komunikationskanäle", Minuchin, 1974, S. 178) bis hin zu Rollen- oder echtem Nachspielen einer ganzen Situation (z. B. „Familien-Lunch", vgl. Minuchin et al. 1978).

Eine weitere Möglichkeit, die Schilderungen der Familie szenisch umzusetzen, ist die *Darstellung der räumlichen Gegebenheiten* (Minuchin 1974, S. 179). So kann z. B. durch Anweisung einer bestimmten Sitzordnung eine Metapher für die Nähe bzw. Distanz zwischen einzelnen Subsystemen dargestellt werden. Es ist klar,.daß bei all diesen Techniken die Grenze von diagnostischen zu neustrukturierenden Maßnahmen fließend verläuft. Das *Fokussieren* ist eine weitere Methode, in der diagnostischen Phase bestimmte Transaktionen besonders zu betonen. Zu diesem Zweck muß sich der Therapeut für einen Fokus entscheiden und bestimmte Elemente aus den Transaktionenen herausnehmen, die ihm sowohl für die Diagnose wie auch für die Veränderung wichtig erscheinen. Damit vermindert er zugleich die große Gefahr, von einem Thema zum andern geführt zu werden.

> Und da die Interaktionen der Familie in der Regel isomorph sind, wird ihm die eingehende Erkundung dieses kleinen Abschnitts nützliche Angaben bezüglich der Regeln liefern, die das Verhalten der betreffenden Familie auch in einer Vielzahl anderer Bereiche lenken (Minuchin u. Fishman 1981, S. 137).

Als Beispiel sei die bereits im Abschnitt „Joining" angegebene Fallschilderung einer Familie mit einem 14jährigen Marihuanaraucher erwähnt: dort wählt der Therapeut schon im Verlauf der ersten 20 Minuten den Fokus der „Verdrahtung" der Mutter in der Familie, zu der alle hinschauen, bevor sie etwas sagen, und die auch für andere Stellung nimmt (ebd., S. 68–76).

Wenn der Therapeut die wichtigsten Interaktionen und ihre eingefahrenen Muster erkannt hat, so versucht er darauf hinzuarbeiten, daß auch die Familie selbst erfährt, wie sie interagiert. Dazu verwenden die strukturellen Familientherapeuten verschiedene Methoden, um den entsprechenden Transaktionen die notwendige *Intensität* zu verleihen. Zu ihnen gehören das Wiederholen wichtiger Botschaften des Therapeuten, die Verkürzung oder Verlängerung einer bestimmten Transaktion unter den Familienmitgliedern, die Veränderung der Distanz unter ihnen und schließlich der Widerstand des Therapeuten, in den Sog des Familiensystems gezogen zu werden (ebd., S. 158–188; Fishman et al. 1982, S. 352 f.).

Das Erkennen der Familienmitglieder ihrer eingefahrenen Muster ist der erste Schritt im Prozeß, der schließlich zur Veränderung und Neustrukturierung der Familie führt.

c) Herausforderung und Neustrukturierung

In dieser Phase wendet der Therapeut alle Techniken an, welche die Familie herausfordern, ihre Homöostase stören und eine Neustrukturierung herbeiführen.

– **Der Therapievertrag** ist eine wichtige Voraussetzung für den Veränderungsprozeß (vgl. S. 77). Dabei sollte der Therapeut der Familie die Behandlung auf eine Weise begründen können, die weder herabsetzend noch wertend ist und ihr keine Schuld für das Problem auflädt (Stanton u. Todd 1981, S. 251). Gleichzeitig sollte die Begründung so formuliert werden, daß die Familienmitglieder beim Formulieren von Widerstand implizit zugeben, daß sie das symptomatische Verhalten des Indexpatienten weiterhin wollen (ebd., S. 252). Das bei Familien mit einem Drogenabhängigen besonders schwierige Vertragsziel – der Einbezug aller Mitglieder in die Behandlung – kann um so eher erreicht werden, je flexibler und engagierter der Therapeut sich verhält (ebd., S. 255; Kaufman 1985 a, S. 138).

– **Die Inszenierung** (enactment) wird in der neustrukturierenden Phase erweitert durch das Aufzeigen und Durchspielen von neuen Interaktionssequenzen.
Ebenso kann der Familie durch die *Manipulation räumlicher Gegebenheiten* (z. B. Änderung der Sitzordnung, der Zimmerverteilung) eine therapeutische Veränderung metaphorisch angedeutet werden (Minuchin 1974, S. 179 f.; Kaufman 1979 b, S. 228).

– **Klares Kennzeichnen der Grenzen** bedeutet bei Familien mit einem Drogen-abhängigen meistens das Abbauen von Verstrickungen und Fördern der indivi-duellen Grenzen bzw. der Grenzen um einzelne Subsysteme. Die Familienmit-glieder sollen nicht füreinander antworten oder über jemanden reden. Jeder soll für sich und von sich sprechen und den andern zuhören. Der Therapeut kann symbolische Grenzen markieren, indem er in der Sitzung zum Beispiel Stühle zwischen einzelne Subsysteme stellt, Untergruppen bildet oder gar nur mit einem Teil der Familienmitglieder in einer Stunde arbeitet (Minuchin 1974, S. 180 ff.; Kaufman 1979 b, S. 228 f.; Cleveland 1981, S. 277 ff.; Minuchin u. Fishman 1981, S. 194 ff.; Fisman et al. 1982, S. 346 ff.; Kaufman 1985 a, S. 144 f.; Piercy u. Frankel 1986, S. 33).

– **Das Erteilen von Aufgaben** innerhalb der Therapiesitzungen oder als Hausauf-gaben ist auch in der strukturellen Familientherapie eine häufig verwendete Technik. Der Therapeut setzt sie ein, um die angestrebte Neustrukturierung zu forcieren (Minuchin 1974, S. 189 ff.; Kaufman 1979 b, S. 229 f.; 1985 a, S. 145 ff.; Eastwood et al. 1987, S. 126; vgl. auch die Beispiele in Kap. 6.5, S. 63).

– **Die gewollte Eskalation von Belastungen** setzt der strukturelle Familienthera-peut einerseits ein, um zu sehen, über welche Verhaltensweisen die Familie in belastenden Situationen verfügt; andererseits benützt er diese Maßnahmen, um der Familie neue Kontexte zu liefern, an die sie sich „unter seinen Augen anpas-sen muß" (Minuchin 1974, S. 185).
Folgende Verfahren gehören in diesen Bereich:

  – **Die Blockierung transaktionaler Muster** bedeutet, daß der Therapeut den Kommunikationsfluß der Familie entlang den üblichen Kanälen stoppt. Spricht z. B. ein Elternkind jeweils als Übersetzer zwischen Mutter und den Geschwistern, so greift der Therapeut hier ein und läßt die einzelnen direkt zu Wort kommen (ebd., S. 185).

  – Durch **Sichtbarmachen verborgener Konflikte** versucht der Therapeut zu verhindern, daß ein angetönter oder aufgetretener Konflikt in der Familie auto-matisch durch die üblichen dysfunktionalen Manöver wieder unter den Tisch gewischt wird. Verhält sich ein Kind in dem Moment auffällig, wo sich ein Konflikt zwischen den Eltern anbahnt, bricht der Therapeut diese Triade auf und blockiert die Einmischung des Kindes in den elterlichen bzw. ehelichen Konflikt (ebd., S. 186).

– **Das Anschließen durch Bündnisse oder Koalitionen** des Therapeuten mit einzelnen Subsystemen kann Konflikte und somit Krisen in der Familie verstärken (ebd., S. 186 ff.).
Durch den *Anschluß* an ein einzelnes Familienmitglied kann der Therapeut dessen hierarchische Stellung in der Familie verändern helfen; dies bringt die übrigen aus dem Gleichgewicht, besonders wenn sich der Unterstützte in einer peripheren Stellung befindet. Doch auch das Anschließen an ein dominantes Mitglied kann eine Veränderung hervorrufen, indem sich die übrigen gegen dieses Überschreiten der Schwelle zur Wehr setzen und die bestehende Familienordnung insgesamt in Frage stellen (Minuchin u. Fishman 1981, S. 215–226).
Noch stärker als durch bloßes anschließen kann der Therapeut das familiäre Gleichgewicht erschüttern, indem er eine *Koalition* mit jemandem oder einem Subsystem gegen eine oder mehrere Personen eingeht. In einer Familie, die mit dem Jugendlichen als Symptomträger zur Behandlung kommt, geht der Therapeut mit dem Vater in dem Moment eine Koalition gegen die Mutter ein, wo dieser sich selbst als Patienten deklariert und damit einen Konflikt mit seiner Frau umgehen will.
Durch diese Koalition wird die eheliche Dyade herausgefordert und verändert (ebd., S. 233–246, vgl. auch Stanton u. Todd 1982 a, S. 130).
Eine dritte, sehr provokative Herausforderung der Familie besteht in der *Nichtbeachtung* einzelner Mitglieder durch den Therapeuten. Im Fallbeispiel einer dreiköpfigen Familie, wo die verstrickte Mutter sich in jede zustande kommende Dyade in der Therapie einmischt, spricht der Therapeut zuerst nur mit dem symptomatischen Sohn. Während er wiederholt zu ihm sagt, daß er Schwierigkeiten haben werde aufs College zu gehen und die Mutter zu verlassen, versucht diese ständig sich einzumischen und zu wehren. Als sich der Therapeut in der Folge auf ähnliche Weise nur an den Vater richtet und ihm bedeutet, daß er als Schlüsselperson den beiden andern helfen könne, wird die Mutter noch mehr verärgert. Doch ist sie am Schluß eher bereit, auch alternatives Verhalten zu sehen; zudem hat diese Herausforderung die paradoxe Wirkung, daß sie entschlossen ist, die Thesen des Therapeuten zu widerlegen und von ihrer zentralen Stellung und übermäßigen Beschäftigung mit ihrem Sohn abzuweichen (Minuchin u. Fishman 1981, S. 226–233).
– **Die Induktion einer Krise** ist die wohl stärkste eskalierende Maßnahme, die besonders dort eingesetzt wird, wo der Widerstand der Familie gegen Veränderungen besonders groß ist. Eine Krisensituation erfordert irgendeine Handlung der Beteiligten und eröffnet oft die Möglichkeit zu neuen Verhaltensweisen (Minuchin u. Barcai 1969; Fisher et al. 1982, S. 103 ff.; Stanton u. Todd 1982 a, S. 136 ff.). Bei der Therapie Drogenabhängiger kann die bereits erwähnte Aufgabe, zuhause einen Entzug durchzuführen, als ein Beispiel für die

Kriseninduktion betrachtet werden (vgl. Literaturhinweise S. 63). Ein ausführliches Beispiel liefert zudem die Fallbeschreibung von Heard (1982), in dem der Therapeut durch das forcierte Thematisieren des möglichen Todes des drogenabhängigen Sohnes eine Krise und einen anschließenden Wandel herbeizuführen vermag (vgl. dazu auch Piercy u. Frankel 1986, S. 37 f.).

– **Der bewußte Einsatz von Symptomen** kann in der strukturellen Familientherapie auf verschiedene Weise erfolgen:
Die Konzentration auf und vorrangige Beschäftigung mit dem Symptom kann nach Minuchin der „Königsweg zur Struktur der Familie" sein (1974, S. 192). Drogenabhängigkeit wie auch andere Suchtprobleme (z. B. anorexia nervosa) können so lebensgefährlich werden, daß die vorrangige Konzentration darauf unbestritten ist (ebd., S. 191; Stanton u. Todd 1982 a, S. 128). Fragen nach der Entgiftung und Drogenfreiheit stehen somit am Anfang einer Familientherapie, deren Ziel jedoch im strukturell-strategischen Ansatz von Stanton u. Todd stets gemeinsam mit der Familie ausgehandelt werden muß. Leistet dabei eine Familie zu Beginn extremen Widerstand gegen die Idee, daß der Indexpatient drogenfrei (auch von Methadon) werden soll, so empfehlen diese Autoren, die Familienbehandlung auf einen späteren Zeitpunkt zu verschieben, wenn die Familie entschieden ist, kein süchtiges Mitglied mehr haben zu wollen (ebd., *S. 129*).
Durch *bewußte Übertreibung des Symptoms* kann der Therapeut seine Bedeutung für die Familie herausstreichen und zu einem offenen Verhalten machen, gegen das die Familie dann direkt vorgehen kann (Minuchin 1974, S. 193 f.). Am Beispiel eines Süchtigen, der zu Hause Geld und anderes klaut, kann diese paradoxe Intervention etwa lauten, er solle versuchen, die ganze Familie zu bestehlen (und nicht etwa nur den Vater). Dadurch können alle mobilisiert werden, mit dem Problem fertigzuwerden (Kaufman 1979 b, S. 230 f.).
Die gegenteilige Intervention, das *Herunterspielen des Symptoms*, findet bei den strukturellen Familientherapeuten besonders bei der Behandlung von anorektischen Patienten seine Verwendung. Die gemeinsame Einnahme einer Mahlzeit läßt möglicherweise einen starken interpersonalen Konflikt im Bereich des Essens aufkommen, der dann gegenüber dem Symptom Vorrang gewinnt (Minuchin 1974, S. 194; Simon u. Stierlin 1984, S. 97).
Damit ist diese Intervention häufig gekoppelt mit dem *Überwechseln zu einem neuen Symptom* oder der *Neuetikettierung des Symptoms* (Minuchin 1974, S. 194 f.; Kaufman 1979 b, S. 231).
Wenn auch einige der in diesem Abschnitt behandelten Interventionen paradoxen Charakter haben, so geben sich die strukturellen Familientherapeuten insgesamt sehr vorsichtig im Umgang mit *paradoxen Techniken* und räumen ihnen entsprechend wenig Raum ein (Minuchin et al. 1978, S. 229, 310; Kaufman 1980, S. 274 f.; Papp 1980, S. 312–334; Kaufman 1985 a, S. 149 f.).

– **Die Manipulation der Gemütslage** ist eine weitere Maßnahme, mit der die strukturellen Familientherapeuten eine Änderung in der Familie zu provozieren versuchen.

Der Therapeut kann entweder eine *Stimmungslage in der Familie übernehmen* wie beispielsweise Kaufman die Depression eines Sohnes, der ständig Marihuana geraucht hatte (Kaufman 1979 b, S. 231 f.).

Er kann die entsprechende Stimmung auch *übertreiben*, um die „konterdevianten Mechanismen des Systems" auszulösen (Minuchin 1974, S. 195).

Die andere mögliche Manipulation besteht im *Aufzeigen einer andern (evtl. gegenteiligen) Stimmungslage*. So kann sich ein Therapeut in einer Familie, bei der es hauptsächlich um Kontrolle und Führung geht, beispielsweise locker, entspannt und aufgeschlossen geben (ebd., S. 196). Damit übernimmt der strukturelle Familientherapeut zeitweise auch eine *erzieherische und anleitende Rolle* (ebd., S. 196 f.). Familien mit Süchtigen haben z. B. oft Mühe, einander „Streicheleinheiten" zu geben; der Therapeut kann sie deshalb dazu führen und unterstützen, „so ähnlich wie wenn man die Reste von Glut in einem Feuer sachte schürt" (Kaufman 1979 b, S. 232; Minuchin u. Fishman 1981, S. 338 ff.).

- **Herausfordern und Neudefinieren der Familienrealität:** In Anlehnung an die Erkenntnisse der Wissenssoziologie geht Minuchin davon aus, daß jede Familie sich ihre eigene Realität schafft, indem sie die Wirklichkeit so gestaltet, daß ihr Ordnungssystem erhalten bleibt. Bei einer Familie mit einem Symptomträger besteht demnach ein Hauptziel darin, „der Familie zu einem anderen Weltbild zu verhelfen – ohne ein Symptom zu benötigen –, zu einer flexibleren und pluralistischen Sicht der Realität innerhalb eines komplexen, symbolischen Universums zu kommen, die Raum für Vielfalt läßt" (Minuchin u. Fishman 1981, S. 278). Die beiden Autoren nennen 3 Techniken, mit denen sich die Familienrealität verändern läßt:

  - **Die Heranziehung universaler Symbole** benützt der Therapeut dann, wenn diese universalen Aussagen, die jeder kennt und anerkennt, in Richtung der gewünschten Veränderung der familialen Realität weisen. Bei einem Vater, der von Beruf Pfarrer ist und von seinen zwei „problematischen" Töchtern wie von seiner Frau von den „drei Mädchen" spricht, zieht der Therapeut z. B. den Begriff der göttlichen Ordnung heran, wo es einen richtigen Platz für die Eltern wie für die Kinder gibt (ebd., S. 278).
  - **Die Heranziehung von Familienwahrheiten** bedeutet, daß der Therapeut eine Art Aikido betreibt, indem er von der Familie stammende Impulse aufnimmt und sie in Richtung des therapeutischen Prozesses verändert (ebd., S. 293 ff.).
  - **Der Rat des Experten** meint jene Techniken, in denen der Therapeut eine andere Erklärung der Familienrealität liefert, die er mit seiner Erfahrung, seinem Wissen und Vergleichen mit anderen Fällen begründet (ebd., S. 297).

- **Die systemische Rekomposition** bezeichnen Aponte u. Van Deusen alle Verfahren, bei denen Systeme oder Subsysteme in der Familienbehandlung zugefügt oder weggenommen werden (1981, S. 332). Wegnehmen von Subsystemen kann beispielsweise heißen, den Drogenabhängigen vorübergehend aus der Familie nehmen und in einem Spital zur Entgiftung oder in einer therapeutischen Wohngemeinschaft zu plazieren. Der Einbezug einer Therapiegemeinschaft oder -gruppe kann gerade auch als Beispiel für das Hinzufügen von Systemen angeführt werden (vgl. z. B. Kaufmann 1979, S. 93). Damit sei zudem angedeutet, daß im Rahmen der strukturellen Familientherapie auch Techniken aus der Netzwerktherapie angewendet werden, wo der soziokulturelle Kontext mehr einbezogen wird (Aponte u. Van Deusen 1981, S. 320; Beck 1985, S. 172).

7.6 Beurteilung

Die strukurelle Familientherapie hat innerhalb der Disziplin eine große Verbreitung und Bedeutung erlangt, besonders auch in der Behandlung von Drogenabhängigen (Stanton 1979, S. 269). Dies hängt zum einen damit zusammen, daß sich ihre Vertreter schon früh darum bemühten, die Wirksamkeit ihrer Therapieform durch Forschungsresultate zu legitimieren (ebd.: Nichols 1984, S. 501). Zum andern läßt sich die Popularität dieses Ansatzes auch auf die einfache, verständliche Theorie zurückführen, die relativ rasch begriffen und in die Praxis umgesetzt werden kann (ebd., S. 503). Insbesondere die Faktoren für den Aufbau eines tragfähigen therapeutischen Systems sind von Minuchin und seinen Mitarbeitern ausführlich wie sonst kaum beschrieben worden (Simon u. Stierlin 1984, S 173 f.). Vor allem in der Familientherapie, wo das Erstgespräch und ein anschließendes Arbeitsbündnis eine zentrale Rolle für eine erfolgreiche Veränderung spielen, verdienen die Erkenntnisse der Autoren dieses Ansatzes besondere Beachtung. Auch die überaus großen Anstrengungen speziell Familien mit Drogenabhängigen zur Familientherapie zu verpflichten, sind bemerkenswert und lassen sich durch die hohen Erfolgszahlen durchaus rechtfertigen (Stanton u. Todd 1981, S. 259).

Gerade die erwähnte Einfachheit der strukturellen Schule kann aber auch Anlaß zu Kritik geben:

Hoffman sieht eine Hauptschwierigkeit in Minuchins Methode darin, „daß sie einfach klingt und schwer zu unterrichten ist" (1981, S. 275). Minuchin arbeite so stark mit analogem Verhalten, daß seine Konzepte erst durch viel Erfahrung erfaßt werden können, und das sei so schwierig wie „das Ballettanzen durch Anlesen oder durch Beobachtung" zu lernen (ebd.). Ihre Schlußfolgerung, „daß ein guter struktureller Therapeut viel Erfahrung und ausgiebige direkte Anleitung durch einen Lehrmeister braucht" (ebd.), spricht meines Erachtens jedoch nicht speziell gegen diesen Ansatz. Das Problem für einen Schüler, daß er sich beim Erlernen seiner therapeutischen Fähigkeiten mehr auf Erfahrung als auf Theorien stützen kann und muß, stellt sich wohl bei den meisten anderen (Familien)therapieschulen auch. Dennoch ist nicht von der Hand zu weisen, daß sich die Entwicklung einer fundierten **Theorie** im strukturellen Ansatz noch „im Anfangsstadium des Wachstums" befindet (Aponte u. Van Deusen 1981, S. 358), was meiner Ansicht nach weniger für die zahlreichen **Methoden** der strukturellen Schule gelten dürfte.

Ebenso die Kritik von Beck richtet sich ebenso hauptsächlich gegen den Mangel an „adäquat reflektierter" Theorie (Beck 1985, S. 159). Die Annahme, „daß ein Wandel der Individuum und Umwelt verbindenden Transaktionsmuster zu einer neuen Erfahrung und hierüber zu einer Veränderung der Subjektstruktur führt", ist für diese Autorin „sehr dürftig ausgeführt und begründet" (ebd., S. 173).

Überhaupt wird in Minuchins Werk das Verhältnis zwischen Familie und Gesellschaft oft zu vereinfacht und pauschal formuliert. Aussagen wie „die Familie, die sich stets der Gesellschaft anpassen muß" (Minuchin 1974, S. 65) oder „eine Veränderung geht immer von der Gesellschaft auf die Familie über, niemals von der kleineren auf die größere Einheit" (ebd., S. 69), bergen die Gefahr in sich, daß die Familientherapie nur als Anpassungstherapie der Familie an die Gesellschaft verstanden werden kann. Gesellschaftliche Verhältnisse werden bei einem solchen Verständnis kaum im Veränderungsprozeß mitreflektiert, ein Vorwurf, der sich jedoch nicht nur gegen die strukturelle Richtung der Familientherapie richtet (Welter-Enderlin 1982 a, S. 49).

Die strukturfunktionalistische Auffassung Minuchins steht im Widerspruch zu den Ansichten der Wissenssoziologen, auf die er sich besonders in späteren Schriften beruft (Minuchin u. Fishman 1981, S. 271 ff.). Der soziale Wandel und damit der Wandel der Familie wird in diesem Ansatz vielmehr als Resultat einer Dialektik, eines Interaktionsprozesses zwischen Institutionen (Gesellschaft) und individuellem bzw. familialem Bewußtsein verstanden (Berger u. Berger 1983, S. 113).

Die zu geringe Reflexion des Verhältnisses zwischen Familie und Gesellschaft birgt die weitere Gefahr in sich, daß soziale Normvorstellungen als Therapiegrundlage unkritisch übernommen werden. Beck weist darauf hin, daß Minuchin sich auf das idealtypische Modell von Parsons (Parsons u. Bales 1955) bezieht, der hinsichtlich der Generationsachse eine Machthierarchie und bezüglich der Geschlechtsachse eine Aufteilung instrumentaler versus expressiver Funktionen postuliert (Beck 1985, S. 360 f.). Minuchin schreibt zwar nur von einem „ausgewogenen Verhältnis hinsichtlich der Funktionen", wo Mann und Frau ihre Interdependenz akzeptieren und als Team zusammenarbeiten müssen (Minuchin 1974, S. 71). Damit vertritt er noch keineswegs eine polarisierte Rollenaufteilung zwischen instrumental und expressiv. Wenn die sozialen und ökonomischen Bedingungen diese Polarisierung begünstigen oder verlangen, vermag Minuchin ihr als Therapeut jedoch nichts entgegenzusetzen, solange er nur die einseitige Anpassung der Familie an die Gesellschaft als funktionalen (Therapie)prozeß betrachtet.

Zur Tatsache, daß die Normvorstellungen (nicht nur) der strukturellen Familientherapie kulturspezifisch sind, sei abschließend zu diesem Aspekt eine Arbeit von Caudill u. Plath erwähnt (1966; zit. nach Hubschmid 1983, S. 232 f.), welche die Schlafgewohnheiten von Familien in japanischen Städten untersucht. Die Autoren stellen dabei eine starke Generationenvermischung fest, wo die eheliche Intimität zugunsten eines familiären Zusammenhalts vernachlässigt wird. Die Gewohnheiten widersprechen „ziemlich diametral dem, was die dem westlichen

Kulturkreis entsprungene strukturelle Familientherapie als funktional bezeichnet" (Hubschmid 1983, S. 233).

Immerhin weisen beispielsweise Aponte u. Van Deusen ausdrücklich darauf hin, daß die Aspekte der (Dys)funktionalität nur im sozialen Kontext verstanden werden können (1981, S. 312).

Die erwähnten Bedenken hinsichtlich einer ungenügenden *theoretischen* Reflexion werden durch Minuchins ausführliche Schilderungen *praktischer* Erfahrungen mit Familien aus unterschiedlichen sozialen und ethnischen Schichten zu einem guten Teil aufgewogen (Minuchin et al. 1967; Minuchin u. Fishman 1981; vgl. dazu Mc Goldrick 1982, S. 401). Auch andere strukturell orientierte Familientherapeuten haben bisher wertvolle Erkenntnisse zu ethnischen Unterschieden von Familien beigetragen (bezüglich Drogenabhängiger besonders: Kaufman u. Kaufmann 1979 a, S. 55 ff.; Kaufman 1980, S. 262 f., 271 f., 1985 a, S. 53 f., 159 ff.).

Insgesamt kann man den strukturell wie systemisch orientierten Familientherapeuten zugute halten, daß sie zumindest in der Praxis viel Mühe darauf verwenden, das gesamte Familiensystem konsequent in ihre Überlegungen und Behandlungen miteinzubeziehen und die Erkenntnisse aus dem „Paradigmawechsel" auch auf die Institutionen auszuweiten (Stanton u. Todd 1981; Schwartzman et al. 1982; Schwartzman 1986).

Der therapeutische Erfolg des strukturellen und strukturell-strategischen Ansatzes ist empirisch relativ gut ausgewiesen, im Bereich der Drogenabhängigkeit wohl am besten von allen Schulen (Stanton 1979, S. 269; Aponte u. Van Deusen 1981, S. 354 f.; Nichols 1984, S. 502). Trotzdem geben sich gerade die Vertreter dieser Richtung noch nicht zufrieden mit ihren Effizienzkontrollen (Stanton 1979, S. 269; Kaufman 1980, S. 275 f.; Aponte u. Van Deusen 1981, S. 358). Die strukturellen Familientherapeuten werden sich wahrscheinlich auch in Zukunft am ehesten darum bemühen, noch weitere Evaluationen ihres therapeutischen Ansatzes liefern zu können. Damit werden hauptsächlich sie weiterhin einen wertvollen Beitrag dazu leisten, die gesamte Familientherapie als Therapieform noch nachdrücklicher zu legitimieren.

8 Psychodynamische Familientherapie

8.1 Überblick

Unter der psychodynamischen Familientherapie werden alle Ansätze zusammengefaßt, die Konzepte der Psychoanalyse mit derjenigen der Familiendynamik zu verbinden versuchen. Obwohl es umstritten ist, wie weit sich ein lineares mit einem systemischen Modell verbinden läßt, kommen von Vertretern dieser Richtung wichtige Impulse zum Verständnis psychodynamischer Prozesse in der Familie. Konzepte wie Selbst-Objekt-Differenzierung, Individuation, projektive Identifikation, Parentifikation oder Loyalität stehen im Mittelpunkt der Therapie. In meist mittel- bis langfristigen Behandlungen werden die Entwicklungsgeschichte der Familie und jedes einzelnen untersucht und die oft unbewußten Prozesse, die zu Konflikten führen, aufgedeckt. Die Therapeuten arbeiten v. a. mit Interpretation, Deutung und Bewußtmachung, meistens unter Einbezug einer Mehrgenerationenperspektive.

Zu den wichtigsten Vertretern gehören:

Ackerman (1958), Wynne (Wynne et al. 1958), Richter (1963, 1970), Bowen (1972, 1978), Framo (1972), Boszormenyi-Nagy (Boszormenyi-Nagy u. Spark 1973), Stierlin (1975, 1980) und Mitarbeiter (Stierlin et al., 1977), Willi (1975, 1978, 1985), Sperling und Mitarbeiter (1976, 1982) und Paul (1978).

8.2 Theoretische Schwerpunkte

Die psychodynamische Familientherapie legt den Schwerpunkt auf die individuelle Entwicklung des Kindes in bezug auf die Familiendynamik. Theoretische Grundlagen bilden zumeist psychoanalytische Konzepte, die – ausgehend von der Beschreibung unbewußter intrapsychischer Prozesse – auch auf interpsychische Situationen übertragen werden. Daß die Psychoanalyse für eine solche Übertragung geeignet sei, versucht Merl (1987) anhand verschiedener theoretischer Aspekte[1] aufzuzeigen. Auf eine ausführliche Darstellung der psychoanalytischen

---

[1] Zum Beispiel Triebtheorie, Objekttheorie, Instanzen Es, Ich, Über-Ich, Abwehr.

Theorien muß in diesem Rahmen verzichtet werden. Im folgenden werden besonders jene Theorieansätze kurz erläutert, die für eine psychodynamisch orientierte Familientherapie wichtige Impulse geliefert haben:

8.2.1 Die psychoanalytische Entwicklungstheorie

Die Psychoanalyse betrachtet die ersten Lebensjahre eines Menschen als wegweisend für seine Entwicklung. Entsprechend ausführlich werden die verschiedenen Entwicklungsstadien beschrieben, wobei der Schwerpunkt auf die (Sexual)triebentwicklung gelegt wird. Hier sollen nur die 3 hauptsächlichen prägenitalen Entwicklungsstufen angeführt werden:

- Die *orale* Phase umfaßt ungefähr das erste Lebensjahr, in welchem der Säugling noch ganz von der Pflege seiner Beziehungspersonen abhängig ist. Wichtig in dieser Zeit ist das Erleben von bedingungs- und gegenleistungsloser Fürsorge, Berührung und Stimulation (meist) durch die Mutter, wodurch die elementaren Erfahrungen über Bedürfnisbefriedigung und Wohlbefinden gemacht werden können.
- Die *anale* (bzw. oral-sadistische, Autonomie- oder Separationsphase) erstreckt sich in der Regel über das zweite bis vierte Lebensjahr. Im Vordergrund steht die Entwicklung der Sprache, Bewegung und körperlichen Betätigungen (auch Ausscheidungskontrolle) und damit zusammenhängend die Ich-Entwicklung: Das Kind lernt sich gegen die Umgebung abzugrenzen, sich selbst zu behaupten, wobei die Spannungen zwischen Herrschen, Machtausüben, Beherrschtwerden und Sichunterwerfen eine zentrale Rolle spielen.
- Die *phallisch-ödipale* (oder frühe genitale) Phase beinhaltet die Zeit vom vierten bis ungefähr siebten Lebensjahr, in der das Erkennen und Akzeptieren der Existenz von männlich und weiblich von Interesse ist. In dieser Zeit bereitet das Exhibitionieren des Genitals (besonders dem Knaben) große Lust. Im Zusammenhang mit dem anfänglich vermehrten Begehren des andersgeschlechtlichen Elternteils (Ödipussituation) und dem darauffolgenden Rückzug und der Identifikation mit dem gleichgeschlechtlichen Elternteil bilden sich das Empfinden für Werte und Normen sowie das Gewissen; die Über-Ich- und Ich-Ideal Entwicklung tritt in eine entscheidende Phase.

Eine bedeutende Erweiterung und teilweise Modifikation erhält die analytische Entwicklungstheorie durch das Werk von Erikson. Während Freuds Phasenmodell der psychosexuellen Entwicklung sich im wesentlichen auf die Zeit von der Geburt bis zur Adoleszenz beschränkt, weitet Erikson die Entwicklungsperspektive bis ins hohe Lebensalter aus, indem er insgesamt acht Lebensphasen unterscheidet (Erikson 1959, S. 214). Entsprechend kommt bei Erikson der Ich-Entwicklung viel mehr Bedeutung zu als bei Freud, und die ausschließliche Betonung der Kindheit als prägender Faktor in der menschlichen Entwicklung wird durch die Betrachtung des gesamten Lebenszyklus bei Erikson relativiert.

Die psychoanalytische *Narzißmustheorie* schließlich befaßt sich mit der Entwicklung des Selbst in der Beziehung zu den Objekten; dieser Prozeß verläuft parallel zu den erwähnten Entwicklungsstufen der Libido: In den ersten Lebensmonaten kann der Säugling noch nicht zwischen sich und der Umgebung (Objekte) unterscheiden, dieser Zustand – vergleichbar mit der intrauterinen Einheit von Mutter und Kind – wird *primärer Narzißmus* genannt. Schon bald wird die Subjekt-Objekt-Einheit erschüttert, und das Kind entwickelt langsam ein Bild des eigenen Organismus und der Bezugspersonen (Objekte). Dabei kommt es nicht umhin, Gefühle wie Hilflosigkeit, Ohnmacht, Abhängigkeit, Angst und Wut zu erleben. Die Interaktionen mit der Umwelt sind dabei mitentscheidend, ob sich in dieser Phase Objektbeziehungen etablieren können oder ob das Kind infolge zu starker Kränkungen seine Libido ganz auf das eigene Selbst richtet. Damit ist bereits auf die Objektbeziehungstheorie übergeleitet, die – aufbauend auf der Psychoanalyse – familientherapeutische Konzepte maßgebend beeinflußte.

8.2.2 Objektbeziehungstheorie

Die von Farbairn entwickelte Theorie geht davon aus, daß ein fundamentales Handlungsmotiv jedes Menschen durch sein Bedürfnis nach befriedigenden Objektbeziehungen bestimmt wird. Durch diese Betonung des „objektsuchenden Ich" sieht Farbairn das Individuum im Verhältnis zu seiner Umwelt, und darin besteht die hauptsächliche „Brücke" zwischen den analytischen Theorien und den analytisch orientierten familientherapeutischen Ansätzen (Sperling et al. 1982, S. 29).

Keine Objektbeziehung kann für ein Kind uneingeschränkte Befriedigung bieten. Frustrationen und Angst vor Ablehnung oder vor Verlassenwerden sind unvermeindlich. Solche Gefühle sind nach Farbairn die Grundlage für die Entwicklung innerer Objekte: Weil das Kind das externe Objekt (z. B. die Mutter), welches nicht alle seine Bedürfnisse befriedigen kann, nicht aufgeben oder verändern kann, introjiziert es die frustrierenden Aspekte (der Mutter) in seine innerpsychische Welt, wo es diese besser kontrollieren kann. Diese inneren Objekte bilden den Boden aller weiteren Beziehungen zu anderen Objekten[1] und erfüllen dabei drei Hauptfunktionen (Stierlin 1975, S. 102 ff.): Als Objektrepräsentanzen repräsentieren sie äußere Objekte innerhalb der Psyche und dienen als ein inneres Bezugssystem; sie bilden in ihrer Gesamtheit eine Art Kartei, die auf Abruf bereitsteht. Die inneren Objekte dienen zweitens „als Wegweiser für unsere gegenwärtigen und zukünftigen zwischenmenschlichen Beziehungen" (ebd., S. 102). Stierlin spricht von einer „gyroskopischen Funktion", wobei er den inneren Objekten sowohl ein kurskorrigierendes als auch ein dynamisches, dirigierendes Moment

---

[1] Im Gegensatz zur Auffassung Freuds geben nach Farbairn gute Objektbeziehungen keinen Anlaß zu Verinnerlichungen, sondern nur „schlechte" (z. B. zurückweisende) Objekte, deren frühe Verinnerlichung Farbairn als einen Abwehrprozeß betrachtet (vgl. Stierlin 1975, S. 116).

zuspricht. Als drittes nennt Stierlin die „autonomiefördernde Funktion" innerer Objekte und meint damit die Möglichkeit des einzelnen, sich mit einem Teil seiner selbst in Beziehung zu setzen, was Voraussetzung für einen inneren Dialog ist.

Diese Funktionen der inneren Objekte können weitgehend mit Teilen der Ich-Funktionen bzw. Ich-Entwicklung parallel verlaufen[1], wo es hauptsächlich darum geht, daß das Individuum seine inneren und äußeren Wahrnehmungen so organisiert und strukturiert, daß sowohl eine Anpassung an das (familiäre) Umfeld als auch die Ausbildung einer eigenen Identität (d. h. eine Abgrenzung gegen außen) möglich wird. In diesem Zusammenhang sei auf den Begriff der Selbst-Objekt-Differenzierung hingewiesen (Jacobson 1954). Damit ist die Fähigkeit gemeint, die es einem Individuum ermöglicht, sein Selbst (den Körper, die eigenen Wahrnehmungen, Ideen und Gefühle) von den Objekten (andern Menschen, ihren Ideen etc.) zu unterscheiden. Der Prozeß einer fortschreitenden Subjekt-Objekt-Differenzierung ist abhängig von den familiären Interaktionsprozessen; Stierlin verbindet diesen Vorgang mit dem Konzept der bezogenen Individuation (vgl. später).

8.2.3 Das Konzept familialer Rollen

Die v. a. aus der Soziologie und Sozialpsychologie stammenden Theorien familialer Rollen (vgl. Parsons u. Bales 1955) sind in die Arbeiten einiger analytischen Familientherapeuten stark eingeflossen und auch zum großen Teil abgeändert bzw. ergänzt worden. In diesem Abschnitt soll die Erweiterung des Rollenkonzeptes durch Richter (1963) erläutert werden[2]:

In seinen von der Psychoanalyse her abgeleiteten Vorstellungen der Rolle des Kindes in der Familie ist „das strukturierte Gesamt der unbewußten elterlichen Erwartungsphantasien gemeint, insofern diese dem Kind die Erfüllung einer bestimmten Funktion zuweisen" (Richter 1963, S. 73). Eine Hauptfunktion sieht Richter darin, daß die Eltern von eigenen Konfliktspannungen entlastet werden. Je nachdem, ob die Eltern auf das Kind eine „Übertragung" oder eine „narzißtische Projektion" vollziehen, soll das Kind einen anderen Partner oder einen Aspekt des eigenen (elterlichen) Selbst repräsentieren. Entsprechend differenziert Richter 2 Rollenskalen mit je 3 „Idealtypen", die aus seiner psychiatrischen Erfahrung am häufigsten anzutreffen seien, nicht in reiner Form, sondern oft vermischt:

---

[1] Zur Differenzierung zwischen inneren Objektfunktionen und Ich-Funktionen vgl. Stierlin 1975, S. 104 f.

[2] Auf andere Ausführungen psychoanalytischer Autoren bezüglich familialer Rollen sei hier lediglich kurz hingewiesen: Boszormeny-Nagy u. Spark 1973, S. 213 ff., 306 ff.; Framo 1973; Stierlin 1976

a) Das Kind als Substitut für einen anderen Partner
Als erster „Idealtypus" kann das Kind als *Substitut* für eine Elternfigur stehen (ebd., S. 89 ff.), wenn also ein Elternteil auf das Kind die affektive Einstellung überträgt, die er auf seine eigene Mutter (bzw. seinen eigenen Vater) entwickelt hatte. Das Kind wird so mit einem Großelternteil auf affektiver Ebene gleichgestellt, es kann sich auch übermäßig mit ihm identifizieren. Der Elternteil selbst kann sich abhängig fühlen von Zuwendung, Liebesbeweisen etc. seitens des Kindes wie früher von den eigenen Eltern und sich gar den Wünschen des Kindes völlig unterwerfen.

In die Rolle als *Gattensubstitut* kann ein Kind v. a. dann gelangen, wenn der Ehepartner fehlt, die Beziehung der Eltern zueinander gestört ist oder die Eltern sich den Anforderungen einer reifen Partnerbeziehung nicht gewachsen fühlen. Das Erscheinungsbild des Verhaltens variiert bei den Müttern von aktiver Überbehütung bis zu eher passiver, werbender Gefügigkeit. Die väterlichen Verhaltensweisen reichen von überflutender Zärtlichkeit bis zu inzestuösen Handlungen.

Dient das Kind als Ersatz für eine *Geschwisterfigur*, wird es unbewußt in der Rolle eines Geschwisters gesehen. Meist spielen dabei unerledigte Rivalitätsprobleme mit: Eltern befürchten – wie früher bei ihren Geschwistern – durch die Schönheit, Freundlichkeit, Intelligenz oder Lebendigkeit des Kindes selbst in den Hintergrund zu geraten.

b) Das Kind als Substitut für einen Aspekt des eigenen (elterlichen) Selbst
Als erste Möglichkeit einer „narzißtischen Projektion" wünschen sich Eltern das Kind als *getreues Abbild des eigenen Selbst*. Das Kind soll sich genau dem eigenen Selbstbild entsprechend entwickeln. Oft halten solche Eltern mittels Abwehrmechanismen die Phantasie aufrecht, perfekt zu sein. Folglich muß das Kind dieselben Ideale anerkennen, um das elterliche Abwehrsystem nicht zu bedrohen.

Als *Ersatz des idealen Selbst* soll das Kind so sein, wie Vater oder Mutter selbst gern geworden wären. In dieser Rolle soll das Kind die Differenz zwischen den Idealvorstellungen der Eltern und dem, was sie real erreicht haben, ausgleichen. Das Kind verinnerlicht das Ich-Ideal der Eltern.

Steht das Kind als *Substitut der negativen Identität*, so sehen die Eltern in ihm all das, was sie um keinen Preis sein möchten. Um sich selbst zu entlasten, projizieren sie eigene Unzulänglichkeiten auf das Kind und bestrafen es gewissermaßen als „externalisierte Selbstbestrafung". Die beiden letztgenannten Rollen liegen oft sehr nahe beieinander: Erfüllt das Kind den Ersatz für das ideale Selbst nicht, wird es zum Sündenbock gemacht.

Die genannten Rollenerwartungen können von zwei Seiten an das Kind herangetragen werden. Meistens zieht jedoch nur ein Elternteil das Kind in seinen affektiven Konflikt hinein, während der andere mehr im Hintergrund ist.

Besonders schwierig kann die Situation für das Kind in dem Fall sein, wo es von beiden Seiten verschiedene affektive Ansprüche erfährt. Dann ergibt sich ein weiterer Rollentyp, das *Kind als umstrittener Bundesgenosse*: Oft gelangt das Kind in diese Rolle, wenn die Eltern im Streit miteinander liegen und ihre Ansprüche an das Kind konkurrieren. Je mehr das Kind die ihm von einem Elternteil angetraute Rolle erfüllt, desto größer wird die Spannung mit dem andern Elternteil. In diesem Tauziehen wird das Kind nicht als eigenes Selbst wahrgenommen, sondern nur in seiner Funktion als Bundesgenosse. Dabei besteht immer die Gefahr für das Kind, morgen von demjenigen verraten zu werden, der ihn heute noch besonders verwöhnt.

8.2.4 Mehrgenerationenperspektive

Analog zur Psychoanalyse, die durch Aufarbeitung vergangener Konflikte eine therapeutische Wirkung beim Individuum erzielen will, versucht die Mehrgenerationentherapie familiäre Beziehungsstrukturen auch in „vertikaler Richtung" zu bearbeiten (Sperling et al. 1982, S. 17). So ist es auch naheliegend, daß v. a. analytisch orientierte Familientherapeuten eine Mehrgenerationenperspektive in ihrer Arbeit einnehmen. Es sind dies besonders Bowen, Boszormenyi-Nagy sowie im deutschen Sprachraum Sperling und Stierlin mit den jeweiligen Mitarbeitern.

Bowen, der als einer der Pioniere in der Familientherapie bereits erwähnt wurde, legt in seiner Mehrgenerationenperspektive das Hauptinteresse auf die Selbstdifferenzierung des Individuums gegenüber seiner Herkunftsfamilie. Aus seiner Arbeit mit Schizophrenen beschreibt Bowen vorwiegend Familien, die eine emotionale Einheit zu bilden scheinen, ohne daß eine Differenzierung zwischen einzelnen Familienmitgliedern wahrnehmbar ist. Dafür prägte er den Begriff der „undifferenzierten Familien-Ich-Masse". Als Abwehr dieser Verstrickung kann es zu einer gegenteiligen Reaktion kommen, die Bowen „emotionaler Abbruch" (emotional cut-off) nennt.

Beide Extreme sind Hinweise für ungelöste emotionale Verbindungen mit der Herkunftsfamilie, die Bowen mit Undifferenzierung gleichsetzt (Bowen 1978, S. 534). In der Familientherapie mit mehreren Generationen sieht Bowen die Chance, solche ungelöste Bindungen zu verändern und damit die individuelle Differenzierung jedes Mitglieds zu fördern.

Auch Boszormenyi-Nagy u. Spark legen das Hauptinteresse auf generationenübergreifende Bindungen, wobei sie unter dem Begriff der Loyalität vorwiegend einen ethischen Aspekt der Bindung in die Familientherapie einführen (Boszormenyi-Nagy u. Spark 1973): Ihr Konzept eines Mehrpersonen-Loyalitätsgewebes setzt das Vorhandensein strukturierter Gruppenerwartungen voraus, zu deren Erfüllung alle Familienmitglieder aufgerufen sind. Für das Verständnis der Familiendynamik ist es wichtig zu wissen, „wer mit wem durch Loyalität verbunden ist und was Loyalität für die so Verbundenen bedeutet" (ebd., S. 69). Etymologisch bedeutet Loyalität gesetzestreues Verhalten (von französisch: loi = Gesetz), wobei Boszormenyi-Nagy weniger dem sichtbaren als dem unsichtbaren Geflecht der Gruppenerwartungen die stärkere Bedeutung zuspricht. Diese sind verankert „in der Blutsverwandtschaft, der Erhaltung des biologischen Lebens und der Sicherung des Fortbestands der Familie auf der einen, in den erworbenen Verdiensten der Mitglieder auf der anderen Seite" (ebd., S. 84). Diese erworbenen Verdienste stehen in engem Zusammenhang mit Phänomenen wie Vertrauen, Auftrag und Erfüllung in der Familie. Ihnen kommt eine ähnlich mächtige Bedeutung zu wie in der psychoanalytischen Theorie dem Trieb: Durch die Erfüllung der Erwartungen an ihn und seiner Verdienste für die Familie erwirbt der einzelne in der Familie auch einen Anspruch und ein Recht darauf, Leistungen durch andere einzufordern. Somit werden über mehrere Generationen hinweg Verdienstkonten angehäuft, die wiederum für andere Familienmitglieder Verpflichtungen ergeben können. Diese Verdienstbuchführung („ledger of merits") wird zur Basis für die Definition von Gerechtigkeit in der Familie, die Boszormenyi-Nagy als „ein multipersonales homöostatisches Prinzip mit ausgewogener Gegenseitigkeit als Idealziel" (ebd., S. 104) betrachtet.

Sperling und Mitarbeiter begründen ihre Mehrgenerationenperspektive damit, „daß sich Störungen und Konflikte der jeweiligen Kindergeneration regelmäßig aus unbewußten Konflikten zwischen Eltern und Großeltern bzw. den Partnern und ihren Eltern ergeben" und „daß sich in Familien über die Generationen im wesentlichen immer wieder dieselben Konflikte abspielen, daß also ein intrafamilialer Wiederholungszwang besteht" (Sperling et al. 1982, S. 17; vgl. auch Sperling u. Sperling 1976, S. 209).

Neben diesen unbewußten Prozessen spielen aber besonders die geschichtlichen „Fakten" eine wesentliche Rolle für die Entwicklung familialer Transaktionsmuster und Konflikte. Dazu zählt Sperling nicht nur die Fakten in Zusammenhang mit dem familialen Lebenszyklus (Sperling et al. 1982, S. 42), sondern auch solche, die durch die Zeitgeschichte bedingt sind (ebd., S. 44). Durch die Einführung der real erlebten geschichtlichen Dimension soll einerseits den Beteiligten gezeigt werden, wie sich heutige Beziehungsmuster aus früheren Interaktionen ergeben haben; andererseits bietet der Einbezug dreier Generationen die Möglichkeit, „dysfunktionale Redundanzen der Familieninteraktionen" (ebd., S. 18) an ihrem Entstehungsort zu bearbeiten und zu verändern. Hauptziel der Therapie wird somit nicht eine Rückdelegation der Probleme auf frühere Generationen sein, sondern der Versuch, „eine Versöhnung (...) der Familienmitglieder in ihrem Grundkonflikt zu erreichen" (ebd., S. 18). Damit verweisen Sperling und Mitarbeiter auf einen Begriff bei Stierlin, dessen familientherapeutisches Modell (ebenfalls mit einer Mehrgenerationenperspektive) im folgenden besprochen werden soll.

8.2.5 Das Heidelberger familiendynamische Konzept

Die Heidelberger Gruppe um Helm Stierlin hat ein eigenes familiendynamisches Konzept entwickelt, das sich einerseits stark auf dialektische Modellvorstellungen, andererseits (v. a.in der jüngsten Entwicklung) auf die Kybernetik und Systemtheorie stützt. Während diese Sichtweise in der Familientherapie ausführlicher von anderen Autoren beschrieben wurde (vgl. Kap. 6), erfassen Stierlin et al. mit der dynamisch-dialektischen Betrachtungsweise folgende Perspektiven (1977, S. 20 ff.):

- Aspekte der positiven und negativen Gegenseitigkeit (vgl. Stierlin 1971),
- die Beziehung des einzelnen zum übergreifenden (familiären und gesellschaftlichen) System,
- vertikale Strukturen mit intergenerationalen, mehrere Generationen umfassenden Beziehungssystemen und horizontale Strukturen, die Mitglieder derselben Generation einschließen,
- Spannung zwischen geschichtlicher Gewordenheit und zukunftsoffener Gegenwärtigkeit der Familie,
- ethische Dimension, in der die von Boszormenyi-Nagy herausgearbeiteten, generationenübergreifenden Kräfte beschrieben werden.

Ausgehend von diesen Perspektiven formulieren die Autoren fünf „Hauptgesichtspunkte", die sich mit „fünf Grundeinstellungen eines Teleskops" vergleichen lassen (Stierlin et al. 1977, S. 22–40):

a) Bezogene Individuation

Unter Individuation verstehen Stierlin et al. die Ausbildung individueller Eigenschaften und die Fähigkeit zur Bildung und Einhaltung psychischer Grenzen (ebd., S. 23). Beim Streben nach einem höheren Grad an Individuation besteht immer die Gefahr zu starker und starrer Grenzbildung (Überindividuation) oder, als Gegenteil, der Verschmelzung mit andern (Unterindividuation). Der Individuationsprozeß verläuft also stets in bezug auf die Umwelt:

> Der Begriff „bezogene Individuation" drückt ein allgemeines Prinzip aus, demzufolge ein höheres Niveau an Individuation auch ein jeweils höheres Niveau an Bezogenheit sowohl verlangt als auch ermöglicht. Er bezeichnet also eine Versöhnungsaufgabe, die allen höheren Lebensformen, und ganz besonders dem Menschen, gestellt ist (ebd., S. 23).

Bezogene Individuation bedeutet auch, die Fähigkeit zur Selbstdifferenzierung und zur Selbstabgrenzung zu entwickeln. Dazu gehört v. a. die Wahrnehmung und Differenzierung der Innenwelt sowie die Abgrenzung dieser Innenwelt von Ideen, Ansprüchen und Bedürfnissen der Außenwelt.

b) Interaktionsmodi von Bindung und Ausstoßung

Als Interaktionsmodi bezeichnen Stierlin et al. „langfristig wirkende Beziehungsstrukturen bzw. Beziehungsszenarien" (ebd., S. 26), die v. a. im Ablösungsprozeß Jugendlicher als zentripetale bzw. zentrifugale Kräfte zwischen den Generationen Bedeutung erlangen. Diese Modi bezeichnet Stierlin einerseits als „transitiv" (Stierlin 1980, S. 48), insofern die Eltern dem Kind die „stärkere Realität" aufprägen, der sich das Kind anpassen muß. Andererseits sind sie auch „reziprok", da immer ein Austausch erfolgt, in dem Eltern und Kinder sich gegenseitig formen und beeinflussen.

Dominiert der *Bindungsmodus*, dann verhalten sich die Familienmitglieder entsprechend der unausgesprochenen Annahme, daß sie nur innerhalb ihrer Beziehung Befriedigung und Sicherheit erlangen können, nicht aber außerhalb der Familie. Die Ablösung Jugendlicher bedeutet in diesem Fall für beide Seiten eine Bedrohung, verbunden mit Angst vor Verlassenwerden, Einsamkeit, Schutzlosigkeit. Ausgehend von der psychoanalytischen Strukturtheorie lassen sich 3 Ebenen der Bindung unterscheiden (Stierlin 1980, S. 50 ff.):

- Es-Bindung auf der affektiven, libidinösen Ebene: Dabei geht es um die massive Verwöhnung v. a. von der Elternseite an das Kind, welches infantilisiert und symbiotisch gebunden wird.
- Ich-Bindung auf der kognitiven Ebene: Sie basiert hauptsächlich auf dem Austausch von Wahrnehmungen, Gedanken oder Gefühlen, wobei die Eltern (bzw. der bindende Elternteil) den Gebundenen dazu zwingen, sich auf ihre Wahrnehmungen zu verlassen, statt sein eigenes wahrnehmungsfähiges Ich zu benutzen und zu entwickeln.
- Bindung auf der Über-Ich-Ebene: Hier stehen die ethischen Aspekte von Beziehungen im Vordergrund, es geht um das Beweisen oder den Verrat offener oder verdeckter Loyalitätsanforderungen. Bei der Ablösung kann es beim Jugendlichen zu einer Ausbruchsschuld kommen, falls er das Gefühl bekommt, daß das psychologische Überleben seiner Eltern allein von ihm abhängt.

Im Gegensatz zu den eher verwöhnenden Aspekten der Bindung wird beim *Ausstoßungsmodus* das Kind zurückgewiesen und vernachlässigt. Dieses kommt sich als „Überschußware" vor und kann sich als Folge davon entweder „treiben lassen", da man für andere ja unwichtig ist, oder es kann sich in überkompensierender, narzißtischer Weise ein Gefühl der eigenen Wichtigkeit verschaffen. Ausstoßung kann sich auch auf verschiedenen Ebenen abspielen (Stierlin 1980, S. 81 ff.):

- Auf der Es–Ebene werden die emotionalen Bedürfnisse vernachlässigt, es herrscht eine kalte, versagende Atmosphäre. Das Kind wird verfrüht in eine Pseudoselbständigkeit getrieben, in der Möglichkeiten der Anlehnung und regressiven Entspannung versagt bleiben.
- Auf der Ich–Ebene drückt sich Ausstoßung dadurch aus, daß kein Austausch an Gedanken, Wahrnehmungen und Gefühlen stattfindet und eine entsprechende empathische Anteilnahme an der Welt des andern ausbleibt.
- Bei Ausstoßung auf der Über-Ich-Ebene mangelt es an tragenden Loyalitätsbindungen, so daß das Leben keinen Sinn zu beinhalten scheint.

c) Delegation

Der dritte Transaktionsmodus beinhaltet sowohl zentripetale wie zentrifugale Kräfte in der Familie. Delegation im bindenden Sinne meint, „mit einer Mission, einem Auftrag betrauen", im ausstoßenden Sinne aber „hinaussenden". Delegation muß nicht pathologisch sein, sondern mag Ausdruck eines notwendigen und legitimen Beziehungsprozesses sein, durch welchen das Leben Richtung und Sinn erhalten kann. Entsprechend der Unterscheidung bei der Bindung und Ausstoßung können Aufträge auf verschiedenen Ebenen stehen (Stierlin 1980, S. 65 ff.):

- Auf der Es-Ebene muß der Delegierte „Nahrung für das Es" beschaffen, indem er Triebbedürfnisse auslebt, die sich die delegierenden Eltern versagen müssen oder mußten. Damit soll er oft eine Nachholfunktion für die Eltern erfüllen und für Aufregungen sorgen, die von Aspekten der oralen, analen oder phallischen Phase geprägt sind.
- Der Delegierte auf der Ich-Ebene hat v. a. Aufträge der praktischen Lebensbewältigung zu erfüllen: einfache Hilfsaufgaben oder Ich-stützende Aufgaben z. B. im Haushalt, Kampf- oder Erkundungsaufträge, wenn ein Elternteil ihn als Unterstützung oder Versuchskaninchen braucht.
- Auf der Über-Ich-Ebene unterscheidet Stierlin hauptsächlich 3 Arten von Aufträgen:
  - Der Delegierte im Dienst des elterlichen Ich-Ideals muß die unerfüllten Strebungen und Hoffnungen eines Elternteils erfüllen.
  - Bei Aufträgen, die der Selbstwahrnehmung eines Elternteils dienen, muß der Delegierte dessen abgespaltenen bzw. verleugneten Teile verkörpern und ausleben.
  - Um das Gewissen eines Elternteils zu entlasten, muß der Delegierte für die von jenem verleugnete Schlechtigkeit büßen.

Schließlich unterscheiden Stierlin et al. (1977, S. 31) zwischen gebundenen und ausgestoßenen Delegierten:

Gebundene Delegierte müssen Aufträge erfüllen, die sie im emotionalen Spannungsfeld der Familie festhalten, z. B. dem Leben eines alternden Elternteils Sinn verleihen oder die Rolle eines verstorbenen Geschwisters übernehmen, um den Eltern die Trauerarbeit zu ersparen. Ausgestoßene Delegierte sind bemüht, wenigstens etwas an Anerkennung und Zuwendung von den Eltern zu erlangen, indem sie deren Erwartungen möglichst perfektionistisch zu erfüllen versuchen. Oft entwickeln sie sich zu niemals aufmuckenden, konformistischen Erfolgspersönlichkeiten.

d) Mehrgenerationenperspektive von Vermächtnis und Verdienst
Bei diesem vierten Hauptgesichtspunkt bezieht sich Stierlin insbesondere auf das von Boszormenyi-Nagy u. Spark entwickelte Konzept der „unsichtbaren Loyalitätsbindungen" (Stierlin et al. 1977, S. 32 ff.; vgl. Kap. 8.2.4). Vermächtnisse können als eine über die ursprüngliche Eltern-Kind-Beziehung hinausgehende transgenerationale Ausweitung des Delegationsprinzips betrachtet werden. Damit werden längerfristige Wirkungen der jeweiligen Delegationsprozesse erfaßt, z. B. eine über mehrere Generationen wirkende Bindung, Verpflichtung oder ein Zwang zur Ablegung einer Rechenschaft.

Der ebenfalls von Boszormenyi-Nagy entnommene Begriff des Verdienstes bezieht sich darauf, wie die besagten Vermächtnisse erfüllt oder nicht erfüllt werden, woraus sich der „Verdienstkontenstand" des jeweiligen Familienmitgliedes ergibt.

e) Status der Gegenseitigkeit
Diese zuletzt in das Heidelberger Konzept einbezogene Perspektive lenkt die Aufmerksamkeit auf den augenblicklichen Zustand und die aktuellen Beziehungskonstellationen in der Familie. Stierlin erweitert das von ihm früher entwickelte Konzept der negativen und positiven Gegenseitigkeit (Stierlin 1971) mit Begriffen von systemtheoretischen Autoren wie Bateson, Haley oder Selvini Palazzoli:

In der negativen Gegenseitigkeit disqualifizieren sich die Interaktionspartner gegenseitig immer stärker; alle Beziehungen geraten in den Sog eines Machtkampfes, einer „symmetrischen Eskalation" (Bateson), und münden in einem fortgeschrittenen Stadium in eine „maligne Verklammerung", wo das System total erstarrt und die Mitglieder des Systems sich im Clinch befinden.

Demgegenüber bestätigen und anerkennen sich die Partner im Rahmen einer positiven Gegenseitigkeit auf immer komplexeren und existentiell bedeutsameren Ebenen. Dieser Prozeß schließt eine wechselseitige Abgrenzung, eine wirkliche Konfrontation und Versöhnung ein, das Beziehungssystem bleibt in Bewegung und erstarrt nicht an einem Punkt.

8.3 Vorstellungen von einer „gesunden" Familie

Die psychoanalytisch orientierten Autoren befassen sich auch vorwiegend mit der Genese psychischer Störungen, ziehen daraus aber in unterschiedlichem Ausmaß Rückschlüsse auf sogenannte normale Persönlichkeitsentwicklungen. Bereits Freud betonte, daß die Grenzen von normaler und neurotischer Entwicklung fließend seien:

Die Neurosen haben nicht wie z. B. die Infektionskrankheiten spezifische Krankheitsursachen. Es wäre müßig, bei ihnen nach Krankheitserregern zu suchen. Sie sind durch fließende Übergänge mit der sog. Norm verbunden, und andererseits gibt es kaum einen als normal anerkannten Zustand, in dem nicht Andeutungen neurotischer Züge nachweisbar wären (Freud 1941, S. 109; zit. nach Becker 1981, S. 61).

Aus der **psychoanalytischen Entwicklungstheorie** läßt sich für eine gesunde Entwicklung die Forderung ableiten, daß das Kind die psychosexuellen Entwicklungsphasen relativ störungsfrei durchlaufen kann. Freud geht von einer ökonomischen Vorstellung aus, wonach die zur Verfügung stehende Energiemenge über eine längere Zeit hinweg konstant bleibt. Beim Durchlaufen der prägenitalen Entwicklungsstufen wird keine neue Libido produziert, sondern die vorhandene verlagert sich normalerweise auf neue erogene Zonen. Durch diese Verlagerung wird nach dieser ökonomischen Vorstellung Energie frei, die wichtig ist für die weitere psychische Entwicklung.

Dabei kommt innerhalb des „psychischen Apparates" dem Ich die Funktion zu, die Energien aus dem Es so zu organisieren, daß sie einerseits nicht völlig abgewehrt werden, aber andererseits auch nicht zu einem Realitätsverlust bezüglich den Anforderungen von der Außenwelt verleiten. Diesbezüglich beinhaltet der Begriff der „Ich-Stärke" eine wichtige Eigenschaft des seelisch gesunden Erwachsenen, der eine gute Balance zwischen den Anforderungen des „Lustprinzips" und des „Realitätsprinzips" findet:

> Der Unterschied zwischen nervöser Gesundheit und Neurose schränkt sich also aufs Praktische ein und bestimmt sich nach dem Erfolg, ob der Person ein genügendes Maß von Genuß- und Leistungsfähigkeit verblieben ist. Es führt sich wahrscheinlich auf das relative Verhältnis zwischen den freigebliebenen und den durch Verdrängung gebundenen Energiebeträgen zurück und ist von quantitativer, nicht von qualitativer Art (Freud 1940, S. 476; zit. nach Becker 1981, S. 62).

Berühmt ist die prägnanteste Antwort Freuds auf die Frage nach den Fähigkeiten des seelisch gesunden Menschen: Lieben und arbeiten. Diese beiden Begriffe drücken die Genußfähigkeit, des „genitalen Charakters" auf der einen Seite, und die Leistungsfähigkeit, Triebkontrolle und effiziente Auseinandersetzung mit der Umwelt auf der anderen Seite aus.

Die Funktionen des Ichs sind im Anschluß an Freuds Strukturtheorie noch durch zahlreiche weitere sog. „ichpsychologische" Theorieansätze ergänzt und modifiziert worden. Hier soll besonders auf das Werk von Mahler hingewiesen werden, die – von Beobachtungen ausgehend – eine ausführliche Theorie der normalen kindlichen Entwicklung aufgestellt hat, in der sie vier Phasen des Loslösungs- und Individuationsprozesses beschreibt (Mahler et al. 1975; zur Ich-Psychologie und Familientherapie vgl. Simon u. Stierlin 1984, S. 153–155).

Eine der ausführlichsten psychoanalytischen Phasenlehre der menschlichen Entwicklung stammt zweifellos von Erikson. In diesem Zusammenhang ist von besonderer Bedeutung, daß Erikson explizit die Faktoren für seelische Gesundheit herausgearbeitet hat, sowohl in bezug auf die individuelle Entwicklung im Verlauf eines gesamten Lebenszyklus wie auch im Zusammenhang mit der sozialen Umgebung. In seinem Phasenmodell beschreibt Erikson „psychosoziale Krisen", die jeweils in einer der acht Lebensphasen auftreten können. Diese Konfliktsituationen sind entscheidend für die weitere Entwicklung der Persönlichkeit, wobei Erikson nicht nur die Gefahren für eine Fehlentwicklung aufzeigt, sondern v. a. die Chancen eines Wachstums betont, die das Durchleben einer psychosozialen Krise bieten kann.

> Das menschliche Wachstum soll hier unter dem Gesichtspunkt der inneren und äußeren Konflikte dargestellt werden, welche die gesunde Persönlichkeit durchzustehen hat und aus denen sie immer wieder mit einem gestärkten Gefühl innerer Einheit, einem Zuwachs an Urteilskraft und der Fähigkeit hervorgeht, ihre Sache „gut zu machen", und zwar gemäß den Standards derjenigen Umwelt, die für diesen Menschen bedeutsam ist (Erikson 1959, S. 56; einen Überblick über die wichtigsten Begriffe, die in Eriksons Phasenmodell von Bedeutung sind, gibt die Tabelle in ebd., S. 214–215).

Die **Objektbeziehungstheorie** setzt – vereinfacht ausgedrückt – für eine gesunde Entwicklung voraus, daß das Kind nach einer symbiotischen Phase, wo es keine psychische Grenze zwischen sich und der Außenwelt wahrnimmt, allmählich ein Bild des eigenen Organismus (Selbst) und der Bezugsperson (Objekte) entwickelt. Dabei spielen die Interaktionsprozesse mit den Objekten eine zentrale Rolle, wie gut sich eine Subjekt-Objekt-Differenzierung oder – in einem Begriff der Narzißmustheorien ausgedrückt – ein „gesunder Narzißmus" entfalten kann.

In seinem **psychoanalytischen Rollenkonzept** hat Richter das Hauptaugenmerk auf die neurosefördernden Faktoren gelegt, insbesondere auf die affektiven Bedürfnisse der Eltern an das Kind, die deren Konfliktentlastung dienen. In der Einleitung (Richter 1963, S. 17) bemerkt er zwar, daß in jeder der beschriebenen Rollen zugleich Merkmale der normalen Eltern-Kind-Beziehung stecken; diese führt er jedoch nicht näher aus. In seinem späteren Werk, das sich unter dem Titel *Patient Familie* auch mit fehlgeleiteten Entwicklungen befaßt, äußert sich Richter am Rande doch zur Frage nach der „psychisch gesunden" Familie, deren Bewertungsmaßstäbe jeweils Veränderungen unterliegen:

Heute sind bestimmte interne Spannungen zwischen Eltern und ihren Kindern nicht nur „noch normal", sondern sogar unter Umständen ein wichtiges Zeichen für die geistige Lebendigkeit, das heißt ein positives Gesundheitsmerkmal der Familie. Die klassische Harmonievorstellung mußte revidiert werden. Nicht das Vorhandensein stärkerer Konflikte, sogar eklatanter Kontroversen, beweist einen Defekt der Familie, sondern nur die Unfähigkeit ihrer Mitglieder, derartige Spannungen auszuhalten und miteinander zu klären, ohne einander zu verstoßen, zu bestrafen oder in regelrechte Symptombildungen hineinzutreiben (Richter 1970, S. 30).

Wichtigstes Merkmal einer gesunden Eltern-Kind-Beziehung ist somit die Fähigkeit und Bereitschaft, „persönliche Konflikte auf sich zu nehmen und zu bearbeiten" (ebd., S. 50), statt sie auf den Partner oder ein Kind zu übertragen oder zu projizieren. In normalen Beziehungen können zwar auch Übertragungen und Projektionen stattfinden, wie sie Richter beschreibt, jedoch nur in bescheidenem Ausmaß:

Es bedarf indessen noch der Klarstellung, daß diese Rollenbeziehungen bei nur geringer Ausprägung der Rollenvorschriften ursprünglich durchaus normale Beimengungen in der affektiven Einstellung des Menschen zu intimen Partnern überhaupt darstellen. Sie sind ubiquitär wirksam. Sobald die Rollenvorschriften aber eine dominierende Bedeutung für das Partnerverhalten eines Menschen gewinnen, erhalten sie einen abnormen Charakter (ebd., S. 54).

Aus der **Mehrgenerationenperspektive** betont Bowen, daß ein „sinnvoller emotionaler Kontakt" zwischen den Angehörigen mehrerer Generationen die Wahrscheinlichkeit für ein geregeltes und symptomfreies Familienleben erhöht (Bowen 1972, S. 500, 1976 a, S. 337). Die Chancen dazu sind am besten, wenn jedes Individuum ein „differenziertes Selbst" entwickeln kann, das heißt eigene klar definierte Meinungen, Ansichten, Überzeugungen und Lebensprinzipien, die auf eigenen Lebenserfahrungen begründet sind und nicht unter emotionalem Druck der Familie zustande kommen (1976 a, S. 365). Obwohl Bowen ein möglichst

„differenziertes Selbst" als erstrebenswert erachtet, verneint er einen direkten Zusammenhang seines Konzeptes der Differenzierung mit der Frage nach Normalität oder der Präsenz bzw. Absenz von Symptomen (ebd., S. 362). Der individuelle Differenzierungsprozeß ist am ehesten möglich, wenn in der Familie Beziehungen von Person zu Person gefördert werden, die Bowen als gesundes familiäres Muster betrachtet (1972, S. 502). Damit legt Bowen nicht den Schwerpunkt auf die elterliche Einheit mit der potentiellen Gefahr einer undifferenzierten „Fusion" der Eltern und einer Triangulation mit dem Kind (ebd., S. 497 ff.), sondern vielmehr auf eine Beziehung, „in der zwei Personen persönlich miteinander in Kontakt treten können und über sich und nicht über andere (Triangulation) oder über unpersönliche ‚Sachen' reden" (1974, S. 540).

Im Zentrum des Mehrgenerationenansatzes von Boszormenyi-Nagy steht die Verdienstbuchführung: „Die Bilanz des generationenübergreifenden Verhaltens ist ein wichtiges Kriterium für die Gesundheit der Familie" (Boszormenyi-Nagy u. Spark 1973, S. 47). Dabei ist wichtig, daß diese Bilanz bezüglich Verdiensten einerseits und den Verpflichtungen und Schulden andererseits ausgeglichen ausfällt. Dies erfordert einen Gerechtigkeitsdialog mit der Bereitschaft zu einer Versöhnung zwischen den einzelnen Familienmitgliedern bezüglich ihren jeweils subjektiven Wahrnehmungen von gerecht und ungerecht. Die gemeinsam mit der Familie betriebene Erforschung der wechselseitigen Verdienste und Verpflichtungen ist eine Voraussetzung für eine Individuation in der Familie (ebd., S. 60); sie verhindert das Einfordern von Entschädigungen in der Nachfolgegeneration für etwas, das in der Herkunftsfamilie als Verdienst erworben worden ist. Durch den Ausgleich der Anrechte und Verpflichtungen entsteht Vertrauen (Boszormenyi-Nagy 1981, S. 183), das wiederum eine wichtige Voraussetzung für den weiteren Dialog in der Familie ist:

> Ideal wäre ein echter Dialog der Familienmitglieder miteinander über wichtige Probleme des Familienlebens, und zwar in der Weise, daß Unterschiede und Konflikte als wertvolle, versöhnbare Bestandteile anerkannt und nicht als Hindernisse für Zuwendung und Wachstum betrachtet werden (Boszormenyi-Nagy u. Spark 1973, S. 10; vgl. dazu auch Boszormenyi-Nagy u. Ulrich 1981, S. 171).

Im Heidelberger familiendynamischen Konzept lassen sich die Vorstellungen über eine gesunde familiäre Entwicklung aus den fünf Hauptgesichtspunkten ableiten:

Die bezogene Individuation als erster Gesichtspunkt kann direkt als ein Leitbild für Gesundheit verstanden werden, in dem die Fähigkeit zur Selbstdifferenzierung und Selbstabgrenzung betont wird (Stierlin et al. 1977, S. 24).

Die Interaktionsmodi von Bindung und Ausstoßung betrachtet Stierlin hauptsächlich unter den pathogenen Aspekten der zu starken oder zu schwachen „Inbesitz- oder Nichtinbesitznahme" der Kinder durch die Eltern (Stierlin 1978, S. 47). Dennoch betont er, „daß Bindung ein für das Überleben des Menschen (als Individuum wie auch als Gattung) sehr funktionsfähiger Mechanismus ist" (Simon u. Stierlin 1984, S. 49). Besonders in den frühen Phasen der intimen Eltern-Kind-Interaktion erscheint die Bindung als notwendig und gerechtfertigt (Stierlin 1980,

S. 144). Ebenso betrachtet Stierlin Elemente des Ausstoßungsmodus als legitim; besonders im Ablösungsprozeß scheint ihm ein bestimmtes Maß von „wohlwollender Vernachlässigung" durch die Eltern als angemessen:

> Solch ein wohlwollendes Vernachlässigen stellt dann die „vis a tergo" dar, die bestimmten Jugendlichen den zusätzlichen und notwendigen Schubs gibt, damit sie versuchen, nur auf sich gestellt zu leben und so ein entscheidend neues Niveau von relativ reifer Unabhängigkeit zu erreichen (ebd., S. 145 f.).

Für den Delegationsmodus gelten analoge Überlegungen:

> Bis zu einem bestimmten Punkt erscheint es legitim, daß die Eltern ihre Kinder als Delegierte einspannen. Bis zu einem gewissen Grad erscheint es ebenso legitim, von ihren Kindern zu erwarten, daß sie ihre Aspirationen und ihr Ich-Ideal realisieren, ihren Familiennamen tragen, ihren Eltern gegenüber loyal bleiben und ihrem Leben einen Sinn geben und Befriedigung erlauben. Besonders in den späteren Phasen der Kindheit – nach dem Kleinkindstadium und vor und während der Jugendzeit – werden legitime Wünsche der Eltern mobilisiert, ihre Kinder zu delegieren (ebd., S. 145).

Bei der Mehrgenerationenperspektive von Vermächtnis und Verdienst lehnt sich Stierlin an die geschilderten Vorstellungen von Boszormenyi-Nagy an, der einen Ausgleich der Schuld- und Verdienstkonten als gesunden Prozeß in der Familie betrachtet.

Damit in engem Zusammenhang steht der fünfte Gesichtspunkt, bei dem die positive Gegenseitigkeit als Kriterium für gesunde Beziehungen verstanden werden kann. Zu einer positiven Gegenseitigkeit gehört „die Bewegung der Beziehung" (Stierlin 1971, S. 67), in der sich die Interaktionspartner zwar grundsätzlich in ihrer Person anerkennen und bestätigen – „Verdoppelungsprozeß des Selbstbewußtseins" (ebd., S. 68) –, in der aber auch Raum für Gegensätze, Konfrontationen und Konflikte gewährleistet sein muß (ebd., S. 73).

8.4 Familien mit einem (Drogenabhängigen als) Symptomträger

Wie bereits aus den vorangegangenen Kapiteln ersichtlich, bilden Aussagen über die individuelle Entwicklung des Kindes den Ausgangspunkt der analytisch orientierten Familientherapeuten. Die psychoanalytische Entwicklungstheorie sieht intrapsychische, unbewußte Konflikte als Ursache für symptomatische Entwicklungen. Dabei spielt es nach Auffassung Freuds eine wichtige Rolle, in welcher Phase der Entwicklung Konflikte auftreten und entsprechend hohe Libidodepots zurückgelassen werden, das heißt Fixierungen stattfinden. Je stärker Fixierungen erfolgen, desto höher ist die Wahrscheinlichkeit, daß in der späteren Entwicklung Symptome gebildet werden, die Freud als Versuch des Ichs betrachtet, unvollständige Verdrängungen zu bewältigen. Besonders in Momenten akuter psychischer Belastungen treten Symptome auf, wobei der Betroffene hauptsächlich auf diejenige Stufe regrediert, auf der die stärkste Fixierung erfolgte. Dies ist beim Süchtigen die orale Phase (Fenichel 1945, S. 375 ff.; Erikson 1950, S. 55; Fort 1954; zit. nach Seldin 1972, S. 102; Krystal u. Raskin 1970, S. 55; vgl. weitere Literaturhinweise bei Seldin 1972; Köppel 1982, S. 77–85; Kaufman 1985 a, S. 17). Entsprechend der Fixierung und Regression auf einer frühen Entwicklungsstufe wird süchtiges Verhalten als schwere neurotische Störung bewertet. Zudem wird süchtiges Verhalten in der psychoanalytischen Theorie als Folgeerscheinung von Störungen in der narzißtischen Entwicklung verstanden, also in der Entwicklung des Selbst in der Beziehung zu den Objekten (Fort 1954; zit. nach Seldin 1972, S. 102; Krystal u. Raskin 1970, S. 49–74; Wurmser 1979; Zimmer u. Uchtenhagen 1982, S. 222; Willi 1985, S. 16 ff.). Dabei spielt nach Reilly besonders die Verarbeitung des Verlustes eines geliebten Objektes eine zentrale Rolle bei Familien mit einem Drogenabhängigen (Reilly 1975, S. 156 ff.; vgl. auch Weidman 1983 a, S. 50, 1983 b, 167 ff.; 1985, S. 98) oder das Fehlen ganz allgemein eines verläßlichen Objektes bzw. einer Beziehung, die besonders in der sog. Wiederannäherungsphase dem Kind eine sichere Basis hätte bieten können (Weidman 1983 a, S. 163, 167 f.; Vaglum 1985, S. 70): Wenn ein Individuum den Verlust eines geliebten Objektes erleidet (z. B. physisch durch Tod oder Scheidung oder psychisch durch Ablehnung, Vernachlässigung oder Geburt eines „konkurrierenden" Geschwisters), so kann es durch einen normalen Trauerprozeß die emotionale Bindung zum verlorenen Objekt lösen, um frei zu sein, seine Gefühle einem neuen Objekt zukommen zu lassen. Wird dieser Trauerprozeß jedoch unterdrückt, verschoben oder bleibt er sonstwie unvollständig, so kann dies zu Melancholie führen, einem Gemütszustand, bei dem das eigene Ich mit dem verlorenen Objekt identifiziert wird. Die ursprünglich dem enttäuschenden Objekt geltende Wut wird gegen sich selbst gerichtet und mit einer selbstbestrafenden, depressiven Symptomatik wird stellvertretend das geliebte Objekt getroffen. Dadurch wird es gleichzeitig möglich, das Objekt nicht zu verlieren und sich an ihm symbolisch zu rächen. Nach Reilly scheinen Eltern von Drogenabhängigen häufig in ihren eigenen Herkunftsfamilien schwere emotionale Verluste erlitten zu haben, die sie jedoch nie adäquat lösen oder „durcharbeiten" konnten (Reilly 1975, S. 156). Manchmal kommt es zu Melancholien oder reaktiven Depressionen, doch häufiger projizieren sie ihre Konflikte bezüglich Verlust und Trennung auf ihre aktuelle Familie. Dadurch kann die gesamte Kernfamilie mit der unbewältigten Trauerproblematik eines oder beider Elternteile „angesteckt" werden; so erklärt Reilly die „stumpfe, ausweglose, leblose, oberflächliche und lieblose" Atmosphäre, die für Familien mit einem Drogenabhängigen so kennzeichnend ist (ebd., S. 157).

Oft kann es auch zu einer sogenannten projektiven Identifikation kommen; dabei läßt der betreffende Elternteil ein verlorenes Objekt in einem oder mehreren Mitgliedern der aktuellen Familie wiederkehren, um sich sein ambivalent geliebtes Objekt zu erhalten und sich vor Verlustgefühlen zu schützen (ebd., S. 158 f.; Weidman 1983 a). Häufig ist es der drogenkonsumierende Jugendliche, der seinen Eltern als Ersatz für ein verlorenes Objekt dienen soll. Ein vorerst intrapsychischer Prozeß eines oder beider Elternteile kann somit zu einer pathologischen intrafamilialen Dynamik führen.

Diese Ausführungen leiten über in das Konzept der familialen Rollen: Im Falle des Drogenabhängigen scheint es naheliegend zu sein, daß dem Jugendlichen die Rolle eines Sündenbocks oder schwarzen Schafes zukommt (vgl. allgemein zu dieser Rolle: Richter 1963, S. 197 ff.; Simon u. Stierlin 1984, S. 346 f.; Willi 1985, S. 195 ff.; bezüglich jugendlichen Drogenkonsums: Boszormenyi-Nagy u. Spark 1973, S. 312; Reilly 1979, S. 127); besonders weibliche Süchtige, die Inzest erfahren (haben), können zusätzlich in die Rolle eines Gattensubstitutes geraten (vgl. Kaufman u. Kaufmann 1979 a, S. 53; Zimmer-Höfler 1984, S. 134; Textor 1987, S. 499).

Die beschriebene Dynamik verweist des weiteren auch auf die Mehrgenerationenperspektive: Ein Kind ist nicht nur Kind in der Familie, sondern eine Art „Wiederauferstehung" eines verlorenen Objektes (nämlich eines Großelternteils) oder eine „Reinkarnation" negativer Aspekte des elterlichen Selbst (Reilly 1975, S. 159), wodurch eine Vermischung der Generationenebenen geschieht. Boszormenyi-Nagy u. Spark beschreiben diese Vorgänge im Konzept der Parentifizierung „in Termini des Besitzergreifens, der Oralität, der Abhängigkeit" (1973, S. 210), also in Begriffen, die stark auf die Suchtthematik verweisen. Aufgrund der vielen wechselnden Identifikationen in Familien mit einem parentifizierten Kind gibt es nur ungenügende Selbst-Objekt-Differenzierungen und schwache Abgrenzungen zwischen den einzelnen Familienmitgliedern (Bowen 1978, S. 467 ff.). Während Bowen für solche Familien den Begriff der „undifferenzierten Familien-Ich-Masse" verwendete (1978, S. 493), sprechen Boszormenyi-Nagy u. Spark von Entdifferenzierung oder Fusion (1973, S. 223). Eine solche symbiotische Fusion beruht nach ihren Vorstellungen „auf der Verpflichtung, seiner Herkunftsfamilie unwandelbar treu zu bleiben" (ebd., S. 223). Diese Verpflichtung wird durch Verzicht auf Individuation oder Differenzierung eingelöst, was zu starken Loyalitätsbindungen über mehrere Generationen hinweg führen kann. Die Loyalität beim Drogenabhängigen gegenüber seiner Familie besteht einerseits darin, stellvertretend für andere negative Aspekte zu übernehmen und in der Sündenbockrolle einen gewissen Zusammenhalt in der Familie aufrechtzuerhalten (ebd., S. 212). Durch die Drogenabhängigkeit wird der Jugendliche nicht richtig erwachsen und sorgt auch dadurch dafür, daß die Familie nicht (ganz) auseinanderfällt, besonders wenn es sich um das (jüngste) Kind handelt, das zuletzt bei den Eltern (bzw. einem Elternteil) verbleibt (ebd., S. 78; Noone u. Redding 1976). Damit hilft er besonders den Eltern, die unangenehmen Gefühle von Trennung und Verlust durch Verlassenwerden zu vermeiden; denn Eltern, die selber nie adäquat über frühere Objektverluste getrauert bzw. die Ablösung von ihren eigenen Eltern nicht richtig verarbeitet haben, setzen die Individuation und das Erwachsenwerden der eigenen Kinder tendenziell gleich mit Trennung, Verlust und Tod (Reilly 1975, S. 159; Weidman 1983 a, S. 48 ff.). Durch die „Pseudoindividuation" kann der Jugendliche sich und der Umwelt eine Auflehnung, Unabhängigkeit und Trennung von den Eltern vormachen; sein symptomatisches Verhalten wird jedoch gleichzeitig auf dem Verdienstkontenbuch dadurch aufgehoben, als er sich loyal für andere Familienmitglieder aufopfert (Boszormenyi-Nagy u. Spark 1973, S. 216).

In Übereinstimmung zu den bisherigen Ausführungen sehen die Autoren des Heidelberger familiendynamischen Konzeptes bezüglich des ersten Hauptgesichtspunktes die Störung der bezogenen Individuation bei Drogenabhängigen v. a. in 2 Bereichen:

1. in ihrer mangelnden Fähigkeit, sich bestimmte unangenehme Gefühle zu eigen zu machen und damit auseinanderzusetzen – vor allem andauernde Wut, Einsamkeit und Langeweile – und
2. sich eigenverantwortlich und zukunftsorientiert selbst zu steuern (Stierlin et al. 1977, S. 103).

Auch bei der zweiten Hauptperspektive sieht Stierlin für den Interaktionsmodus der Bindung (ähnlich wie andere bereits genannte Autoren) eine versäumte oder nicht abgeschlossene Trauerarbeit als Grund für mögliche pathologische Auswirkungen. Am Beispiel einer 16jährigen Drogenkonsumentin zeigt er, wie besonders ihre Mutter die versäumte Trauerarbeit über einen verunglückten Sohn auf die Indexpatientin verschoben und sie damit übermäßig gebunden hat (Stierlin 1980, S. 210 f.). Viele Drogenabhängige sind auf der affektiven Ebene gebunden, dadurch daß die Eltern sie aus verschiedenen Gründen regressiv verwöhnen und infantilisieren (vgl. Stierlin 1980, S. 51 ff.). Besonders in der Pubertät und Ablösung kann der Versuch der Eltern, die wachsenden Triebwünsche des Jugendlichen zu unterdrücken, „zu gefährlich reaktivierten ödipalen und präödipalen Konflikten beitragen" (ebd., S. 52). Die affektiv gebundenen Jugendlichen zählen meist zu den „gestörten Nicht-Ausreißern" und „erfolglosen Ausreißern" (ebd., S. 22–33), denn sie finden keine Gleichaltrigen oder Erwachsene außerhalb der Familie, die ihr Bedürfnis nach regressiver Verwöhnung befriedigen können:

> Einige dieser Jugendlichen greifen mit offener oder versteckter Ermutigung ihrer Eltern bzw. eines Elternteils zu Drogen. Die Drogen scheinen den einfachsten Ausweg aus dem eben geschilderten Dilemma zu bieten, weil sie die intensivierten libidinösen und aggressiven Triebwünsche unterdrücken und das Dilemma eine Zeitlang weniger scharf erscheinen lassen (ebd., S. 53).

Auf der Über-Ich-Ebene spielen die erwähnten Loyalitätsbindungen eine entscheidende Rolle. Die Eltern vermitteln dem symptomatischen Jugendlichen den Eindruck, daß sie nur für ihn gelebt haben. Dadurch wird der Jugendliche mit Schuldgefühlen an einer erfolgreichen Ablösung gehindert, d. h. an einer „Verschiebung von Loyalitätsbereitschaft *weg* von den Eltern und *hin* zu den Freunden, zu sexuellen Ehepartnern" (ebd., S. 63). Der Verrat oder das Verleugnen einer Loyalität zu den Eltern bei einem Ablösungsversuch bringt den Jugendlichen in eine „Ausbruchsschuld" (ebd., S. 64), die er durch selbstdestruktives Verhalten wie Drogenkonsum zu sühnen versucht (ebd., S. 64, Beispiel auf S. 165).

Beim Ausstoßungsmodus können ebenfalls nicht genügend verarbeitete Gefühle der Trauer (z. B. über Abweisung oder Vernachlässigung) zu symptomatischem Verhalten führen (ebd., S. 83 ff., 212 f.). Besonders auf der affektiven Ebene suchen ausgestoßene Jugendliche mittels Drogen „etwas von jener Wärme und Sicherheit, die ihnen in ihren Familien vorenthalten wurden" (Stierlin et al. 1977, S. 103).

Auf der Über-Ich-Ebene fehlt ihnen das Gefühl, gebraucht zu werden und für andere wichtig zu sein. Meistens sind diese Jugendlichen unfähig, ihre eigene Gesundheit bzw. tragfähige Sozialbeziehungen zu pflegen, so daß unter ihnen oft „unbekümmerte Ausreißer" zu finden sind, die ihren eigenen Drogenkonsum durch Handel mit Drogen finanzieren (Stierlin 1980, S. 84).

Beim Beziehungsmodus der Delegation erfüllt der Jugendliche in erster Linie Aufträge auf der Es-Ebene, indem er den Eltern (bzw. einem Elternteil) Aufregung besorgt, die sie selber nicht (mehr) erleben können. Im Falle des Drogenkonsums sind diese Aufregungen „von eher oraler, prägenitaler Tönung" (ebd., S. 70, Beispiel auf S. 166).

Auf der Über-Ich-Ebene kann der Delegierte im Dienste eines frustrierten elterlichen Ich-Ideals stehen; dabei kann ein Jugendlicher einen Teil von dem repräsentieren, was der eher introvertierte, schüchterne Elternteil als „wagemutig, extravertiert und unternehmungslustig" bewundert (ebd., S. 79). Aufträge auf der Über-Ich-Ebene können auch im Dienste der elterlichen Selbstbeobachtung erfolgen. In diesem Fall verkörpert der symptomatische Jugendliche abgespaltene bzw. verleugnete Teile des Elternteils, der sich dadurch als gut und tugendhaft erleben kann.

Drittens können Über-Ich-Aufträge dazu dienen, das Gewissen eines Elternteils zu entlasten. Oft haben solche Jugendliche die besondere Begabung, sich wegen Besitz oder Handel von Drogen von der Polizei erwischen zu lassen, um dann für die von einem Elternteil verleugnete „Schlechtigkeit" zu büßen (ebd., S. 80).

In der feineren Unterscheidung zwischen gebundenen und ausgestoßenen Delegierten finden sich Drogenabhängige eher bei der ersten Gruppe. Der Fall der 16jährigen, die beauftragt war, das Leben eines verstorbenen Geschwisters weiterzuführen, kann als Beispiel für eine gebundene Delegierte angesehen werden (ebd., S. 215).

Problematisch werden Delegationen besonders dann, wenn der Jugendliche in Auftragskonflikte gerät: die Eltern können verschiedene Aufträge erteilen oder gar solche, die den anderen Elternteil jeweils abwerten oder zerstören sollen (ebd., S. 165, 216). Schließlich können die elterlichen Aufträge mit den Wertvorstellungen der umgebenden Gesellschaft unvereinbar sein; dies ist besonders dann der Fall, wenn sich der Jugendliche in loyaler Verbindung zur Familie nicht ablösen sollte, dies die (westliche) Leistungsgesellschaft jedoch verlangt (Simon u. Stierlin 1984, S. 59).

Auf der Mehrgenerationenebene, der vierten Hauptperspektive, sehen Stierlin et al. beim Drogenabhängigen das Vermächtnis chronischer Selbstzerstörung als entscheidend; diese hat sich über mehrere Generationen ausgebildet und tritt beim Drogenabhängigen radikal in Erscheinung, der somit „das Opfer eines transgenerational wirkenden tragischen Wiederholungszwangs" wird (Stierlin et al. 1977, S. 104).

Der Status der Gegenseitigkeit als fünfte Hauptperspektive soll hier nicht weiter ausgeführt werden, da die entsprechenden Aspekte bereits unter der kommunikationstheoretischen Schule besprochen wurden.

8.5 Therapiekonzepte – Ziele und Methoden

Das Ziel der psychoanalytischen Familientherapie besteht in erster Linie darin, „den Teilnehmern an der Therapie die Einsicht in unbewußte Konfliktmomente zu fördern und sie zu deren Bearbeitung anzuregen" (Richter 1970, S. 229). Einerseits geht es um das bessere Verständnis der intrapsychischen Dynamik jedes einzelnen Familienmitgliedes. Idealziel ist dabei das „Bewußtmachen", d. h. die Veränderung der individuellen psychischen Struktur nach Freuds berühmten Satz „Wo Es war, soll Ich werden", sowie die Integration verborgener lebensgeschichtlicher Daten „in eine sinnstiftende, biographische Kontinuität" (Buchholz 1982, S. 50).

Andererseits impliziert die Veränderung eines Individuums in der Familie auch die Veränderung der Interaktion unter den übrigen Familienmitgliedern. Durch eine „Konfliktbewußtmachung und Konfliktbewältigung am Ursprungsort" soll eine „intrafamiliäre Konfrontation, und wenn irgend möglich, die schließliche intrafamiliäre Versöhnung" erreicht werden (Stierlin 1982, S. 76). Die bei diesem Prozeß auftretenden Krisen dienen im Sinn der Entwicklungstheorie Eriksons – „sowohl als Katalysator als auch als Gelegenheit für persönlichen und intrafamiliären Wandel" (Reilly 1975, S. 161).

In der Familientherapie mit Adoleszenten unterscheidet Stierlin Versöhnungsaufgaben sowohl beim Jugendlichen wie in der Familie auf 3 Ebenen:

Die *integrative Versöhnung* beinhaltet auf der individuellen Ebene „die Differenzierung und Integration der Triebe, Gefühle und Motivationen des Adoleszenten im Rahmen einer lebens- und leistungsfähigen Organisation seiner Abwehrmechanismen und seiner Identität" (Stierlin 1975, S. 205). In bezug auf die gesamte Familie heißt dies, daß ein Jugendlicher beispielweise die Sexualität nur in dem Maße akzeptieren und meistern kann, als dies seinen Eltern im Hinblick auf deren eigene Sexualität gelungen ist. Die Familientherapie soll somit die integrative Versöhnung aller Familienmitglieder fördern helfen.

Die *adaptive Versöhnung* verlangt vom Jugendlichen, daß er polare Einstellungen oder Handlungen miteinander versöhnt, insbesondere die Polaritäten von Wählen, Selbstbestimmen (z. B. von Beruf, Beziehungen) einerseits und Selbstabgrenzung, Entsagen (von Alternativen) andererseits.

Zusätzlich muß der Adoleszente

jene Fixierungen, Traumata und Folgen einer unebenen Entwicklung korrigieren und aufheben, die ihm durch andere aufgezwungen wurden und (...) er muß sich schließlich von jenen inneren elterlichen Objekten (oder Objekt-Imagines) befreien, die seinen zukünftigen Objektbeziehungen im Wege stehen (Stierlin 1975, S. 206).

In der Familie verlangt die z. T. radikale Selbstbestimmung des Jugendlichen nach einer „Selbstbestimmung mit den Eltern" (ebd., S. 210). Dazu braucht es die Fähigkeit und Bereitschaft aller zu einem Dialog, so daß sich ein Familienklima und eine Familienkultur entwickeln können, wo Unterschiede akzeptiert und das Lernen voneinander ermöglicht werden. Stierlin betrachtet es als „Hauptaufgabe eines Familientherapeuten, ein solches Familienklima und eine solche Familienkultur zu fördern" (ebd., S. 211).

Die *reparative Versöhnung* schließt an der adaptiven an und fordert vom Jugendlichen einen schmerzhaften Trauerprozeß, durch den er sich teilweise von den Eltern als innere Objekte befreit und sich auch von den Eltern als wirkliche Personen löst. Die Eltern müssen umgekehrt ebenfalls etwaige Projektionen auf das Kind korrigieren und überwinden. Ziel der Therapie ist, daß dabei aufkommende Schuldgefühle nicht in neue problematische Konfliktentlastungsstrategien entgleiten, sondern daß eine Trennungs- und Trauerarbeit beidseits erfolgen kann.

In diesen Versöhnungsaufgaben auf drei Ebenen sind auch Therapieziele mitenthalten, die sich aus der Objektbeziehungstheorie ableiten lassen. Hier steht das Ziel der Selbst-Objekt-Differenzierung im Vordergrund, wobei die inneren Objekte weiterentwickelt, differenziert und integriert werden sollen, damit eine möglichst realitätsgerechte Wahrnehmung der eigenen wie anderer Personen erreicht werden kann (Nichols 1984, S. 205–210; Simon u. Stierlin 1984, S. 260). Was Reilly als Ziel für die Eltern formuliert, kann für alle Familienmitglieder angestrebt werden, daß jeder die andern sehen kann „als reale Personen, als separate Individuen mit eigenem Recht für Gedanken, Gefühle und Bestrebungen, die von den eigenen abweichen können" (Reilly 1975, S. 168).

Damit sollte auch das Bedürfnis beseitigt werden, andere Familienmitglieder in fixierten Rollen zu besetzen (wie z. B. den Drogenabhängigen als Sündenbock) (ebd., S. 168; Weidman 1983 b, S. 55). Um dieses Therapieziel zu erreichen, formuliert Richter dem besonders „ausbeuterischen Familienmitglied" implizit folgendes Angebot, das in schwächerer Form auch für die anderen gilt:

> Du erklärst dich bereit, deinen (oder deine) abhängigen Partner aus dem Gefängnis seiner (ihrer) allein zu deiner Entlastung geschaffenen Rolle zu entlassen. Ich biete dir dafür an, dich psychotherapeutisch so zu ermutigen und zu stärken, daß du auch ohne diese unwillig geleisteten Gehilfendienste aus eigener Kraft dein Problem wirst tragen können (Richter 1970, S. 142).

Die Ziele der Mehrgenerationentherapie sind zum großen Teil in den bisherigen Ausführungen enthalten. Bei Bowen geht es um die Auflösung von projektiven Identifikationen, die über mehrere Generationen gehen können, sowie um die Förderung der individuellen Differenzierung (Bowen 1978). Boszormenyi-Nagy versucht in seiner kontextuellen Therapie eine „Neudefinierung des Beziehungskontextes aus ethischer Sicht" zu erreichen (Boszormenyi-Nagy 1981, S. 178). Ein wesentliches Ziel der Therapie besteht darin, „einen sich selbst verstärkenden Prozeß des gegenseitigen Vertrauens, das durch die Erfüllung der gegenseitigen Verpflichtungen entsteht, zwischen den eng aufeinander bezogenen Personen in Gang zu bringen und aufrechtzuerhalten (Versöhnungsprozeß)" (ebd., S. 179).

Neben dem Ausgleich der einzelnen Schuld- und Verdienstkonten und der damit verbundenen ausgewogenen Gerechtigkeit als weiteres Hauptziel formuliert Boszormenyi-Nagy auch verschiedene Teilziele; dazu gehören u. a. das Sichtbarmachen bislang verborgener Loyalitäten und das Erarbeiten von angemessenem loyalem Verhalten; das Befreien der Kinder aus der Parentifizierung; Einsicht und

Akzeptieren der eigenen Gefühle; das Aufdecken von Geheimnissen (ebd., S. 192; Boszormenyi-Nagy u. Ulrich 1981, S. 172–178).

Den Versöhnungsprozeß betonen auch Sperling sowie Stierlin und jeweilige Mitarbeiter als wichtigstes Ziel der Mehrgenerationentherapie (Sperling et al. 1982, S. 18; Stierlin 1975, S. 236; Stierlin et al. 1977). Die Therapieziele des Heidelberger familiendynamischen Konzeptes bezüglich den fünf Hauptgesichtspunkten sollen – gewissermaßen als Zusammenfassung der bisher formulierten Ziele – abschließend erwähnt werden:

Der Begriff der bezogenen Individuation beinhaltet bereits eine Zielformulierung, die eine Abgrenzung von sowie Bezogenheit zu andern verlangt und sich in der Fähigkeit und Bereitschaft der Partner zum Dialog zeigt (Stierlin 1980, S. 207; Simon u. Stierlin 1984, S. 160 ff.).

Bei der Beziehungsweise von Bindung besteht das Ziel der „Entbindung" großenteils in nachzuholender Trauerarbeit (Stierlin 1980, S. 210). Beim Vorherrschen des Ausstoßungsmodus geht es vor allem um die Neu- oder Reinvestierung der Eltern und Kinder ineinander. Diese Bindungsarbeit hat mit der Entbindung gemeinsam, daß auch sie häufig die Ermöglichung einer versäumten Trauerarbeit verlangt (ebd., S. 212).

Aus dem Delegationsmodus ergibt sich das Ziel, einen sowohl konfrontierenden als auch versöhnlichen Dialog zu ermöglichen. Darin sollen die gegenseitigen Erwartungen korrigiert, die Leistungen anerkannt und die Aufträge innerhalb der Familie neu verteilt werden (ebd., S. 218).

Den Dialog neu oder wiederzuermöglichen ist auch das Therapieziel bei der vierten Hauptperspektive. Möglichst unter Einbezug auch der Großelterngeneration sollen v. a. widersprüchliche Vermächtnisse und unausgeglichene Verdienstkonten bereinigt werden (ebd., S. 221).

Aus der fünften Hauptperspektive leitet Stierlin das hauptsächliche Ziel ab, die maligne Verklammerung aufzubrechen und eine positive Gegenseitigkeit zu ermöglichen (ebd., S. 224).

Die *Methoden* der psychodynamischen Familientherapie haben mit den psychoanalytischen Techniken hauptsächlich die Gemeinsamkeit, daß sie „die Vergangenheit benutzen, um die Gegenwart zu ändern" (Kaufman 1985 a, S. 152). Die psychoanalytische Grundregel „Sagen Sie alles, auch das Unangenehme und anscheinend Triviale, das Ihnen in den Sinn kommt" formulierte Boszormenyi-Nagy um in die familientherapeutische Grundregel: „Konfrontieren Sie, so mutig wie möglich, die Dinge, über die Sie bisher nicht zu sprechen wagten – z. B. Familiengeheimnisse, enttäuschte Erwartungen, vorenthaltene Gerechtigkeit" (Stierlin 1977, S. 76).

Gemeinsam mit der Psychoanalyse legt auch die psychodynamische Familientherapie großen Wert auf die Persönlichkeitsschulung des Therapeuten. Dieser sollte sich über seine eigene Herkunftsfamilie und die darin typischen Muster, Übertragungen usw. bewußt sein, um seine emotionalen Reaktionen in den Familiensitzungen richtig einsetzen zu können (Bowen 1974; Kaufman 1985 a, S. 152).

Nur dadurch ist eine Allparteilichkeit gegenüber allen Familienmitgliedern möglich, die als grundlegende Technik in der psychodynamischen Familientherapie betont wird. Die vielgerichtete Parteilichkeit (Boszormenyi-Nagy 1981, S. 184) bzw. der gemeinsam geteilte Aufmerksamkeitsfokus (Stierlin 1975, S. 211) beinhalten das beispielgebende empathische Einfühlen des Therapeuten in jeden einzelnen, um dessen Situation, besonders seine Leidens- und Verdienstaspekte zu verstehen.[1] Dies ist einerseits ein diagnostischer Prozeß, bei dem der Therapeut „die ethischen Dimensionen zu erfassen versucht" (Boszormenyi-Nagy 1981, S. 181); andererseits besteht die therapeutische Funktion darin, die Wahrnehmungsfähigkeit aller andern und damit „verantwortungsbewußtes Verhalten in der Familie" zu fördern (ebd., S. 181).

Am Beispiel einer Familientherapie mit einem 14jährigen drogenabhängigen Jungen zeigt Boszormenyi-Nagy, wie er zuerst Verständnis für die Beunruhigung und Enttäuschung der Eltern aufbrachte und besonders für die Mutter Partei ergriff. Das ermöglichte ihm, anschließend mehr auf die Verdienste des identifizierten Patienten einzutreten, der durch sein loyales Verhalten der Familie half, besonders indem er als „parentifiziertes Kind" der Mutter als Partnerersatz diente.

Nachdem die Mutter darauf ihrem Sohn zögernd Anerkennung für seine Bemühungen zuteil werden ließ, begann sich dessen Verhalten zu bessern (ebd., S. 180 f.; vgl. auch Beispiel bei Stierlin 1975, S. 208–215, besonders S. 211).

Die erwähnte Persönlichkeitsschulung des Therapeuten ist im weiteren wichtig, um die Phänomene der Übertragung und Gegenübertragung im therapeutischen Prozeß nutzen zu können (Kaufman 1985 a, S. 153 f.). In der Familientherapie haben diese Begriffe eine andere Bedeutung als in der Psychoanalyse erhalten (ausführlich dazu: Boszormenyi-Nagy u. Spark 1973, S. 242–256; Stierlin 1975, S. 216–231, 1977; Buchholz 1982, S. 101–128). Stierlin unterscheidet transfamiliäre Übertragungen, die auf Personen außerhalb der Familie gerichtet werden (z. B. auf den Therapeuten), und intrafamiliäre, wo Übertragungsgegebenheiten innerhalb der Familie transferiert werden, sei es von den Eltern auf das Kind oder umgekehrt. Der Familientherapeut muß zwar auf beide Übertragungsformen achten doch spielen die intrafamiliären eine bedeutendere Rolle:

> Im Gegensatz zur analytischen Zweierbeziehung bemüht sich der Interviewer weniger um die Entfaltung einer komplexen Übetragungs- und Gegenübertragungsdynamik in Beziehung auf seine eigene Person als um die Entfaltung und Nutzbarmachung der intrafamiliären Übertragungsdynamik. Auch so kann er kaum vermeiden, zur Zielscheibe vielfältiger transfamiliärer Übertragungsprozesse zu werden. Seine Allparteilichkeit und Empathie wird jedoch dahingehend wirken, daß die transfamiliären Übertragungen sich positiv gestalten und möglicherweise auch dämpfen lassen (Stierlin et al. 1977, S. 48; vgl. auch Reilly 1975, S. 166 f.; Turner u. Saltz 1987).

---

[1] Von der „Neutralität" in der systemischen Familientherapie unterscheidet sich die Allparteilichkeit dadurch, daß der Therapeut Parteinahme für jedes Familienmitglied ergreift, während sich der Therapeut durch Neutralität jeglicher Parteinahme enthält, um in einer Metaposition bleiben zu können (vgl. Simon u. Stierlin 1984, S. 20, 257).

Der Begriff der Gegenübertragung beinhaltet auf diesem Hintergrund die Unmöglichkeit des Therapeuten, transfamiliär verschobene Konflikte in ihrem intrafamiliären Kontext zu sehen und sie am Ursprungsort in der Familie zu bearbeiten, sowie alle „blinden Flecken" des Therapeuten, die ihm eine Allparteilichkeit erschweren (Stierlin 1977, S. 76; Stierlin et al. 1977, S. 48).

Mit dem Phänomen des Widerstandes wird in der psychodynamischen Familientherapie auch anders umgegangen als in der Psychoanalyse, zumal sich Widerstände bei Familien anders manifestieren können als bei einzelnen, etwa in Kollusionen, Mythen, Geheimnissen oder Sündenbockmechanismen (Anderson u. Stewart 1983; zit. nach Kaufman 1985 a, S. 155). Auch der Drogenkonsum eines Jugendlichen kann als Widerstand der Familie gegen eine Änderung aufgefaßt werden (Simon u. Stierlin 1984, S. 387); und damit alle Verhaltensweisen der Familie, die es dem Drogenabhängigen unmöglich machen, „clean" zu werden und zu bleiben (Kaufman 1985 a, S. 154).

Der psychodynamische Familientherapeut versucht eher als der Analytiker den Widerstand zu analysieren oder zu interpretieren, ohne jedoch das Phänomen zu benennen (ebd., S. 155; Nichols 1984, S. 220 ff.).

Allgemein können Interpretationen von auffälligen bzw. sich wiederholenden Mustern in der psychodynamischen Familientherapie eine wichtige Rolle spielen, sofern sie ohne Anklage oder Schuldzuweisungen erfolgen (Kaufman 1985 a, S. 154). So kann die Interpretation des Drogenabhängigen als loyalen Helfer eines Elternteils durchaus eine positive Veränderung in der ganzen Familie bewirken (Boszormenyi-Nagy u. Spark 1973, S. 78 f.). Die grundlegenden Methoden bei der Mehrgenerationentherapie bestehen in erster Linie natürlich darin, die Großeltern in die Familientherapie einzubeziehen (Boszormenyi-Nagy u. Spark 1973, S. 257–294; Sperling u. Sperling 1976, S. 196–215; Sperling et al. 1982) oder zumindest in der Kontaktaufnahme mit ihnen und zusätzlich oder als Ersatz dafür, in der Erstellung eines Genogramms und einer Chronologie, wo die Familienkonstellationen über mehrere Generationen und die Familiengeschichte mit allen wichtigen Ereignissen aufgezeichnet werden (Kaufman 1985 a, S. 128). Besonders bei dem von Stierlin beschriebenen Interaktionsmodus der Ausstoßung erweist sich die Wiederherstellung von abgebrochenen Kontakten als wichtige Voraussetzung zu einer Wiedervereinigung und schließlicher Versöhnung (Stierlin 1980, S. 213).

Die beim Ausstoßungs- wie beim Bindungsmodus unter Umständen angebrachte Trauerarbeit wird methodisch hauptsächlich dadurch erreicht, indem die Familienmitglieder (evtl. auch unter Einbezug dreier Generationen) ermutigt werden, Gefühle wie Ärger, Feindseligkeit, Wut und schließlich Trauer auszudrücken und somit den Trauerprozeß zu vollenden (Reilly 1975, S. 168 f.; Stierlin 1975, S. 234 f.; Stierlin et al. 1977, S. 104; Paul 1978; Sperling et al. 1982, S. 43; Simon u. Stierlin 1984, S. 363 ff.; Kaufman 1985 a, S. 156). Reilly sieht auch in der zeitlichen Begrenzung der Familientherapie mit Drogenabhängigen eine Methode, die Gefühle von Verlust und Trauer (besonders gegen Ende der Therapie) zu intensivieren, da diese Situation gewissermaßen „in vivo" mit dem Therapeuten stattfindet (Reilly 1975, S. 161, 167 f.).

Insgesamt basiert die psychodynamische Familientherapie methodisch hauptsächlich auf dem Modell, das Stierlin „Heilung durch Begegnung" nennt (Stierlin et al. 1977, S. 57 f.; Simon u. Stierlin 1984, S. 34 f.); dabei geht es darum, „möglichst schnell in der Familiensitzung einen befreienden innerfamiliären Dialog in Gang zu bringen" (Stierlin 1980, S. 227). Dies kann ein Training in dialogischer Kommunikation beinhalten wie eine allgemeine Förderung der Bereitschaft zum Dialog (ebd., S. 208; Boszormenyi-Nagy u. Spark 1973, S. 26 f.) und erfordert – anders als das systemische Modell – relativ häufig (etwa einmal wöchentlich) stattfindende therapeutische Sitzungen (Stierlin 1980, S. 227).

8.6 Beurteilung

Die Beurteilung des psychodynamischen Ansatzes besonders im Hinblick auf die Familientherapie drogenabhängiger Jugendlicher fällt nicht besonders ermutigend aus. Schon bezüglich der psychoanalytischen Therapie ist eine klassische Indikation bei Sucht eher in Frage gestellt (Ferbos u. Magoudi 1986, S. 3). Auch in der Familientherapie ist der psychodynamische Ansatz bei Drogenabhängigkeit kaum verwendet worden (Stanton 1979, S. 261). Kaufman führt dies v. a darauf zurück, daß die Drogenabhängigen „normalerweise eine mehr aktive, Grenzensetzende Betonung auf dem Hier und Jetzt benötigen als dies gewöhnlich mit den psychodynamischen Techniken verbunden ist" (Kaufman 1985 a, S. 124). Somit ist es kaum verwunderlich, daß es in der Literatur nur sehr wenige (und knapp ausgeführte) Fallbeispiele gibt, in denen der psychodynamische Ansatz und besonders die entsprechenden Methoden erläutert werden. Der Erfolg der wenigen Beispiele läßt sich zudem schlecht belegen: Einerseits weil die alleinige Symptomreduktion nicht als Ziel der psychodynamischen Familientherapie erklärt wird und dadurch als Maßstab für Erfolg gelten könnte; andererseits weil generell Anstrengungen zur Evaluation dieses Ansatzes weitgehend fehlen (Nichols 1984, S. 222). Dazu kommt die Schwierigkeit, daß „die Präsenz oder Absenz von unbewußten Konflikten für die Familienmitglieder oder außenstehende Beobachter nicht ersichtlich sind" (ebd., S. 223). Ein weiteres Problem dürfte die „Kluft zwischen Theorie und Methode" darstellen (Buchholz 1982, S. 44), so daß es wenig konkrete Handlungsanweisungen für den Familientherapeuten psychodynamischer Richtung gibt; das mag ein Grund sein, weshalb oft Elemente anderer Richtungen miteinbezogen werden (z. B. bei Stierlin; vgl. Buchholz 1982, S. 44). Dies leitet über zum Stichwort des „Paradigmawechsels" als Punkt häufiger Auseinandersetzungen im Zusammenhang mit der psychodynamischen Familientherapie. Besonders die systemisch orientierten Familientherapeuten werfen den Vertretern des psychodynamischen Modells vor, ein vorwiegend lineares Modell für die (wohl nützliche) Beschreibung gewisser Aspekte der individuellen Psyche zu „überdehnen" (Guntern 1980, S. 34), indem sie es auf Gruppen oder Familien anwenden und weiterhin Begriffe verwenden, die wie z. B. die Loyalitätsübertragung[1], Parentifikation oder Delegation stark von monokausalen Vorstellungen geprägt sind. Auf der anderen Seite stehen Versuche, die psychodynamische Richtung mit anderen Modellen zu verbinden. Neben Textors allgemeinem Ansatz einer theoretischen Integration (Textor 1985) sind hier vor allem die in der Praxis der Drogentherapie erprobten Konzepte zu erwähnen, nämlich die von Stierlin und Mitarbeitern, die auf der von Bowen entwickelten multiplen Familientherapie (Bowen 1976 b) basierenden Studien (Anton et al. 1981; Kosten et al. 1986), sowie die Arbeiten von Weidman und von Kaufman. Kaufman geht in der Integration sogar so weit, daß er für die strategische und psychodynamische Richtung letztlich das gleiche Ziel sieht, nämlich „das Erreichen von Wandel zweiter Ordnung" (Kaufman 1985 a, S. 152). Erwähnt sei hier noch der Versuch Willis und seiner Mitarbeiter, psychodynamische Konzepte wie beispielsweise die Delegation durch eine zirkuläre Perspektive zu erweitern (Willi 1985, S. 173–209 mit einem Beispiel von Heroinsucht auf S. 190 f.; Buddeberg u. Buddeberg 1982).

Insgesamt spielt der psychodynamische Ansatz (ohne Verbindung mit anderen Modellen) besonders in der Familientherapie bei jugendlichem Drogenkonsum nur eine geringe Rolle. Da der Schwerpunkt tatsächlich noch bei linearen Modellvorstellungen liegt, dürften sich aus den doch umfangreichen Theorien über die Genese psychischer Störungen vielleicht eher Ansätze ableiten lassen, bei denen eine Suchtprävention im Bereich der Familie gezielt ansetzen könnte.

---

[1] Bei Boszormeny-Nagy u. Spark 1983 z. B. auf S. 83 m. E. zusätzlich etwas zu idealtypisch als „normale" Entwicklung beschrieben.

9 Erfahrungsbezogene, wachstumsorientierte Familientherapie

9.1 Überblick

Vertreter dieser Richtung konzentrieren sich auf das Erleben, die emotionalen Erfahrungen und Bedürfnisse der einzelnen Familienmitglieder. Nicht primär die Familie als Ganzes, als System steht im Mittelpunkt des Interesses, sondern die Entwicklung eines stabilen Selbstwertes jeder Person im Kontext der Familie.

Grundlage bilden die Wertvorstellung der „humanistischen Psychologie", wonach Echtheit, Kongruenz, Spontaneität, gegenseitiges Akzeptieren und Wertschätzen wichtige Voraussetzungen sind, damit ein Mensch seine Potentiale voll entwickeln und ausschöpfen kann. Insgesamt stützen sich die wachstumsorientierten Familientherapeuten weniger auf Theorien als auf ihre Erfahrungen. Ihre Techniken entnehmen sie den verschiedensten Therapierichtungen. Insbesondere solche aus Psychodrama und Gestalttherapie verleihen ihren Interventionen oft etwas Spielerisches und Humorvolles.

Die wichtigsten Vertreter und gewissermaßen Pioniere dieser Richtung sind Satir (1964, 1972; Satir u. Baldwin 1983) und Whitaker (1967; Napier u. Whitaker 1978; Whitaker u. Keith, 1981). Dann folgen Kempler (1968; 1973; 1981), und auch Duhl und Duhl können zu dieser Richtung gezählt werden (Duhl et al. 1973; Duhl u. Duhl 1981, vgl. Nichols, 1984, S. 263). Dazu kommen viele Schüler von Satir; erwähnt seien in diesem Zusammenhang besonders Kirschenbaum (Luthman u. Kirschenbaum, 1974; Kirschenbaum et al. 1974) und Wegscheider (1981).

9.2 Theoretische Schwerpunkte

Wie der Name dieses Ansatzes schon sagt, stützen sich die Vertreter der erfahrungsbezogenen Familientherapie mehr auf Erfahrungen als auf Theorien. Damit sind einerseits die Erfahrungen des Therapeuten gemeint, die er als Person, als Persönlichkeit in die Behandlung einbringen soll, um eine gute Verbindung zu den Familienmitgliedern und damit ein förderliches Klima für Veränderungen herstellen zu können. Andererseits verweist die Bezeichnung „experientell" (d. h. erfahrungsbezogen) auf die Hauptabsicht dieses Ansatzes, jedem in der Familie neue Erfahrungen besonders im emotionalen Bereich zu ermöglichen (Napier u. Whitaker 1978, S. 305; Satir 1987, S. 185). Dazu sind nach Ansicht der wichtigsten Vertreter die Theorien eher hinderlich: Satir bezeichnet die Fachsprache als „steril, trocken und völlig unlebendig" (1972, S. 39) mit „merkwürdigen" und „abstrakten" Worten (1987, S. 187). Whitaker spricht Theorien nur für den Anfänger eine gewisse Bedeutung zu. Er rät dem Therapeuten, sie so bald als möglich aufzugeben und sich selbst zu sein. Denn Theorien führen zu einer unnötigen Distanz zur Familie im Namen der Objektivität und hindern den Therapeuten daran, einfach mit der Familie zu sein (Whitaker 1976). In ähnlicher Weise schreibt Kempler von den „tückischen" Theorien, die zu „machtvollen, dominanten und kontrollierenden Fesseln" werden können (Kempler 1981, S. 45). Entsprechend kurz sollen hier die theoretischen Annahmen des erfahrungsbezogenen Ansatzes beschrieben werden:

Eine wichtige Grundlage bildet bei Satir die **Kommunikationstheorie**; dies hängt damit zusammen, daß Satir zu den ersten Mitarbeitern des von Jackson gegründeten Mental Research Institutes (MRI) gehörte. Sie wird deshalb bei manchen Autoren in die kommunikationstheoretische Schule eingereiht (vgl. z. B. bei Gurman u. Kniskern, S. 24 f., 267 ff.). Viele Konzepte dieser Richtung (z. B. Familienregeln, verbale/nonverbale Kommunikation, Inhalts- und Beziehungsebene oder Metakommunikation) werden bei Satir in verschiedenen Schriften aufgenommen, teilweise in der Bedeutung abgeändert und ergänzt (Satir 1964, S. 80–107, 1972, S. 49 ff.; Bandler et al. 1976). Eine solche Ergänzung ist z. B. die Verbindung mit dem Konzept des **Selbstwertes**. Satir bezeichnet die Kommunikation als „Maßstab, mit dem zwei Menschen gegenseitig den Grad ihres Selbstwertes messen" und als „Werkzeug, mit dem dieser Grad für beide geändert werden kann" (1972, S. 49). Der Selbstwert kann mit dem psychoanalytischen Begriff der Ich-Stärke verglichen werden und beinhaltet kurz ausgedrückt „die Gefühle und Vorstellungen, die man über sich selbst hat" (ebd., S. 15). Diese Vorstellungen werden besonders in der primären **Triade** (Mutter, Vater, Kind) entwickelt (Satir 1964, S. 71 ff.; Satir u. Baldwin 1983, S. 170 ff.). In der Dreiecksbeziehung lernt das Kind wichtige Beziehungsregeln, Gefühle von ein- bzw. ausgeschlossen sein, Koalitionsbildungen, Macht oder Vertrauen. Deshalb legt Satir (wie auch Bowen oder Haley) viel Gewicht auf die Triade als Lern- bzw. Behandlungseinheit. Das „Selbst" einer Person sieht Satir im Innersten eines Mandalas. Dieses ganzheitliche Symbol besteht bei ihr aus acht Ebenen die miteinander interagieren und einen Einfluß auf die Befindlichkeit der Person ausüben[1] (Satir u. Baldwin 1983, S. 176 ff.):

Der erste Ring um das „Selbst" bildet das Physische (der Körper), umkreist von der intellektuellen Ebene (linke Gehirnhälfte; Logik, Gedanken) und der emotionalen (rechte Gehirnhälfte; Gefühlsleben, Intuition); dann folgen die Sinne (die

---

[1] Obwohl Satir den Tiefenpsychologen Jung nie erwähnt, sei hier auf die auffällige Parallele hingewiesen: Mit dem Mandalamotiv greift Satir ein Symbol auf, das Jung als archetypisch bezeichnet, und von dem er schreibt:
„… daß es die Rolle eines geheimen Poles spielt, um den sich in letzter Linie alles dreht. Jedes Leben ist schließlich eine Verwirklichung des Ganzen, d. h. eines Selbst, weshalb man die Verwirklichung auch als Individuation bezeichnen kann" (Jung 1944, S. 304).

Öffnungen über Ohren, Augen, Nase, Mund und Haut), die Nahrung, die Interaktionsebene, die Umgebung (Farben, Licht, Bewegungen, Luft, Temperatur, Raum und Zeit) und schließlich die spirituelle Ebene (d. h. die seelischgeistige Dimension).

Im Zentrum des erfahrungsbezogenen Ansatzes steht die Förderung des Selbst(wertes) jedes einzelnen in der Familie. Deshalb wird diese Richtung oft „Wachstumstherapie“ (Simon u. Stierlin 1984, S. 383; bzw. bei Satir u. Baldwin 1983, „Seed-Model“, übersetzt etwa „Keimmodell“) genannt. Bei Whitaker rührt die Betonung des Individuums auch daher, daß seine Familientherapie auf der Ausdehnung seines individuellen Ansatzes beruht. Dabei behielt er wichtige Aspekte bei, wie etwa „daß besonderer Wert auf die persönliche Begegnung gelegt wird“ und „daß das Geflecht aus zum Teil symbolischen Beziehungen innerhalb der Familie sich am Ende der Therapie in Einzelbeziehungen zwischen wirklichen Personen aufgelöst haben soll“ (Napier u. Whitaker 1978, S. 305).

Die Wertvorstellungen der erfahrungsbezogenen Familientherapie stehen in der philosophischen Tradition des Existentialismus, der Phänomenologie und allgemein der „humanistischen Psychologie“. Eine fundamentale Aussage besteht darin, daß jeder Mensch und jedes (zwischen)menschliche System im Kern etwas Positives enthält und nach Wachstum strebt (Rogers 1961, S. 99 f.). Es ist daher naheliegend, daß die wichtigsten Grundbegriffe im nächsten Kapitel behandelt werden können, wo es um die Vorstellungen über „gesunde“ Familien geht.

9.3 Vorstellungen von einer „gesunden“ Familie

Die erfahrungsbezogenen Familientherapeuten orientieren sich auf Grund ihrer Verankerung in der „humanistischen Psychologie“ am stärksten an Vorstellungen über Wachstum, persönlicher Entfaltung und Gesundheit jedes Menschen in der Familie. Die Grundlagen ihrer „Theorie der positiven Zielrichtung“ sollen in Anlehnung an Luthman u. Kirschenbaum (1974, S. 19 ff.) zusammengefaßt werden: Das natürliche emotionale Wachstum jedes einzelnen vollzieht sich auf 2 Ebenen gleichzeitig. Auf der Ebene des Individuums steht die *Entwicklung des Selbstwertgefühls* im Zentrum, auf der Ebene der Interaktion die *Fähigkeit, mit anderen in befriedigende und anregende Beziehungen zu treten.*

Für die Entwicklung eines gesunden Selbstwertgefühls braucht der Mensch folgende Fähigkeiten (allgemein vgl. Rogers 1961, S. 164–182; Satir 1964, S. 59–70):

– **Echtheit (Authentizität):** Luthman u. Kirschenbaum nennen dies die Fähigkeit des Menschen, „wirklich“ zu sein. Durch die Bereitschaft, die eigenen Gedanken, Gefühle und Handlungen ehrlich anzusehen, kann er ein Bild entwickeln, „wer er als Person ist“ (Luthman u. Kirschenbaum 1974, S. 23).

- **Integrität** beinhaltet die Fähigkeit, Werte zu setzen und Verhaltensweisen zu entwickeln, die zu einem selbst passen, unabhängig wie andere diesbezüglich denken oder sich benehmen (ebd., S. 23).
- **Mut** ist die Fähigkeit, Risiken zu wagen, neue Dinge auszuprobieren, Gefühle offenzulegen und damit neue Seiten seines Selbst kennenzulernen (ebd., S. 23).
- **Spontaneität** heißt die Risikobereitschaft, mit seinen inneren Gefühlen zu reagieren, ohne zuerst zu überlegen, was andere darüber denken oder von einem erwarten (ebd., S. 23).
- **Verantwortung** übernehmen heißt, zu eigenen Gedanken, Gefühlen und Stimmungen zu stehen; ebenso bedeutet es, sein eigenes Verhalten – auch wenn es Fehler beinhaltet – zuzugeben, zu akzeptieren, ohne sich selbst dafür zu bestrafen (ebd., S. 24).
- **Verbindlichkeit** meint die Fähigkeit, sich selbst festzulegen und einen eigenen Standpunkt zu beziehen. Es ist möglich, daß sich die eigene Einstellung und damit unter Umständen eine Vereinbarung verändern. Dann ist es wichtig, die beteiligten Personen im Laufe des Prozesses wissen zu lassen über seine Grenzen und Unfähigkeit, den Kontrakt erfüllen zu können (ebd., S. 24).
- **Kongruenz** heißt, daß Worte, Verhalten, Handlungen, Gefühlslage, Stimme und körperlicher Ausdruck alle die gleiche Botschaft vermitteln: „Ich weiß, wo ich stehe, und ich will es auch dir klarmachen – du kannst dich darauf verlassen" (ebd., S. 24; vgl. auch Satir 1964, S. 98; Satir u. Baldwin 1983, S. 197 ff.; Schmidtchen 1983, S. 144 f.).
- „**Explosionsfähigkeit**" beinhaltet das Zulassen von Gefühlen, was nicht mit Kontrollverlust gleichzusetzen ist. Diese Ausdrucksfähigkeit erlaubt es dem Menschen, „wie ein offener Kanal zu sein, durch den die Lebendigkeit ungehindert strömen kann" (Luthman u. Kirschenbaum 1974, S. 25).

Auf der zweiten Entwicklungsebene geht es um die Fähigkeiten des einzelnen Menschen, mit anderen in befriedigende und sinnvolle Beziehungen zu treten. In diesem Wachstumsprozeß unterscheiden Luthman u. Kirschenbaum folgende Stufen (ebd., S. 25–28; vgl. auch S. 162–167):

- Die Erfahrung, daß unterschiedliche Einstellungen, Gefühle und Handlungsweisen anderer Menschen in erster Linie eine Wachstumsquelle bedeuten können und nicht eine Bedrohung sein müssen.
- Die Fähigkeit, sich selbst als eine ganzheitliche Person zu sehen, unabhängig, ob man alleine oder mit anderen zusammen ist: dies vermittelt dem Menschen die Erfahrung, „daß Unabhängigkeit Ganzheit, nicht Isolation bedeutet".
- Eine gesunde Selbstbehauptung bedeutet die Risikobereitschaft und Fähigkeit des Menschen, zu zeigen wer er ist, unabhängig davon, wie die anderen reagieren.
- Auf der gleichen Ebene steht die Bereitschaft, die anderen Menschen so zu respektieren und zu akzeptieren, wie sie in ihrer Einzigartigkeit sind. Dazu gehört auch die Fähigkeit, anderen ihre Freiheit zu lassen, für sich selbst verantwortlich zu sein und eigene Entscheidungen zu treffen.

– Die Fähigkeit, anderen Gehör und Einfühlung zu schenken, ohne zu interpretieren, voreilig Lösungen anzubieten oder sich selbst in Frage zu stellen.

Mit dem letzten Punkt wird eine wichtige Bedingung eines gesunden Kommunikationsprozesses beschrieben. Die erfahrungsbezogenen Familientherapeuten nennen weitere Merkmale, die sie als zentral für eine funktionale, d. h. wachstumsfördernde Kommunikation betrachten (vgl. dazu: Satir 1964, S. 84–107, 1972, S. 49–80; Kempler 1973, S. 60 f., 78–93; Luthman u. Kirschenbaum 1974, S. 56–67, 162–167; Bandler et al. 1976, S. 93–99; Bosch 1983, S. 31; Brown 1983, S. 104 f.; Satir u. Baldwin 1983, S. 197; Schumacher-Merz 1983, S. 184 ff.):

– Die am Kommunikationsprozeß beteiligten Personen können in einen persönlichen „Ich-Du"-Dialog eintreten, der ihnen erlaubt, die eigenen Sinneseindrücke, Gedanken, Körperreaktionen und Gefühle auszutauschen.
– Die ausgetauschten Botschaften sollen möglichst klar, direkt und kongruent sein.
– Die Kommunikationspartner bitten einander um „Feedback" und nehmen Rückmeldungen, die sie bekommen, willkommen auf. Durch solche „Rückkopplungen" können sie widersprüchliche und inkongruente Botschaften freundlich überprüfen und allenfalls korrigieren:

> Das besonders Wichtige hierbei ist, daß sowohl der Empfänger als auch der Kommunikator die Möglichkeit haben, ihre Kommunikation zu erforschen, ohne daß es bedrohlich für ihre Selbstachtung werden könnte – ohne daß der Austausch zu einer Frage des Überlebens wird –, vielmehr daß beide die Gelegenheit als eine Chance für Entwicklung und Veränderung nutzen (Bandler et al. 1976, S. 95).

– Zu einem „rückgekoppelten Kommunikationszyklus" (ebd., 95 ff.) gehört auch die Möglichkeit, daß Vermischungen der aktuellen Interaktion mit alten Erlebnissen bewußt gemacht und geklärt werden können. Somit lassen sich „Teiläquivalenzen" (Gleichsetzung eines Teils der Botschaft mit der ganzen Kommunikation, ebd., S. 41 f., 96) und „Gedankenlesen" (Bescheid wissen über das innere Erleben des Kommunikators, ohne sich vergewissert zu haben, ebd., S. 38 f., 96) entlarven.
– Die Fähigkeit zur Metakommunikation (Satir 1964, S. 92 ff.; Whitaker u. Keith 1981, S. 190) ist insgesamt eine wichtige Voraussetzung, damit sich die Interaktionspartner innerhalb des Gesamtkontextes angemessen, kongruent und kreativ verhalten können (Bandler et al. 1976, S. 99).

Die beste Grundlage und zugleich das Ergebnis aller bisher genannten Wachstumsbedingungen ist ein *offenes Familiensystem* (Satir 1972, S. 141–152; Bandler et al. 1976, S. 99; Müller u. Moskau 1983, S. 364). Ein solches System vergleicht Satir mit einem Mobile, bei dem jedes (Familien)mitglied einen individuellen Platz hat und die Drähte (d. h. die Selbstwertgefühle, Regeln und Kommunikationsmuster) jedoch verändert werden können (Satir 1972, S. 149 f.). Gewisse Regeln sollten in einem offenen System immer gewährleistet sein, Satir nennt sie die „Fünf Freiheiten" (Satir u. Baldwin 1983, S. 168 f.):

– Zu sehen und zu hören, was da ist statt was war, sein sollte oder sein wird;
– zu sagen, was man fühlt und denkt statt was man sagen sollte;
– zu fühlen, was man spürt statt was man empfinden sollte;
– zu erbitten, was man wünscht statt immer auf Erlaubnis zu warten;
– im eigenen Interesse Risiken zu wagen statt nur Sicherheit zu wählen und kein Schiff ins Wanken zu bringen.

Die Freiheit zu wählen betrachten auch Whitaker u. Keith als wichtige Grundlage einer gesunden Familie (1981, S. 190). Ähnlich wie die strategisch oder strukturell orientierten Familientherapeuten betonen sie gleichzeitig die Beachtung der Generationengrenzen (ebd., S. 190; vgl. auch Brown 1983, S. 106), während Satir in ihrem Mobilemodell 2 Kategorien unterscheidet – Erwachsene und Kinder sowie männliche und weibliche Personen – ohne einem Akzent auf der Hierarchie (1972, S. 150). Alle erfahrungsbezogenen Familientherapeuten sind sich darin einig, daß die Rollenverteilungen nie starr und fixiert bleiben dürfen, trotz Generationengrenzen. Whitaker u. Keith glauben sogar, daß jede Rolle periodisch allen zugänglich sein sollte. Sie denken hierbei v. a. an die Möglichkeit einer spielerischen Matakommunikation etwa in der Form eines zeitweisen Rollentausches (1981, S. 190). Mit den Begriffen „spielerisch" und „Rollentausch" sind schließlich zwei Stichworte gefallen, die innerhalb der experientellen Familientherapie nicht nur bezüglich der Vorstellungen über gesunde Familien eine wichtige Rolle spielen, sondern auch für die therapeutische Arbeit eine beachtliche Bedeutung erlangen (vgl. Kap. 9.5).

9.4 Familien mit einem (Drogenabhängigen als) Symptomträger

Die wachstumsorientierten Familientherapeuten betrachten ein Symptom als Zeichen dafür, daß die Weiterentwicklung der Familie in einem oder mehreren Bereichen unterdrückt wird:

in der Ausdrucksmöglichkeit des Individuums, in der Art und Weise, wie Familienmitglieder fähig sind, ihre Gefühle miteinander zu teilen, ihre Individualität auszudrücken oder mit Problemen fertig zu werden, oder in der Fähigkeit der Familienmitglieder, sich selbst einen Spielraum zu verschaffen und gleichzeitig die Funktion der Familieneinheit aufrechtzuerhalten (Luthman u. Kirschenbaum 1974, S. 32).

Ein Symptom wie die Drogenabhängigkeit, das sich an einem Familienmitglied manifestiert, hat eine Bedeutung innerhalb des Entwicklungsprozesses sowohl des Symptomträgers als auch des Familiensystems als Ganzes (ebd., S. 33). Entsprechend der Unterscheidung im vorherigen Kapitel lassen sich dysfunktionale Faktoren auf der Ebene des individuellen Wachstumsprozesses wie auf der Interaktionsebene erkennen:

Beim *Individuum* steht die Behinderung der Entwicklung eines gesunden Selbstwertgefühls im Zentrum (Satir 1964, S. 19 ff., 99 ff., 112 ff.). Dabei lassen sich alle im Kapitel über die „gesunde" Familie aufgeführten entwicklungsfördernden Umstände in ihr Gegenteil umdrehen (S. 117 f.).

Auf der Interaktionsebene seien in Anlehnung an Luthman u. Kirschenbaum besonders diejenigen „destruktiven Abläufe" erwähnt, die bei Familien mit Drogenabhängigen häufig anzutreffen sind (1974, S. 157–162):

- „Jede Bemerkung eines Familienmitgliedes über ein anderes wird als Angriff interpretiert, ob es sich nun um eine Frage, ein Kompliment oder eine tatsächliche Kritik handelt" (ebd., S. 157). Besonders der Ausdruck von Ärger, den Luthman u. Kirschenbaum „ganz eng mit Lebendigkeit, Sexualität und Kreativität verbunden" sehen, „wird eher als Angriff denn als Versuch betrachtet, Kontakt aufzunehmen" (ebd., S. 159).
- Damit in Zusammenhang steht die Angst vor Verschiedenheiten in der Familie. Jede andere Art von Denken, Fühlen und Handeln wird von den Familienmitgliedern als Drohung empfunden. Entsprechend gering ist die gegenseitige Toleranz für Individualität und Verschiedenartigkeit (ebd., S. 158; Kirschenbaum et al. 1974, S. 48, 51; Satir u. Baldwin 1983, S. 203).
- Alles in der Familie muß nett und höflich sein (Luthman u. Kirschenbaum 1974, S. 160 f.), ebenso möglichst vernünftig, rational und kognitiv (ebd., S. 160; Kirschenbaum et al. 1974, S. 50 f.). Die dadurch hervorgerufene Distanz unter den Familienmitgliedern wird meist noch vergrößert durch das Fehlen von Augen- und Körperkontakten beim Reden (ebd., S. 50).
- Parallel dazu beziehungsweise als Folge davon entstehen kaum Interaktionsprozesse, bei denen Humor, Vergnügen und Freude vorherrschen (ebd., S. 52).
- Familien mit einem (Drogenabhängigen als) Symptomträger haben allgemein Mühe, nicht nur Ärger und Freude, sondern auch andere Gefühle mitzuteilen (ebd., S. 50; Satir u. Baldwin 1983, S. 204 f.):
  - „Der Ausdruck von Traurigkeit gilt als Anzeichen für Schwäche, mangelnde Stärke und für Abhängigkeit" (Luthman u. Kirschenbaum 1974, S. 160).
  - „Liebe ist gleichbedeutend mit Pflichterfüllung und Gehorsam" (ebd., S. 161). Entsprechend wenig Anerkennung und Wertschätzung wird dem Heranwachsenden gegeben, wenn er seine Individualität und Einzigartigkeit ausdrücken will (Kirschenbaum et al. 1974, S. 48).
  - „Zärtlichkeit zu zeigen bedeutet, sich selbst der Verwundbarkeit durch Angriff, Spott oder Enttäuschung auszusetzen" (Luthman u. Kirschenbaum 1974, S. 159 f.).
  - „Intimität wird als angstauslösend gesehen" und „nicht anerkannt als Gelegenheit des Teilnehmens und des Teilnehmenlassens, der Bereicherung und der gegenseitigen Förderung" (ebd., S. 161).

Die beiden letztgenannten Punkte führen oft zu sexuellen Schwierigkeiten in der ehelichen Dyade, die sich auf die ganze Familie auswirken. In ihrer Untersuchung über Familien mit Drogenabhängigen beschreiben Kirschenbaum et al. wie solche *sexuellen Konflikte* durch die sich entwickelnde sexuelle Reife des Jugendlichen noch verstärkt werden können:

Immer wenn beispielsweise ein Vater sich bewußt wurde über die Oberflächlichkeit seiner Identität als unbesiegbarer, omnipotenter Familienkontrolleur und statt dessen anfing, mit seinen eigenen männlichen Bedürfnissen und seiner Verwundbarkeit in Berührung zu kommen, so traten Unsicherheiten auf bezüglich seiner Männlichkeit und Sexualität gegenüber seiner Frau. Er empfand gewöhnlich die sexuelle Entwicklung seines Sohnes, dessen Wunsch nach Intimität und nach einer festen geschlechtlichen Identifikationsfigur als Wettstreit um Mutters Aufmerksamkeit und Zuneigung. Als Resultat wies der Vater jede Intimität mit dem identifizierten Patienten zurück. Die Mutter setzte fürs eigene Überleben auf Vaters Position, unterstützte die Handlungen ihres Ehemannes und tolerierte ihre eigene sexuelle Unzufriedenheit mit ihm.
Für den identifizierten Patienten war die Bestätigung von Männlichkeit oder Weiblichkeit natürlich entscheidend für die Entwicklung einer sicheren sexuellen Identität. Beim Fehlen einer solchen Identität wurde der Drogenkonsum ein Mittel der Vermeidung, sich mit diesen neulich entwickelten sexuellen Gefühlen und Rollenanforderungen auseinanderzusetzen. (Bekanntlich ist die Drogenszene im Grunde geschlechtslos. Aufgrund seiner allumfassenden Abhängigkeit von Drogen ist der Drogenkonsument entweder an Sex nicht interessiert oder sich dessen nur wenig bewußt. Drogenabhängige haben vielmehr Drogengefährten denn Sexualpartner. Wenn reguläre sexuelle Austausche vorkommen, so sind sie „Vergeltungsmittel" wie Geld oder weitere Drogen) (Kirschenbaum et al. 1974, S. 54).

Dadurch, daß in dysfunktionalen Familien eine allgemeine Furcht herrscht, überhaupt Gefühle zu zeigen, entsteht beim einzelnen im Innersten ein Gefühl von Isolation (Luthman u. Kirschenbaum 1974, S. 35); es entwickelt sich eine „Pseudointimität" in der Familie (Kirschenbaum et al. 1974, S. 55). In Anlehnung an Johnson u. Westman (1968) betrachten Kirschenbaum et al. den Drogenkonsum als Versuch des Jugendlichen, seine psychischen Schmerzen (besonders die Gefühle der Isolation) zu reduzieren und die Wünsche nach Intimität, Fusion und tiefem emotionalen Verbundensein zu befriedigen (ebd., S. 55).
Die *Kommunikationsmuster* in Familien mit einem Drogenabhängigen entsprechen häufig der erwähnten Angst vor Gefühlsäußerung. Sie sind „fast ausschließlich kognitiv, intellektuell und rational" (ebd., S. 50). Damit ist einer der vier inkongruenten, dysfunktionalen Kommunikationstypen angesprochen, die Satir bei Menschen in Spannungs- und Konfliktsituationen beobachtet und charakterisiert hat (Satir 1972, S. 81–103):

– *Der Rationalisierer* ist sehr korrekt, vernünftig und zeigt kaum Gefühle. Er könnte mit einem Computer verglichen werden.
Worte: sehr vernünftig, oft unpersönlich („man") und mit abstrakten Substantivierungen;
Körper: unbewegt, gespannt;
Gedanken und Gefühle: „Ich fühle mich leicht ausgeliefert, ich darf nie Fehler machen."

Die anderen 3 Kommunikationstypen beschreibt Satir wie folgt:

– *Der Beschwichtiger* spricht immer in einschmeichelnder Art, versucht zu gefallen, entschuldigt sich und bejaht alles bzw. stimmt nie gegen etwas.

Worte: zustimmend, oft Verwendung des Konjunktivs;
Körper: stimmt versöhnlich, unterwürfig, hilflos;
Gedanken und Gefühle: „Ich komme mir wie ein Nichts vor; ohne ihn bin ich tot. Ich bin nichts wert."
– *Der Ankläger* sucht bei anderen den Fehler, ist überheblich und ein Diktator.
Worte: nicht zustimmend, gebraucht universelle Quantifizierungen;
Körper: anklagend, fordernd, mit Zeigefinger;
Gedanken und Gefühle: „Ich bin einsam und erfolglos."
– *Der Ablenker* ist nie in direkter Beziehung zu dem, was irgend ein anderer sagt oder tut. Er antwortet nie direkt auf eine Frage, er ist ein Chaot.
Worte: ohne Beziehung, belanglos, ergeben keinen Sinn;
Körper: eckig und in verschiedene Richtungen weisend;
Gedanken und Gefühle: „Niemand macht sich etwas aus mir. Ich gehöre nirgendwo hin."

Diese vier Reaktionsweisen benutzen Menschen mit geringem Selbstwertgefühl in Konfliktsituationen, „um eine drohende Ablehnung zu umgehen" (Satir 1972, S. 85). Alle vier beinhalten die wichtigsten dysfunktionalen Kommunikationsmuster, welche die erfahrungsbezogenen Familientherapeuten erwähnen:

– *Indirekte, unklare Kommunikation* mit oft unvollständigen Sätzen oder Satzabbrüchen (Satir 1964, S. 87 ff., 97, 104; Kempler 1973, S. 36 ff.; 1981, S. 86 ff.; Satir u. Baldwin 1983, S. 197).
– Gebrauch von *Substantivierungen* und damit von Ausdrücken statischer Zustände statt Darstellung von Prozessen durch das Verwenden von Verben (Bandler et al. 1976, S. 32 ff.; Satir u. Baldwin 1983, S. 197 f.).
– Je unklarer die Botschaft, desto größer ist die Gefahr von Mißverständnissen beim Empfänger. Er kann einen Teil der Aussage falsch verstehen, indem er den verwendeten Begriffen und Zeichen eine andere Bedeutung zuschreibt; oder er kann einen Teil mit der ganzen Botschaft verwechseln *(Teiläquivalenz)*. Wenn der Kommunikator beispielsweise mit dem Finger zeigt und der Empfänger dies automatisch als Ärger interpretiert, dann macht er Rückschlüsse aus früheren Erfahrungen *(Generalisieren)*. Falls er daraus bereits annimmt, die Botschaft zu verstehen, ohne sie zu überprüfen, dann begeht er den nächsten Fehler im Kommunikationszyklus, das *Gedankenlesen* (Satir 1964, S. 83 f., 87 f., 112 ff.; Bandler et al. 1976, S. 39 ff., 89 ff., 99; Satir u. Baldwin 1983, S. 198).
– Die Mißverständnisse können noch verstärkt werden, wenn die Gesprächspartner *unterschiedliche Darstellungssysteme* verwenden (visuelle, auditive oder kinästhetische, vgl. Bandler et al. 1976, S. 47; Grinder u. Bandler 1976).
– Bei allen „gestörten" Familien hat Satir *doppeldeutige Botschaften* festgestellt. Das heißt, daß insgesamt die verbale Kommunikation (Worte) und die KörperStimmklangKommunikation (Gesichtsausdruck, Körperhaltung, Muskelspannung, Atemgeschwindigkeit und Klang der Stimme) nicht übereinstimmen (Satir 1972, S. 83).

Alle die genannten Kommunikationsmuster bilden die Grundlage oder sind das Ergebnis von *geschlossenen Familiensystemen* (Satir 1964, S. 209). In solchen Systemen sind die Selbstwertgefühle der einzelnen Mitglieder gering (Satir 1972, S. 145). Besonders bei Familien mit Drogenabhängigen sind die Kommunikationsmuster der Geschlossenheit entsprechend „zugeknöpft"; Luthman und Kirschenbaum reden von depressiven Familiensystemen (1974, S. 66, 209 f.). Die Regeln sind versteckt, unpassend, unmenschlich und starr (Satir 1972, S. 146; Satir u. Baldwin 1983, S. 202 f.). Geschlossene Familiensysteme haben demzufolge Mühe, mit Krisen umzugehen, die der normale familiäre Lebenszyklus mit sich bringt – bei unserer Thematik v. a. in der Adoleszenz und Ablösungsphase (Satir 1972, S. 146; Napier 1980, S. 53 ff., 64 f.; Whitaker u. Keith 1981, S. 195; Satir u. Baldwin 1983, S. 203).

Die *Rollenverteilungen* in dysfunktionalen Familien sind schließlich auch relativ starr. Wie schon bei anderen familientherapeutischen Schulen festgestellt wurde, hat der Drogenabhängige meist die Rolle des *Sündenbocks* inne. In ihrem ausführlichen Werk über Familien mit einer alkoholabhängigen (Eltern)person beschreibt Wegscheider (1981) die Rollen, welche üblicherweise in solchen Familien auftreten: der Koabhängige („enabler") ist in der Regel der Ehepartner; die Kinder haben die Rollen des Helden, verlorenen Kindes, Maskottchens und eben des Sündenbocks:

> Er hat früh in seiner Familie über das schmerztötende Potential von Alkohol und anderen Drogen gelernt. (...) Er hat rausgefunden, daß Trinken und Drogen nicht nur Schmerzlinderung, sondern auch „Kitzel" und eine Möglichkeit bieten, elterlichen oder anderen Autoritäten mit Vergeltungsversuchen zu trotzen. Es sollte uns somit nicht überraschen aus der klinischen Praxis zu erfahren, daß – so wie die Helden zu Co-Abhängigen („enablers") – die Sündenböcke zu einer neuen Generation von Abhängigen heranwachsen (Wegscheider 1981, S. 125).

Whitaker und Keith weisen ebenfalls auf die Tragik einer Mehrgenerationenwiederholung hin (1981, S. 196), und Kirschenbaum et al. stellen in ihrer Untersuchung fest, daß trotz des Wunsches der Familie an den identifizierten Patienten, ohne Drogengebrauch zu leben, in 7 der 10 Familien ein übermäßiger Alkoholkonsum bei den Eltern vorhanden war (1974, S. 48).

9.5 Therapiekonzepte – Ziele und Methoden

Ziel der experientellen Familientherapie ist die Förderung des Wachstums jedes Einzelnen in der Familie sowie des Familiensystems als Ganzes (Luthman u. Kirschenbaum 1974, S. 22 ff.; Kaplan u. Kaplan 1978, S. 195; Kempler 1981, S. 27–29; Whitaker u. Keith 1981, S. 199 ff.; Satir u. Baldwin 1983, S. 185–190; Schmidtchen 1983, S. 138 ff.). Im Vordergrund stehen einerseits eine vertrauensvolle, offene Atmosphäre „ohne Wertungen und Kritik", die ein Wachstum überhaupt ermöglicht (Brown 1983, S. 98; Satir 1964, S. 181 ff.; Satir u. Baldwin 1983, S. 210–215), andererseits die Persönlichkeit des Therapeuten mit den Hauptzielen, „humaner zu werden im Kontext der Familie" (Whitaker u. Keith 1981, S. 201) und „eine Familie, die in Not ist, so anzuregen, daß sie selbst eine entwicklungsfördernde Atmosphäre schaffen kann, die ihren Mitgliedern die Möglichkeit gibt, sich als Individuen zu entwickeln" (Luthman u. Kirschenbaum 1974, S. 215). Die Menschlichkeit des Therapeuten ist viel zentraler als die einzelnen Techniken (Satir u. Baldwin 1983, S. 209, 230 ff.), die nach Whitaker u. Keith v. a. für den unerfahrenen Therapeuten von Bedeutung sind (1981, S. 218).

Die wichtigsten Methoden und Techniken sollen dementsprechend nur kurz beschrieben werden, nicht zuletzt auch deshalb, weil keine Behandlungsbeispiele des experientellen Ansatzes zur Drogenabhängigkeit vorliegen. Übersichtshalber werden die therapeutischen Schritte auf den beiden Ebenen getrennt behandelt, obwohl „sich der Therapeut ständig in seiner Arbeit hin und her bewegt zwischen der Familie als einer Ganzheit und den einzelnen Familienmitgliedern" (Luthman u. Kirschenbaum 1974, S. 168).

Auf der individuellen Ebene geht es um die Förderung einer „ganzheitlichen Person" und den Aufbau einer integrativen Struktur:

> Die integrative Struktur bezieht sich auf die innere Struktur, um die das Individuum seine Identität aufgebaut hat. Sie umfaßt sein Wertsystem, Selbstbild und Körperbild, die Möglichkeiten, sich selbst darzustellen, den Bezugsrahmen für das Geben und Nehmen, die Art und Weise, mit Veränderung, Verlust, Frustration und Zudringlichkeit umzugehen, sowie Prozesse für die Förderung des Wachstums und die Steigerung des Selbstwertgefühls. Alle diese Aspekte der Identität des Individuums sind darin integriert, was wir sein Gefühl, eine ganzheitliche Person zu sein, nennen wollen (Luthman u. Kirschenbaum 1974, S. 134; vgl. auch Napier u. Whitaker 1978, S. 295).

Die Integration tritt nach einer chaotischen, krisenhaften (Therapie)phase ein und bedeutet für den Einzelnen „Hoffnungsfreudigkeit und Bereitschaft, die Dinge auf eine neue Art anzugehen" (Satir u. Baldwin 1983, S. 220 ff.).

Als wichtigstes Instrument kann man den Anspruch der erfahrungsbezogenen Richtung betrachten, daß sich *der Therapeut selbst als Modell für eine ganzheitliche Person einsetzt*. Er sollte damit alle entsprechenden Fähigkeiten verkörpern und bei den Einzelnen fördern, die auch im Kapitel über die „gesunde" Familie genannt worden sind (S. 117 f.; Satir 1964, S. 181–199; Luthman u. Kirschenbaum 1974, S. 77–91, 120; Bandler et al. 1976, S. 104; Kaplan u. Kaplan 1978, S. 202 f.; Whitaker u. Keith 1981, S. 208; Satir u. Baldwin 1983, S. 228, 234). Die Grundlage bilden die Vorstellungen der humanistischen Psychologie, wonach die Klienten die Keime für ihr eigenes Wachstum in sich tragen. Der Therapeut ist in dieser Sicht „wie ein Gärtner", der die optimalen Wachstumsbedingungen kennt und schafft oder „wie eine Hebamme", welche die Geburt neuer Möglichkeiten anregt (Satir u. Baldwin 1983, S. 226 f.). Die Techniken sind nur Hilfsmittel und stammen z. T. aus anderen Ansätzen der humanistischen Psychologie:

– Der Gebrauch von **Metaphern** vermittelt Informationen auf eine nichtdirektive und nicht- einschüchternde Art. Zugleich wird beim Klienten eine gewisse Distanz zur präsentierten Situation geschaffen und die Lernmöglichkeit durch die anregende Bildersprache erweitert (Satir u. Baldwin 1983, S. 244 f.).

- **Humor** ist ein wichtiges Instrument nicht nur für die Schaffung einer guten Atmosphäre, sondern er ermöglicht ähnlich wie die Metapher eine neue Sichtweise oder Distanz bezüglich einer verfahrenen Situation (Kempler 1973, S. 116 f.; 1981, S. 110; Satir u. Baldwin 1983, S. 246 f.).
- Mit der **Gestalt-Technik des leeren Stuhles** ist es möglich, verschiedene Seiten innerhalb einer Person oder verschiedene Personen (d. h. die Vorstellungen, Verhaltensweisen, Gefühle usw.) herauszuarbeiten, einander gegenüberzustellen und miteinander in Verbindung zu setzen (Kempler 1973, S. 103 f.; Luthman u. Kirschenbaum 1974, S. 111–114; Brown 1983, S. 105 f.; Gammer 1983, S. 115 f.).
- Mit **Parts Party** hat Satir noch eine stärkere aber auch aufwendigere Methode entwickelt, die ebenfalls das Ziel hat, „einer Person zu helfen zum Bewußtsein zu kommen, daß sie aus vielen verschiedenen Seiten (Parts) besteht, mit diesen Teilen vertraut zu werden, sie zu verstehen und zu lernen, sie in einer harmonischen und integrierten Art zu gebrauchen" (Satir u. Baldwin 1983, S. 258).
Wie das Psychodrama erfordert diese Technik eine Gruppe von Leuten, welche die verschiedenen Teile einer Person darstellen können (außer der Klient spielt selbst alle seine Teile). Die stark erfahrungsbezogene Methode verläuft in 4 Schritten: das Treffen der Teile, das Erleben ihrer Konflikte, die Veränderung und schließlich ihre Integration (ausführlicher ebd., S. 258–263).

Auf der zweiten Ebene, dem Niveau der Interaktion, läßt sich diese Technik auch gut verwenden: Dann können sich die verschiedenen Teile von zwei (oder mehreren) Personen treffen, und es lassen sich dadurch sehr gut Konflikte zwischen Teilen der Partner herausarbeiten, darstellen und verändern.

- Die **Familienskulptur** ist ebenfalls eine „dramatische" Technik und eine der berühmtesten des wachstumsorientierten Ansatzes. Anhand dieser sowohl „diagnostischen, therapeutischen und Ausbildungstechnik" (Schweitzer u. Weber 1982, S. 113) lassen sich mehrere experientelle Methoden erläutern (vgl. Duhl et al. 1973; Papp et al. 1973; Schweitzer u. Weber 1982; Satir u. Baldwin 1983, S. 243 f.; Gammer 1983, S. 115):
- Anstatt über Prozesse, Beziehungen und Interaktionen in einer Familie „nur" zu reden, läßt sie der Therapeut durch die Familienmitglieder in einer Skulptur darstellen. Mit dieser wirkungsvollen *Metapher* lassen sich sowohl die räumliche Nähe bzw. Distanz und in der zweiten Dimension die vertikale Struktur in der Familie wie auch bei den einzelnen die Körperhaltung, Mimik und Gestik bildhaft ausdrücken.
- Skulpturen ermöglichen somit die Darstellung von Interaktionen auf verschiedenen Ebenen. Durch das *Einsetzen des ganzen Körpers* und besonders auch von *Berührungen durch den Therapeuten* (vgl. dazu Satir u. Baldwin 1983, S. 247 f.) werden *Gefühlswahrnehmungen und -äußerungen* gefördert.

– Je nach Modifikation einer Skulptur (vgl. Schweitzer u. Weber 1982, S. 117–121) lassen sich zeitlich und inhaltlich verschiedene Situationen *im Hier und Jetzt* darstellen, nachempfinden und je nach Wunsch verändern.
– Die Skulptur ermöglicht ein deutliches, oft ehrliches *Mitteilen von Wünschen* an die anderen Familienmitglieder, und diese Wünsche können auf einer symbolischen Ebene ausgehandelt werden.
– Als Ausweitung der Skulptur kann eine Situation auch in Bewegung gesetzt werden; dies führt dann über zu den Techniken der *„Dramatisierung"* (Gammer 1983, S. 114) oder des *„Ballets"* (Satir u. Baldwin 1983, S. 249 f.).

Damit wollen wir zu den wichtigsten Techniken überleiten, durch welche die *Kommunikationsmuster* in der Familie verändert werden können:

– Satir hat verschiedene Übungen und Spiele entwickelt, durch welche sich die vier dysfunktionalen Kommunikationsmuster darstellen und verändern lassen und neue, direkte, klare Kommunikationsformen eingeübt werden können (1964, S. 209–214; 1972, S. 81–122; Satir u. Baldwin 1983, S. 196–202, 248 f.).
– Um den Familien zu helfen, ihre Kommunikationsmuster von geeichten in rückgekoppelte Zyklen zu verwandeln, praktiziert der Therapeut **Ent-Substantivierung**, das heißt, er verwandelt die Darstellung eines Ereignisses in einen Prozeß. Er verwendet das vom jeweiligen Familienmitglied am häufigsten gebrauchte *Repräsentationssystem* und schaut, daß *Gedankenlesen und Generalisierungen aufgehoben* und *begonnene Interaktionen zu Ende geführt werden* (Bandler et al. 1976, S. 81–146).

Darüber hinaus verwenden die erfahrungsbezogenen Familientherapeuten auch Techniken aus der kommunikationstheoretischen Familientherapie, die bereits unter dieser Schule beschrieben worden sind. Abschließend sollen noch zwei Methoden aufgeführt werden, welche die Interaktionsmuster in Familien ebenfalls über das Einsetzen verschiedener Wahrnehmungskanäle zu verändern versuchen:

– **Das Rollenspiel** schließt bei den Techniken des „Dramatisierens" und „Balletts" an. Es fördert besonders die *Öffnung des Familiensystems*, indem durch Szenenvariationen und zusätzlichem Rollentausch die Perspektiven jedes Familienmitgliedes gewechselt und erweitert werden und somit das gegenseitige Verständnis vergrößert wird. Auch Rollenfixierungen lassen sich durch diese Methode aufweichen (Kempler 1973, S. 105 ff.; Satir u. Baldwin 1983, S. 245 f.; Schumacher-Merz 1983, S. 179–187).
– Die **Familienrekonstruktion** ist schließlich diejenige Methode, welche die *Mehrgenerationenperspektive* in der experientellen Richtung am besten berücksichtigt. Sie verfolgt hauptsächlich 3 Ziele:
  – dem Protagonisten die wichtigsten seiner alten Lernquellen (wieder) enthüllen, alte Geheimnisse seines Lebens ausfindig machen und ins „Puzzle" einfügen,
  – eine neue Sichtweise und ein Bewußtsein über die Persönlichkeiten der eigenen Eltern entwickeln,
  – den Weg bereiten, um seine eigene Persönlichkeit zu finden.

Die Familienrekonstruktion ist in ihrem Kern auch eine Form von Drama und wird entsprechend in einer Gruppe durchgeführt. Die wichtigsten Szenen sind:
– die bedeutendsten Familiengeschichten der beiden elterlichen Familien,
– die Szenen des Treffens, Umwerbens und der Heirat der Eltern,
– die Geburt der Kinder aus dieser Ehe, mit Schwerpunkt auf derjenigen des Protagonisten (Satir u. Baldwin 1983, S. 253–258; Gammer 1983, S. 131).

9.6 Beurteilung

Der erfahrungsbezogene, wachstumsorientierte Ansatz hat viele Konzepte und Ideen von anderen Richtungen übernommen. Dies hat den Vorteil, daß eine Vielfalt und Kreativität in der Familientherapie möglich wird. Es hat aber den gewichtigen Nachteil, daß es dieser Schule an einer umfassenden und konsistenten Theorie fehlt (Nichols 1984, S. 264, 291 f.; Beck 1985, S. 221). Negativ verstärkt wird dies noch durch den Umstand, daß die erfahrungsbezogenen Familientherapeuten „nicht sehr interessiert sind, ihre Theorien und Resultate zu verifizieren" (Nichols 1984, S. 289). Im Zusammenhang mit dem Interesse an der Therapie von Familien mit Drogenabhängigen ist besonders kritisch anzumerken, daß es diesbezüglich an ausführlichen Fallbeispielen völlig mangelt, ganz zu schweigen von Erfolgs-/Mißerfolgszahlen. Whitaker und Keith räumen ein, daß es „wenig objektive Evidenz für den Erfolg dieses Modells der Familientherapie" gebe (1981, S. 220). Sie verweisen demgegenüber auf die Tatsache, daß viele frühere Klienten neue Familien überweisen, was auf einen hohen Nutzen deute. Schließlich nennen sie – wohl bezeichnend für diesen Ansatz und besonders für Whitakers Provokationsfreudigkeit – die persönliche Befriedigung des Therapeuten als die „solidesten Daten" für die Erfolgsmessung (ebd., S. 221). Dies dürfte eine allzu subjektive Bewertung sein (die Herausgeber des Sammelbandes distanzieren sich in einer Fußnote von diesen Äußerungen), selbst wenn die erfahrungsbezogenen Familientherapeuten lobenswerterweise viel Gewicht auf eine gute Schulung und selbstsichere Persönlichkeit des Therapeuten legen.

Die andere Seite der Theoriearmut und der schwachen Verankerung in der Forschung ist die Lebendigkeit, Frische, Kreativität, der Mut und Humor der erfahrungsbezogenen Familientherapeuten. Dies führte einerseits sicher dazu, daß beispielsweise eine Hauptvertreterin dieser Schule – Virginia Satir – zu den einflußreichsten Lehrern der Familientherapie wurde (Coleman u. Davis 1978, S. 26; Hoffman 1981, S. 228; Textor 1983, S. 182). Durch die Einfachheit der Sprache (vgl. Satir 1987, S. 187), spannende Fallbeschreibungen (vgl. Napier u. Whitaker 1978) oder bildliche Untermauerung in ihren Büchern (z. B. Satir 1972) kommt den erfahrungsbezogenen Familientherapeuten andererseits das Verdienst zu, viel allgemeines Gedankengut der Familientherapie einem breiteren Publikum zugänglich gemacht zu haben (v. a. Satir, 1972). Damit leisten sie auch einen anerkennenswerten Beitrag für die Prävention, genauso durch ihre Akzentsetzung auf der Gesundheit (statt Pathologie) und dem Wachstum von Individuen im familiären Kontext (Satir 1964, S. 200–207; Luthman u. Kirschenbaum 1974, S. 278; Napier 1980; Satir u. Baldwin 1983, S. 189). Gerade im Hinblick auf das letzte Kapitel dieser Abhandlung wird die Bedeutung noch verstärkt durch die Grundhaltung, daß die erfahrungsbezogenen Familientherapeuten nicht Anpassung des einzelnen an die Familie bzw. der Familie an die Gesellschaft als oberstes Ziel betrachten, wie etwa der Hauptvertreter der strukturellen Richtung. Interessant (und nicht ohne Zündstoff) für die Prävention dürfte schließlich die Hauptbestrebung von Whitaker und Keith sein, „die Kreativität (was wir Verrücktheit nennen) der Familie und des einzelnen Mitglieds zu vergrößern" (1981, S. 200). Ein Zitat von Satir, die der Familie als „die wesentlichste Einheit der Gesellschaft" (1972, S. 352) durchaus ein Veränderungspotential zuschreibt, soll diese Haltung untermauern und uns – ganz im Sinne dieser Richtung – hoffnungsvoll in das letzte Kapitel einstimmen:

> Beginnen Sie mit Ihrer Familie. Ihr alle wißt von Pott, Kommunikation und Prozeß. Setzt diese mächtigen Kräfte jetzt in eurer Familie ein. Wenn sie beginnen, in eurer Familie zu funktionieren und diese zu einer „nährenderen", sich weiterentwickelnden wird, werden diese gleichen Kräfte in der Gesellschaft angewendet. Es könnte sogar der Beginn zu einer neuen Gesellschaftsart sein *(ebd., S. 353)*.

Teil III
*Prävention: Ansätze aus einer Integration
der familientherapeutischen Modelle*

10 Vorschläge für die Suchtprävention im Bereich Familie

10.1 Einleitung

Dieser abschließende Teil stellt den Versuch dar, die wichtigsten Erkenntnisse der
in Teil II beschriebenen familientherapeutischen Modelle in bezug auf Drogenabhängigkeit zusammenzufassen, zu verknüpfen und aus einer solchen integrativen
Darstellung Vorschläge abzuleiten, wo die Suchtprävention im Bereich Familie
anzusetzen hat. Der Begriff Prävention umfaßt sowohl in der Theorie wie in der
Praxis einen weiten Bereich, so daß einleitend einige allgemeine Überlegungen
angestellt werden sollen.

Prävention, Prophylaxe oder Vorbeugung beinhalten alle Maßnahmen, die das
Auftreten von unerwünschten Ereignissen (Verhaltensweisen, Erkrankungen usw.)
verhindern sollen; positiv ausgedrückt dienen sie der Schaffung und Erhaltung
fördernder Lebensbedingungen für die körperliche und seelische Gesundheit.

Die meisten Publikationen, die sich mit der Prävention psychischer Störungen
befassen, erwähnen die von Caplan (1964) aufgestellte und auch von der WHO
übernommene Kategorisierung in primäre, sekundäre und teritäre Prävention:

Primäre Prävention bedeutet die Verhinderung einer Störung von vornherein,
sie setzt vor dem Auftreten von Anfangssymptomen ein, also bei der Gesundheitsförderung bzw. -erhaltung.

Sekundäre Prävention hat die Aufgabe, beginnende oder eingetretene Erkrankungen möglichst frühzeitig zu behandeln und deren Dauer zu verkürzen, sowie
Rückfälle zu verhindern.

Tertiäre Prävention versucht, Folgeschäden und Chronifizierung einer bereits
eingetretenen Erkrankung zu verhindern.

Diese Einteilung ist insofern provozierend und umstritten, als sekundäre und
tertiäre Prävention üblicherweise als Therapie und Rehabilitation bezeichnet werden. Zudem stellt sich das Problem, daß sich in der Praxis die Bereiche oft über-
schneiden und somit keine einfach zu definierenden Kategorien bilden, sondern –
wie etwa die Begriffe „gesund" und „krank" – auf einem Kontinuum anzuordnen
sind (Dörner et al. 1979, S. 21).

Bezüglich unserer Fragestellung seien zuerst einige primärpräventive Aspekte
erwähnt, welche die Familientherapie bei Drogenabhängigkeit impliziert:

In der Familientherapie werden außer dem Symptomträger andere Personen
miteinbezogen, die sonst nicht in Behandlung gingen, die aber durchaus einen pa-

thogenen Einfluß auf ihre Umgebung haben können. Indem das Problemfeld erweitert wird, kann die Stigmatisierungsgefahr des Indexpatienten vermindert werden, wobei dann jedoch nicht einfach das größere System als „Patient" gestempelt werden soll.

Falls Änderungen im Familiensystem erwirkt werden können, hat dies präventive Auswirkungen auf alle Angehörigen in der Familie, besonders auf etwaige Geschwister des Symptomträgers.

Im besten Fall wird in der Familie ein Prozeß eingeleitet, den die Familenmitglieder dann von sich aus, ohne Therapeuten weiterführen können. So werden nicht nur die Eltern fähiger für ihre Aufgaben, sondern es wächst auch die Wahrscheinlichkeit, daß die nächste Generation kompetenter wird in den Rollen als Ehepartner und Erzieher (Stanton 1979, S. 273 f.; vgl. auch Petzold im Vorwort zur deutschen Ausgabe von Kempler 1973; Sperling u. Sperling 1976, S. 200; Weingarten 1980, S. 62; Boszormenyi-Nagy 1981, S. 194; Wille 1981, S. 1613; Lawson et al. 1983, S. 255 ff.).

Die Bedeutung der Familientherapie für die Primäre Prävention darf jedoch nicht überschätzt werden. L'Abate, der als Familientherapeut sehr viel über präventive Programme publiziert, sieht eine hauptsächliche Begrenzung darin, daß die Familientherapie (obwohl günstiger als Einzeltherapie) unter anderem aus Kostengründen nur eine bestimmte Auswahl von Familien erreicht, die meistens bereits „klinisch dysfunktional" sind (L'Abate 1987, S. 6).

Ähnlich wie in der Familientherapie, so fehlt auch im Gebiet der Prävention eine einheitliche theoretische Konzeptualisierung. Ein Hauptproblem besteht darin, daß Versuche, die Ziele, Ansatzpunkte und Methoden der Prävention zu umschreiben, auf einem zu hohen Abstraktionsniveau sind, so daß sie einen zu breiten Interpretationsspielraum zulassen (Kommer u. Röhrle 1981, S. 90).

Für unsere Fragestellung bietet die von Ernst (1977) vorgenommene vierdimensionale Einteilung der Prävention einen guten Rahmen als Orientierungshilfe:

– Personenorientierung – Systemorientierung
Prävention kann schwerpunktmäßig beim einzelnen Menschen, bei sozialen Systemen (z. B. Nation, Wirtschaft, Schule, Familie) oder kombiniert bei bestimmten Personen eines Systems (z. B. Lehrer, Eltern) ansetzen.

– Streßimmunisierung – Streßreduzierung
Der personenorientierte Ansatz setzt in erster Linie bei der Streß-Immunisierung ein, indem das Individuum mit belastenden Faktoren der (psychosozialen) Umwelt besser umzugehen lernen und somit resistenter gegen diese werden soll. Systemorientierte Prävention versucht, die belastenden Faktoren in der Umwelt des Individuums oder eines Systems wie der Familie zu reduzieren.

– Spezifität – Unspezifität
Spezifische Prävention setzt die Lokalisierung der genauen Problemursache(n) oder Risikogruppe(n) voraus, auf die sich die entsprechenden Maßnahmen richten können.

Unspezifische Prävention versucht allgemeiner diejenigen Lebensumstände zu verbessern, die in Zusammenhang mit der Entwicklung und Aufrechterhaltung eines Symptoms stehen.

– Engagement der Professionellen – Eigeninitiative der Betroffenen
Diese Dimension verweist auf ein zentrales Spannungsfeld präventiver Arbeit: Professionelle erarbeiten aus ihrem Wissen Maßnahmen, Interventionen und Programme, die sie gewissermaßen als Dienstleistungen der Bevölkerung anbieten, oder die Betroffenen können nach dem Prinzip der „Hilfe zur Selbsthilfe" in eigener Verantwortung präventive Aktivitäten planen und durchführen.

Damit sei auf einige *Schwierigkeiten und Gefahren im Zusammenhang mit Prävention* übergeleitet:

– Bereits aufgeführt wurde das Problem der *unzureichenden theoretischen und methodologischen Fundierung* präventiver Programme (Kommer u. Röhrle 1981). Brandtstädter sieht „in dieser Frage kein Grund zur Euphorie" (1982, S. 28); er bemerkt hingegen, daß sich wie im alltäglichen Handeln auch im Bereich der Prävention „praktische Effizienz und theoretische Ignoranz" keineswegs ausschließen müssen, wie Beispiele aus der Geschichte der Präventivmedizin zeigten (ebd., S. 27). Präventive Interventionen trotz theoretischer Unsicherheiten sollten dann aber systematisch mit Evaluation gekoppelt werden (ebd., S. 28). Doch gerade hier besteht eine weitere Schwierigkeit präventiven Handelns, daß nämlich der Nachweis der Wirksamkeit schwer zu erbringen ist und (deshalb) nur in seltenen Fällen erbracht wird (Hornung et al. 1983, S. 168; Direktion des Gesundheitswesens des Kantons Zürich 1988, S. 48).
– Eng damit im Zusammenhang steht das Problem der *Zielsetzung* präventiver Programme. Dabei stellt sich zuerst die Frage, wann ein Verhalten (wie der Drogenkonsum) als Problem betrachtet wird, und wer die „Definitionsgewalt" hat (Schenk 1982, S. 245). Schenk verweist auf Beiträge, welche die Betrachtung des Drogenkonsums nur unter dem pathologischen Aspekt kritisieren (ebd., S. 260 ff.). Drogenkonsum an sich stellt noch kein soziales Problem dar, sondern erst „wenn erhebliche Risiken mit diesem verbunden sind, wenn der Gewinn in keinem Verhältnis zu dem Verlust steht und wenn schließlich die Zahl der Konsumenten groß und damit die Belastung für die Gesellschaft erheblich ist" (ebd., S. 246).
Wenn ein Verhalten als soziales Problem anerkannt ist, dann stellt sich die Frage nach möglichen Zielen präventiver Aktivitäten. Am Beispiel Drogenkonsum Jugendlicher kann dies von der Forderung nach völliger Abstinenz reichen – meistens verbunden mit gesetzgeberischen Kontrollen, Verboten bzw. Abschreckung (zu dieser Problematik vgl. z. B. Schenk 1982, S. 262 ff.; Wanke 1984, S. 161; Uchtenhagen 1987 S. 108) – bis zur ins 18. Jahrhundert zurückgehenden Formulierung, „den Mißbrauch zu verdammen, ohne den Gebrauch zu untersa-

gen" (Friedrich der Große, zit. nach Leu 1980, S. 5); wobei sich dann als Zielproblem stellt, den „optimalen" Konsum festzulegen (Schenk 1982, S. 263).

– Angesichts der angesprochenen Schwierigkeiten können *Bedenken* gegen verstärkte Präventionsbemühungen berechtigt sein; problematisch werden *Widerstände* aber dort, „wo es kaum Gründe gibt, an der präventiven Wirksamkeit geplanter Maßnahmen zu zweifeln" (Brandtstädter 1982, S. 30). Im Bereich der Suchtprävention treten Widerstände besonders dort am stärksten auf, wo ökonomische Interessen berührt werden (ebd.; Hornung et al. 1983, S. 168). Individuelle Widerstände gegen Suchtprävention können besonders aus Projektions- oder Verdrängungsmechanismen resultieren (Brandtstädter 1982, S. 30 f.).

– Nach präventiven Leistungen besteht somit gewöhnlich nur eine *geringe Nachfrage*. Erst wenn ein Problem zu groß wird, nicht mehr geleugnet werden kann und ein gewisser Leidensdruck entstanden ist, wächst das Bedürfnis nach präventiven Maßnahmen (ebd.); doch zu einem solchen Zeitpunkt werden die vorhandenen Ressourcen meistens zuerst zur Symptom- bzw. Krisenbekämpfung eingesetzt (Hornung et al. 1983, S. 168). Dies muß jedoch nicht unbedingt als ein Nachteil für die Prävention betrachtet werden, denn sowohl auf der Ebene des Individuums als auch der größeren Systeme können Kriseninterventionen Veränderungen bewirken, die ohne ein Symptom nicht möglich gewesen wären (vgl. Dörner et al. 1979).

– Dazu kommt der Punkt, daß eine zu frühe „Erfassung" von Personen und die Zuordnung zu Risikogruppen deren Probleme hinsichtlich Selbstwahrnehmung und sozialer Integration hervorrufen oder verstärken können. Auf die in diesem Zusammenhang bestehende *Gefahr der selbsterfüllenden Prophezeiung* wurde im Kap. 6.3 hingewiesen (weitere Literaturangaben auch bei Brandtstädter 1982, S. 31).
Aus diesen Überlegungen heraus verweisen kritische Stimmen auf die „Gefahr einer verfeinerten sozialen Kontrolle, die versucht, Abweichungen von der Normalität zu verhindern, wobei Zwangs- und Kontrollinstrumente weitgehend unsichtbar bleiben" (Stark 1982, S. 136).

Daraus ergeben sich Forderungen, daß Prävention psychischer Störungen nicht auf eine individuelle Ebene beschränkt bleibt, sondern daß die Zusammenhänge zwischen individuellem Leiden und gesellschaftlichen Gegebenheiten aufgezeigt und in den präventiven Handlungen möglichst berücksichtigt werden (ebd.).

Die dabei notgedrungen auftretenden Grenzen des Möglichen sollen „politisch sichtbar gemacht" werden (Keupp 1982, S. 20).

Damit werden einerseits Präventivfachleute vor Allmachtsphantasien oder Ohnmachtsgefühlen besser geschützt; andererseits entspricht diese Forderung dem berechtigten Grundsatz, wonach Prävention „weniger vorbeugend-zudeckend-passivierend", sondern „eher zulassend – aufdeckend – aktivierend" sein und „ihren Maßstab und ihr Korrektiv im Selbsthilfe-Grundsatz" haben soll (Dörner et al. 1979, S. 11).

Dàs folgende Orientierungsschema soll die einleitenden Ausführungen etwas veranschaulichen:

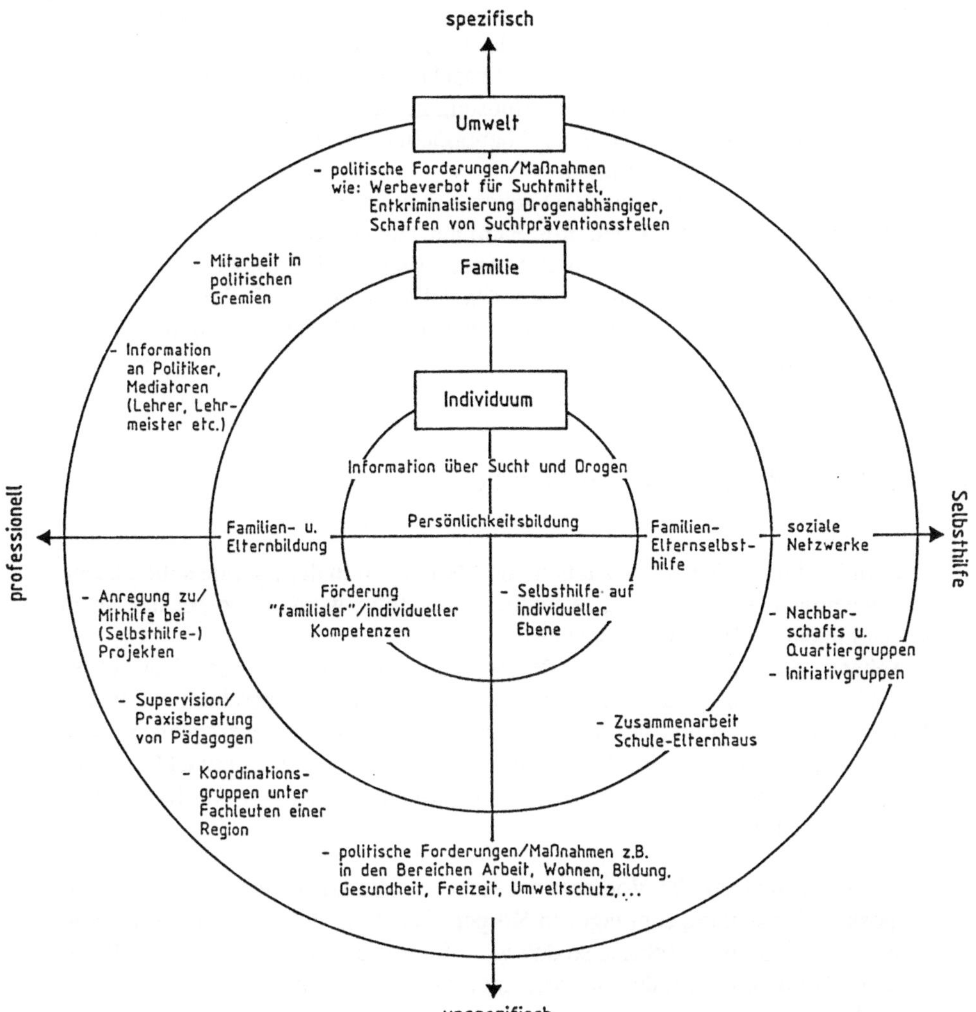

Abb 2. Beispiele für suchtpräventive Maßnahmen auf verschiedenen Ebenen

Wenn es in den abschließenden Kapiteln um die Suchtprävention im Bereich der Familie geht, so sind diese Vorschläge auf obigem Hintergrund als Teilmaßnahmen in einem größeren Umfeld zu verstehen.

Ausgangspunkt bilden dabei die Vorstellungen individueller und interpersonaler „Gesundheit", wie sie sich aufgrund der Integration familientherapeutischer Modelle als Ideal abzeichnen. Diese idealistischen Formulierungen beziehen sich schwerpunktmäßig auf die Phase der Ablösung im familiären Lebenszyklus.[1]

Die Vorschläge zur Prävention sind hauptsächlich im untern linken Viertel des Orientierungsschemas einzuordnen.

Viele Methoden aus der therapeutischen Arbeit können auch in der (professionellen) prophylaktischen Arbeit mit Familien angewendet werden (Ellis 1980, S. 130; Schaltenbrand 1982, S. 301; L'Abate 1984, S. 177 f.). Für Literatur sei deshalb primär auf die entsprechenden Kapitel verwiesen (6.5, 7.5, 8.5, 9.5), so daß sich die folgenden Literaturhinweise vor allem auf Familien- und Elternbildungsprogramme beschränken können.

10.2 Das Individuum in der Familie

Beim Individuum wie auch bezüglich den Merkmalen in der Familie sollen besonders diejenigen Aspekte von „Gesundheit" angeführt werden, die bei der Suchtprävention eine zentrale Rolle spielen.

Anhand des „ganzheitlichen Personenmodells" von Wegscheider (1981, S. 32 ff.) werden auf sechs Ebenen verschiedene Fähigkeiten beschrieben, die eine Person entwickeln sollte, um v. a. in der Phase der Adoleszenz/Ablösung möglichst suchtresistent zu sein. Allgemein geht es dabei um die Entwicklung eines gesunden, starken *Selbstwertgefühls*, wie es am ausführlichsten von Satir formuliert worden ist (vgl. Kap. 9.3):

Physisches Potential: Im Vordergrund steht hier die körperliche Gesundheit und die positive Einstellung zum eigenen Körper. Gerade in der Pubertät befindet sich dieser in einer Umbruchsphase, so daß viele Verunsicherungen beim Jugendlichen auftreten können, die große Auswirkungen auf das Identitäts- und Selbstwertgefühl haben.

---

[1] Da hier auf die verschiedenen Probleme bei der Definition von „Gesundheit" nicht näher eingegangen wird, sei auf Textor (1985) verwiesen, der neben dem idealistischen als Teil des klinischen Normbegriffs noch den statistischen, soziokulturellen und subjektiven Normbegriff erläutert.
Die durch die folgenden Kapitel (10.2–10.9) getroffene Einteilung in verschiedene Dimensionen einer Familie orientiert sich an integrativen Modellen, die am prägnantesten bei Walsh (1982) dargestellt werden (Kantor u. Lehr 1975; Beavers 1977; Barnhill 1979; Olson et al. 1979; Epstein et al 1982).

Tätigkeiten wie Tanzen oder Sport können helfen, ein gutes Körpergefühl zu entwickeln. Neben körperlicher Leistung, die v. a. Spaß, Freude und Aufregung bereiten sollte, ist auf der anderen Seite die Entspannungsfähigkeit zentral (Feser 1978, S. 63); für „Sensation" wie für die Beruhigung werden dann weniger wahrscheinlich künstliche Hilfsmittel in Form von Drogen benötigt.

Eng damit im Zusammenhang steht die Entfaltung der sinnlichen Wahrnehmung, einschließlich der Genußfähigkeit und der Möglichkeit, Rauscherlebnisse zu haben. Dazu gehört auch der ganze Bereich der Sexualität, der beim Drogenabhängigen oft mit vielen Problemen verbunden ist (Textor 1987, S. 497; 1989, S. 80).

Gefühlspotential: Grundlage bilden die Vorstellungen der „humanistischen Psychologie", die Wegscheider wie folgt umschreibt (1982, S. 35):

> Das ganze Spektrum der Gefühle entspringt ganz natürlich in jedem von uns und gibt dem Leben Würze und Aroma. Wir müssen sie nur zulassen, was immer sie auch sind, ins Licht des Bewußtseins erheben und sie dann in positiver, gesunder Weise gebrauchen. So einfach das tönen mag, so erweist es sich als kein leichtes Unterfangen.

Im Hinblick auf die Prävention der Drogenabhängigkeit ist es wichtig, daß der einzelne lernen kann, besonders folgende unangenehmen Gefühle zuzulassen, zu spüren und mit ihnen umzugehen: Einsamkeit, Verzweiflung, Langeweile, Aggression, Wut, Trauer (v. a. bei Verlust etwa durch Trennung, Scheidung oder Tod) sowie Ängste (v. a. die Angst, nichts wert zu sein, von anderen zurückgewiesen zu werden oder andere zu verletzen).

Bei den positiven Gefühlen, an denen es vielen Drogenabhängigen in ihrer Geschichte mangelte, sind v. a. die Geborgenheit, das Vertrauen (in sich und in die andern) sowie Freude, Spaß und die Genußfähigkeit in der Suchtprävention am stärksten zu beachten.

Soziales Potential: Lieben und arbeiten können, so lautete Freuds Kurzformel bezüglich des gesunden Individuums. Allgemein geht es auf dieser Ebene um die Fähigkeit, mit andern Menschen in befriedigende und sinnvolle Beziehungen treten zu können (vgl. Kap. 9.3, Hornung et al. 1983, S. 181; Greenberger 1984; Heise 1987, S. 381).

Eine wichtige Voraussetzung dazu besteht in der Ausbildung eines differenzierten und von andern Personen unabhängigen und getrennten Selbst, wie dies von der psychodynamischen Richtung unter den Begriffen der Selbst-Objekt-Differenzierung, bezogenen Individuation und Identität beschrieben worden ist (Kap. 8). Denn erst durch die Entwicklung einer Autonomie in einem Prozeß zunehmender Differenzierung wird es dem Jugendlichen möglich, sich v. a. gegenüber den Eltern abzugrenzen, sich von ihnen abzulösen, um dann nach einer Versöhnung auf einer neuen „distanzierteren" Ebene wieder mit ihnen in Beziehung treten zu können (Stierlin 1980; Duss-von Werdt 1980; Willi 1985). Die hier beschriebenen

Eigenschaften sollten natürlich primär für die Eltern gelten[1]; denn je ausgeprägter sie selber eine Selbst-Objekt-Differenzierung entwickelt haben, desto besser können sie während der ganzen Entwicklung des Kindes unterscheiden zwischen ihren eigenen und dessen Gefühlen, Bedürfnissen usw..

Die Chance ist dann größer, daß der Heranwachsende die Polaritäten von „Nähe" und „Distanz" nicht als Bedrohung, sondern je nach Situation als angemessen und bereichernd erleben kann. Dies ist eine wichtige Voraussetzung, um auch in der Peergruppe durch die Betonung der eigenen Wünsche und Bedürfnisse sowohl Grenzen zu setzen, als auch intime Beziehungen eingehen zu können.

Zum sozialen Potential gehört schließlich die Fähigkeit, Spannungen auszuhalten, ein Merkmal, das in analoger Form auf allen sechs Ebenen von entscheidender Bedeutung für die Suchtprävention ist (Becker 1980, S. 307; Uchtenhagen 1987, S. 97). Dies bedeutet einerseits, persönliche Konflikte auf sich zu nehmen und bearbeiten zu können, ohne sie auf andere zu übertragen oder zu projizieren (vgl. Kap. 8.3); andererseits beinhaltet es „soziale Handlungskompetenzen wie die Fähigkeit zu kommunizieren (...), zu kooperieren, Konflikte zu erkennen und aufzulösen und wo dies nicht möglich ist, sie als wesentliche Lebenselemente zu akzeptieren und mit ihnen umgehen zu können" (Hornung et. al. 1983, S. 180).

Geistiges Potential: In der westlichen Gesellschaft wird der Ausbildung dieses Bereichs die größte Bedeutung zugemessen. Entsprechend schwierig ist es für einen Menschen, ein starkes Selbstwertgefühl zu entwickeln, wenn er hier Mühe hat. Ohne auf die Problematik der Begabung oder Intelligenz einzugehen, sei bezüglich des Lernens lediglich auf die Erkenntnis hingewiesen, daß dieser Prozeß immer abhängig vom Kontext ist (Simon u. Stierlin 1984, S. 210 ff.). Als allgemeines Lernziel wird unter anderem oft eine „realistische Selbsteinschätzung" und eine „realistische Wirklichkeitsauffassung" genannt (Kommer u. Röhrle 1981, S. 113). Der Mensch soll Zusammenhänge verstehen und z. B. sich selbst in bezug zu den ihm äußeren Ereignissen setzen können („Lernen I"); er soll auch die Möglichkeit sehen, den (Lern)kontext zu beeinflussen und zu verändern („Lernen II" nach Bateson, vgl. Simon u. Stierlin 1984, S. 212).

Bei der Suchtprävention geht es v. a. um das Lernen und Wissen über Zusammenhänge im Bereich Sucht und Drogen beim einzelnen und seinem gesellschaftlichen Umfeld.

Spirituelles Potential: Spirituell kann zwar ebenfalls mit „geistig" übersetzt werden, es geht in diesem Bereich aber um ein nichtrationales Verständnis der Welt, das auch mit dem Begriff des Glaubens nicht nur in religiöser Hinsicht umschrieben werden kann.

Neben der allgemeinen Vermittlung von Werten ist in bezug auf die Suchtprävention in erster Linie wichtig, daß das Individium die Frage nach dem Sinn im

---

[1] Dies trifft selbstverständlich für alle in diesem Kapitel aufgeführten Merkmale zu.

Leben positiv beantworten kann (Wegscheider 1981, S. 40 f.; Hornung et al. 1983, S. 182).

Das Willenspotential beinhaltet schließlich die Fähigkeit, Ziele zu setzen, zu verfolgen und die dafür nötigen Entscheidungen zu treffen. Dazu gehören im weiteren die Bereitschaft, Risiken einzugehen und für sein Handeln die Verantwortung zu übernehmen und nicht andere Individuen damit zu belasten, auch wenn Fehler geschehen können (Duss-von Werdt 1980, S. 27; Textor 1985, S. 70); auf der andern Seite bedeutet es aber auch das Akzeptieren der eigenen Grenzen, wie es im „Gelassenheitsgebet" der Anonymen Alkoholiker formuliert wird:

> Gott schenke uns die Gelassenheit, die Dinge hinzunehmen, die wir nicht ändern können, den Mut, das Veränderbare zu verändern und die Weisheit, den Unterschied zu erkennen (Bateson 1972, S. 432; Wegscheider 1981, S. 42).

10.3 Rollen in der Familie

Wie in jeder sozialen Institution sollten auch in der Familie die Rollen klar und eindeutig definiert sein, wobei sich deren inhaltliche Dimension kaum normativ festschreiben läßt, da jeder normative Rahmen kultur- und zeitabhängig ist (Simon u. Stierlin 1984, S. 298). Aus den meisten familientherapeutischen Modellen läßt sich die pauschale Formulierung ableiten, „daß in gesunden Familien die Rollen dem Geschlecht und Alter des jeweiligen Individuums sowie den diesbezüglichen soziokulturellen Normen und Erwartungen entsprechen – sofern diese seine Weiterentwicklung fördern und nicht beschränken" (Textor 1985, S. 74).

Um im jeweiligen Kontext lebens- und entwicklungsfähig zu sein, muß die Familie als Gesamtsystem gewisse Aufgaben erfüllen, aus denen sich funktionelle Rollenanforderungen an die einzelnen Mitglieder ergeben. Solche notwendigen Funktionen sind z. B. die Bereitstellung all jener materiellen und nichtmateriellen Ressourcen, welche die grundlegenden Bedürfnisse jedes Menschen decken. Epstein, Bishop u. Baldwin (1982, S. 124 ff.) führen diese Rollenfunktionen näher aus und betonen, daß die Rollenzuweisungen und die dazugehörige Verantwortung klar und explizit sein sollen. Dabei müssen die persönlichen Bedürfnisse, Interessen und Fähigkeiten berücksichtigt werden, so daß kein Familienmitglied über- oder unterfordert wird, zwei Extreme, die in der Suchtprävention besondere Beachtung verdienen (Vontobel u. Baumann 1984, S. 17).

Wichtig ist zudem, daß die Rollenzuweisungen und -forderungen möglichst bewußt gemacht werden, damit v. a. die Kinder nicht über unbewußte Mechanismen oder Konfliktumleitungen in Rollen gedrängt werden, wie dies von den psychodynamischen, strukturellen und erfahrungsbezogenen Familientherapeuten ausführlich beschrieben worden ist (vgl. auch Papp et al. 1973, S. 201; Bron 1977, S. 80).

In der suchtpräventiven Arbeit ist speziell auf Sündenbockmechanismen in Familien zu achten. Allgemein gilt es jedoch, jegliche Rollenfixierungen zu vermeiden, denn wie Wegscheider (1981, S. 86) am Beispiel von Alkoholikerfamilien deutlich zeigt, hat jede festgelegte Rolle ihren Preis. Wenn die einzelnen Familienmitglieder nicht starr auf bestimmte Rollen beschränkt bleiben, können sie leichter andere Rollen übernehmen und mit neuen experimentieren. Wenn sie in gewohnten Rollen Sicherheit und Kontinuität gefunden haben, können sie diese auch variieren und so für ihre Weiterentwicklung fördernde Erfahrungen machen. Neben der damit verbundenen Stärkung des Selbstwertgefühls ist es den einzelnen möglich, „Rollen selbständig und kreativ an neue Gegebenheiten anzupassen" (Textor 1985, S. 74), wie dies besonders durch die Veränderung im familiären Lebenszyklus erforderlich ist. Da Süchtige in der Regel wenig gelernt haben, mit Spannungen verschiedenster Art umzugehen, sind bezüglich der Rollenthematik alle suchtpräventiven Maßnahmen von Bedeutung, bei denen die einzelnen Familienmitglieder dazu befähigt werden, Rollenwidersprüche zu verarbeiten und Rollenkonflikte zu lösen.

Wie anspruchsvoll solche Forderungen sind, sei ganz kurz anhand der Geschlechtsrollenproblematik angedeutet: Viele der dargestellten familientherapeutischen Modelle orientierten sich anfänglich stark an den durch Parsons u. Bales (1955) zur Norm erhobenen Rollenteilung, wonach dem Vater die instrumentelle, arbeits- und zielgerichtete und der Mutter die expressive, integrative, sozialemotionale Rolle bzw. Aufgabe zukommt. Allein eine solche Polarisierung birgt schon Konfliktpotentiale besonders unter psychologischen Gesichtspunkten in sich, wie beispielsweise Feldman (1982) in einer Übersicht darstellt.

Diese Vorstellungen und Wünsche über Rollenaufteilungen haben sich in den letzten Jahren zwar stark verändert, vielleicht gerade auch aufgrund der erfahrenen Auswirkungen auf die familiäre Dynamik (ebd.). Die Umsetzung dieser Wünsche in der gesellschaftlichen Realität hinkt indessen stark hinterher, denn im groben Umriß besteht „die gleiche Funktions- und Rangverteilung, die auch schon vor 20 und mehr Jahren bestand" (Pross 1979, S. 268).

Wenn nun sowohl in der (familien)therapeutischen wie präventiven Arbeit viele Professionelle sich darum bemühen, zu starke Geschlechtsrollenpolaritäten aufzulösen und eine „psychologische und soziale Androgynie" zu fördern (Feldman 1982, S. 371 ff.; vgl. auch Hare-Mustin 1979; Massing u. Schöll-Schwinghammer 1987), so ist es wichtig, daß sie sich selbst und den Familien bewußt machen, wie Geschlechtsrollenkonflikte auch vom soziokulturellen Kontext abhängig und deshalb nicht einfach und sofort lösbar sind (ebd.; Welter-Enderlin 1987, S. 276).

In präventiven Eltern- und Familienbildungsprogrammen lassen sich familiäre Rollen in Skulpturen (Papp et al. 1973; vgl. Kap. 9.5) oder andern metaphorischen Methoden darstellen (z. B. „Familienzirkus", vgl. Schaltenbrand 1982, S. 301).

Das Erlernen von Rollenkompetenzen oder allgemein neuer Rollen, die Veränderung festgefahrener Rollen sowie der konstruktive Umgang mit Rollenkonflikten können am besten mit den vielfältigen Methoden des Rollenspiels ermöglicht werden, z. B. mit Übertreiben, So-tun-als-ob, Wechseln und Durchspielen von verschiedenen Rollen (vgl. Kap. 9.5; Wegscheider 1981, S. 245 ff.; L'Abate et al. 1986, S. 201 ff.; Efron u. Rowe 1987, S. 45–57; L'Abate u. Weinstein 1987).

10.4 Familienorganisation

Die strukturellen und erfahrungsbezogenen Familientherapeuten betonen am deutlichsten die Offenheit der Familie als soziales System, das sich einerseits mit der Umwelt genügend im Austausch befindet, um sich veränderten Bedingungen anpassen zu können, das aber auch innerhalb der Familie jedem Mitglied eine eigenständige Entwicklung ermöglicht (Kap. 7.3 und 9.3). In verschiedenen Familientypologien wurde versucht, aus der Systemtheorie und der Familientherapie die für eine funktionale Familie optimale Organisation abzuleiten (vgl. Walsh 1982, S. 33 ff.; Simon u. Stierlin 1984, S. 114 ff.). Folgende Merkmale sind in der Suchtprävention besonders zu beachten:

Die familiäre Hierarchie ist entsprechend den kulturellen Normen in dem Sinn zu unterstützen, daß die Eltern aufgrund ihres Alters, Status, Einkommens, ihrer Aufgaben als Erzieher usw. eine hierarchisch höhere Position einnehmen. Dieser hierarchische Aufbau der Familie darf nicht rigid, sondern sollte im Verlauf des familiären Lebenszyklus veränderbar sein, ohne daß jedoch offene oder verdeckte Koalitionen über hierarchische Stufen hinweg geschlossen und über entsprechende Interaktionssequenzen redundant werden können (vgl. besonders Kap. 6.3 und 7.3).

Die Grenzen sind eine wichtige Voraussetzung für die Strukturierung und Organisation des Familiensystems gegen innen und außen. Allgemein gilt es hier – je nach Stand im familiären Lebenszyklus – ein „gesundes" Maß zu finden zwischen zwei Extremen von gestörter Grenzziehung:

– der zu großen *Verstrickung* zwischen Individuen bzw. Generationen in der Familie einerseits; dieses Phänomen ist bei Familien mit einem Drogenabhängigen häufig anzutreffen und im Zusammenhang mit Begriffen wie diffuse Grenzen, Fusion, zu starke Nähe und Bindung, Störung der Selbst-Objekt-Beziehung oder zentripetaler Interaktionsstil in allen Familientherapiemodellen beschrieben worden;
– der zu großen *Loslösung* andererseits, die mit Begriffen wie starre Grenzen, zu große Distanz und Ausstoßung oder zentrifugaler Interaktionsmodus verbunden werden.

In der Suchtprävention müssen besonders den *Generationengrenzen* große Beachtung geschenkt werden; dabei gilt es Phänomene wie Parentifizierung, Triangulation oder allgemein Konfliktumleitungen zu vermeiden, die im Zusammenhang mit zu diffusen Generationengrenzen stehen.

Die Stärkung der Generationengrenzen umfaßt unter einer Mehrgenerationenperspektive auch die Abgrenzung der Eltern gegenüber ihren Herkunftsfamilien. Analog zur therapeutischen Arbeit können bisher verschwiegene, unerledigte Themen (v. a. Suchtverhalten, Inzest, Tod) aufgedeckt und aufgearbeitet und damit einhergehende, über Generationen wirkende selbstzerstörerische Vermächtnisse unterbunden werden (vgl. Kap. 8.4).

Die familiären Subsysteme werden durch die Betonung klarer, durchlässiger Grenzen für ihre Funktion gestärkt (Kap. 7.3). Spezifische präventive Maßnahmen können die einzelnen Subsysteme zusätzlich unterstützen, z. B.

- **das elterliche Subsystem** durch die vermehrte Einbeziehung des mehr peripheren Elternteils (meist des Vaters) in die Erziehung und die Förderung der Kooperation unter den Eltern; allgemein durch Vermitteln erzieherischer Kompetenzen und speziell des Wissens über Sucht und Drogen, so daß insgesamt die Autorität der Eltern gestärkt wird und sie in der Lage sind, Verantwortung und Führung zu übernehmen (vgl. z. B. Ellis 1980, S. 135; Carnes 1981, S. 29 ff.; Schaltenbrand 1982, S. 303; Welter-Enderlin 1982, S. 206; Hornung et al. 1983, S. 86; Textor 1987, S. 498);
- **das eheliche Subsystem** durch die Verbesserung der Beziehung zwischen den (Ehe)partnern auf verschiedenen Ebenen (v. a. auch im sexuellen Bereich), so daß kein Kind als Partnerersatz oder Streitablenker einbezogen werden muß *(„Detriangulation";* vgl. Papp et al. 1973, S. 201 f.; Coleman 1980, S. 27; Textor 1987, S. 502);
- **das geschwisterliche Subsystem** durch das Ermöglichen von Auseinandersetzungen unter den Geschwistern z. B. mit den „schmerzlichen Fragen der zwischen ihnen bestehenden Rivalität" und allgemeiner durch die Unterstützung „bei der Entwicklung einer gesunden Geschwisterbeziehung" (Cleveland 1982, S. 280), in der die Kinder untereinander auch Konflikte austragen lernen, ohne daß sich die Eltern einmischen müssen, in der aber auch die individuellen Grenzen zwischen den Geschwistern klar sind und eine zu große Verstrickung vermieden wird, v. a. wenn ein Kind bereits drogengefährdet oder -abhängig ist (Coleman 1978; 1980, S. 28).

Jede Form von Elternbildung sollte den präventiven Effekt haben, das elterliche Subsystem und die familiäre Hierarchie zu stärken; analoges gilt für präventive Paarprogramme, die alle Bereiche des ehelichen Subsystems einbeziehen und fördern sollten (vgl. Rose et al. 1984 sowie L'Abate 1986, der einen Überblick über die meisten Präventionsprogramme für die USA gibt).

Bezüglich Geschwistern hat nur Coleman (1978) einen Bericht über ein Präventionsprogramm veröffentlicht, das sich an Geschwister bereits abhängiger Jugendlicher richtet.

Innerhalb von Programmen für ganze Familien (vgl. ebenfalls L'Abate 1986) können jedoch gut auch Themen bearbeitet werden, die speziell die Geschwister betreffen.

Ähnlich wie bei der Rollenthematik empfehlen sich in der präventiven Arbeit mit Familien an ihrer Hierarchie und den Grenzen die Methoden der Skulptur (Papp et al. 1973, S. 207 f.) oder des Rollenspiels (Simon u. Stierlin 1984, S. 140).

10.5 Kommunikation in der Familie

Die Kommunikation in der Familie, besonders das Gespräch, kann als das „wichtigste Mittel" der Erziehung und somit auch der Suchtprävention in der Familie betrachtet werden (Braun 1978, S. 135 ff.). Es besteht ein direkter Zusammenhang zwischen allen im Kap. 10 beschriebenen Bereichen und der familiären Kommunikation: Von ihrer Qualität werden die individuellen Selbstwertgefühle, die Atmosphäre, Problemlösungsstrategien, Einstellungen und Werthaltungen in der Familie wesentlich beeinflußt.

Die meisten präventiven Programme basieren entsprechend zu einem großen Teil auf der Verbesserung der kommunikativen Kompetenzen (L'Abate 1986, S. 180).

Aus der Familientherapie mit Drogenabhängigen ergeben sich folgende Punkte bezüglich der familiären Kommunikation, die in der Suchtprävention besonders beachtet werden sollten (vgl. besonders Kap. 6.3 und 9.3):

- Die Inhalts- und Beziehungsebene werden nicht vermischt: Die Familienmitglieder sollen ihre Fähigkeiten verbessern können, auf der Inhaltsebene miteinander uneinig zu sein, verschiedene Standpunkte und Gefühle zu akzeptieren, ohne die anderen Personen, die Beziehung zu ihnen deswegen in Frage zu stellen und ohne in vorwiegend symmetrische oder komplementäre Interaktionsmuster zu verfallen.
- Die ausgetauschten Botschaften sind möglichst kongruent:
  - klar, direkt, ohne Widerspruch zwischen verbaler und nonverbaler Ebene,
  - in einem persönlichen Ich-Du-Dialog und nicht über dritte,
  - nicht nur auf rational-kognitiver, sondern auch auf affektiver Ebene, indem etwa eher Gefühls- und Wunschäußerungen statt Anklagen oder andere ungünstige Muster verwendet werden,
  - die Mitteilungen sind echt, bewußt ausgewählt und verbindlich („selektiv authentisch").
- Die Empfänger der Botschaften
  - nehmen aufmerksam wahr und hören gut zu,
  - achten auf Inhalte der Botschaft, auf die Gefühle, Bedürfnisse und mögliche Appelle des Senders,

- zeigen Interesse, nehmen die Botschaften ernst, fragen wenn nötig nach oder wiederholen sinngemäß, wobei sie voreilige Bewertungen und Interpretationen vermeiden.
- Die Interaktionspartner können gegenseitig Rückmeldungen geben und empfangen und damit beispielsweise widersprüchliche und inkongruente Botschaften freundlich überprüfen und allenfalls korrigieren, ohne daß der Austausch zu einer Frage des emotionalen Überlebens wird.
- Schließlich ist die Fähigkeit zur expliziten Metakommunikation zu fördern, um Störungen in der Kommunikation und damit zusammenhängende Spannungen zu klären und aufzulösen.

Zur Einübung all dieser kommunikativen Kompetenzen gibt es viele Programme und Bücher, so daß sich die folgenden Literaturhinweise auf einige Angebote beschränken, die im deutschen Sprachraum mit Schwerpunkt auf die Familie erhältlich sind (Gordon 1970; Schwäbisch u. Siems 1974; Müller u. Moskau 1978; Schulz von Thun 1981; Hubert et al. 1987).

10.6 Familienklima

Unter dem Begriff Familienklima soll besonders der Umgang mit bzw. das Ausdrücken von Gefühlen betrachtet werden, bei denen Familien mit Drogenabhängigen große Defizite aufweisen und die in der Suchtprävention somit besonders betont werden sollten:
- Allgemein ausgedrückt sollte die „Qualität der Beziehung, die Atmosphäre in der Familie, emotionell positiv getönt" sein (Braun 1978, S. 124), so daß die Kinder Geborgenheit und Vertrauen erfahren können (Feser 1978, S. 24 f.; Becker 1980, S. 307).
- Damit im Zusammenhang steht die Fähigkeit, sich gegenseitig Liebe, Zuneigung, Wärme und Zärtlichkeit verbal und nonverbal zu zeigen, ohne daß jedoch die Eltern ihre Kinder übermäßig verwöhnen und infantilisieren müssen (vgl. Kap. 8.4, 9.4).
- Ebenfalls eng damit verbunden ist die Sicherstellung wechselseitiger Wertschätzung, „die es den Jugendlichen eher erlaubt, ihre Ablösungsaktivitäten zu verwirklichen und zugleich eine positive Beziehung zu ihren Eltern zu bewahren" (Schneewind u. Braun 1988, S. 51). In wertschätzenden Familien schenken die Eltern ihre Aufmerksamkeit den Kindern viel mehr über Lob und Anerkennung als über Kritik, Nörgeln und Strafen, wie dies häufig bei Familien mit Drogenabhängigen der Fall ist (vgl. Kap. 8.3 und 9.3; Stinnett 1979, S. 25 f.; Kane 1982, S. 31; Textor 1987, S. 500).
- Dadurch lernen und erfahren die Kinder viel mehr über erwünschte Verhaltensweisen; sie entwickeln ein stärkeres Selbstwertgefühl und allgemein mehr soziale Kompetenzen, die ihnen wiederum das Gefühl vermitteln, wichtig zu sein,

etwas zu können und gebraucht zu werden. Die Eltern formulieren die erwünschten Verhaltensweisen am besten klar und direkt und passen die Erwartungen so dem einzelnen Kind an, daß es weder ständig über- noch unterfordert ist (Braun 1978, S. 123; Textor 1987, S. 500).
- Die Familie als Ganzes oder ein Teil der Mitglieder (v. a. in den Subsystemen) ist in der Lage, miteinander (genügend) Zeit so zu verbringen, daß jeder das Zusammensein genießen kann (Stinnett 1979, S. 26); dabei werden z. B. Spannungen und Aufregungen im positiven Sinn erfahren, so daß nicht ein Jugendlicher etwa durch Drogenkonsum für Aufregung und Zusammenhalt in der Familie sorgen muß, wie besonders in Kap. 8.4 beschrieben.
- Zu einem guten Klima in der Familie trägt schließlich die Fähigkeit ihrer Mitglieder bei, mit Humor umzugehen und miteinander Freude, Vergnügen und Spaß erleben zu können (vgl. Kap. 9.4; Textor 1987, S. 498).

Neben dem Ausdrücken und Erfahren der erwähnten „positiven" Gefühle sollte auch der Umgang besonders mit folgenden sogenannt „negativen" Gefühlen in der suchtpräventiven Arbeit mit Familien gefördert werden:

- Angesichts der häufigeren (aber empirisch nicht durchwegs bestätigten) „broken-home"-Situationen bei Familien mit einem Drogenabhängigen (Uchtenhagen 1982, S. 285 ff.; Hornung et al. 1983, S. 175; Hawkins et al. 1985, S. 83; Uchtenhagen u. Zimmer-Höfler 1985, S. 126 ff.) sind der Umgang mit Verlusten und das Zulassen von Trauergefühlen an erster Stelle zu nennen (vgl. Kap. 8.4 und 9.4). „Broken-home"-Situationen lassen sich durch präventive Maßnahmen kaum vermeiden (Hornung et al. 1983, S. 175); bezüglich der Verarbeitung von Verlusten durch Trennung, Scheidung oder Tod sollten aber Maßnahmen gefördert werden, die Familien dabei unterstützen (Kane 1982, S. 31).
In Anbetracht der ganz normalen Ablösung im Jugendalter bei vollständigen Familien ist schließlich das Thema allgemein von zentraler Bedeutung, da beispielsweise das Ausdrücken von Trauer vielfach als Anzeichen für Schwäche und Abhängigkeit verstanden und deshalb unterdrückt wird (Kap. 9.4).
- Im Zusammenhang mit der Ablösung ist auch das Aushalten bzw. die Verarbeitung von Schuldgefühlen wichtig, da sonst besonders auf der Über-Ich-Ebene gebundene Jugendliche eine „Ausbruchsschuld" (Stierlin 1980, S. 64) durch selbstdestruktives Verhalten wie etwa Drogenkonsum zu sühnen versuchen (Kap. 8.4).
- Das Zulassen von Wut und Ärger und das Vermitteln „produktiver Ausdrucksmöglichkeiten" (Luthman u. Kirschenbaum 1974, S. 157) dieser Gefühle sind im Hinblick auf die oft konfliktreiche Ablösungsphase ebenfalls Themen, die in der Suchtprävention betont werden müssen (Kap. 9.4).

Allgemein geht es schließlich sowohl bei positiven wie negativen Gefühlen darum, daß unterschiedliche Wahrnehmungen eines bestimmten Ereignisses erlaubt sind, und die Familienmitglieder die Verschiedenheiten bei Gefühlsempfindungen und -äußerungen akzeptieren können, so daß die gegenseitige Abgrenzung und die Individualität jedes einzelnen gefördert werden (Kap. 9.3; Epstein et al. 1982, S. 126 ff.; Textor 1987, S. 504; 1989, S. 80).

In konkreten Präventionsprogrammen tragen alle Übungen, in welchen der Umgang besonders mit den erwähnten Gefühlen gefördert wird, zur Suchtprävention bei; dabei geht es einerseits um das Wahrnehmen und Ausdrücken der eigenen Gefühle, wie um das Spüren, Akzeptieren bei den andern und um die Fähigkeit, entsprechende Rückmeldungen zu geben (vgl. z. B. Wegscheider 1981, S. 243 ff.; Müller u. Moskau 1978/1982, S. 126 ff.; L'Abate u. Weinstein 1987). Spezifische Wahrnehmungs- und Berührungsübungen können bei dieser Thematik eine gute Ergänzung sein (ebd.; vgl. auch Stevens 1971).

Bezüglich Freude, Spiel und Spaß in der Familie geben L'Abate u. Weinstein (1987) ebenfalls viele Anregungen, während für den Umgang mit konfliktbeladenen Situationen auf den nächsten Abschnitt verwiesen wird.

10.7 Konfliktbewältigungs- und Veränderungsfähigkeit der Familie

Die Fähigkeiten zur Problem- und Konfliktbewältigung auf individueller und interaktioneller Ebene sowie zum Wandel im familiären Lebenszyklus gelten als Hauptmerkmale einer funktionalen Familie (Walsh 1982, S. 30 ff.; Simon u. Stierlin 1984, S. 133). Für die Suchtprävention ergeben sich daraus einige entsprechende Ansatzpunkte:

– Probleme und Konflikte gibt es in jeder Familie. Diese Information führt zum ersten präventiven Schritt, dem Zulassen und Erkennen von Schwierigkeiten unterschiedlichster Art; diese müssen somit nicht auf die verschiedenen, in den Familientherapiemodellen beschriebenen Arten geleugnet, umgeleitet oder durch Suchtmittelmißbrauch verdeckt werden.
Besonders gilt dies für Probleme im Zusammenhang mit bereits aufgetretenen selbstdestruktiven „Problemlösungsversuchen" etwa in Form von übermäßigem Suchtmittelkonsum durch die Eltern oder einen Elternteil selbst, wie dies oft in Familien mit Drogenabhängigen der Fall ist (Uchtenhagen 1982, S. 288 f.; Textor 1987, S. 498).
Die Auseinandersetzung mit dem eigenen Konsum- und Suchtverhalten gehört somit zur Grundlage einer Suchtprävention in der Familie (Hornung et al. 1983, S. 176).
– Der Umgang mit bzw. die Lösung von Konflikten als zweiter Ansatzpunkt baut auf verschiedenen, bereits in andern Abschnitten erwähnten Faktoren auf, etwa dem persönlichen Selbstwertgefühl als wichtigste Voraussetzung, Konflikte auf sich zu nehmen und zu bearbeiten, ohne sie auf andere zu projizieren (vgl. besonders Kap. 8.3; Müller u. Moskau 1983, S. 361), oder die beschriebenen kommunikativen Kompetenzen sowie das Familienklima.

- Wenn Lösungen von Konflikten oder Problemen nicht möglich sind (z. B. bei Trennung, Scheidung oder Tod), ist es wichtig, daß die damit verbundenen Spannungen ausgehalten und soweit wie möglich verarbeitet werden können, ohne daß „utopische Lösungsversuche" angestrebt werden müssen (vgl. Kap. 6.4).
- Wenn Problem– und Konfliktlösungen möglich sind, bisherige Lösungsversuche jedoch keinen Erfolg gebracht haben, dann geht es darum, daß die Familie neue Möglichkeiten entwickeln kann, d. h. zum Wandel zweiter Ordnung fähig wird (Kap. 6.3).

Dies gilt besonders für Probleme, die sich mit den Veränderungen im familiären Lebenszyklus ergeben (Mc Goldrick u. Carter 1982; Textor u. Schobert 1984; Textor 1985, S. 76 ff.). Präventive Maßnahmen in diesem Zusammenhang unterstützen die Familienmitglieder bei der Aufgabe, sich zu entwickeln, sich umzuorientieren und ihre gegenseitigen Beziehungen jeweils neu zu definieren. Dazu müssen sowohl die Flexibilität und Anpassungsfähigkeit bezüglich notwendigen Veränderungen wie auch eine genügende Stabilität der Familie gewahrt bleiben, damit ein zuverlässiger Orientierungsrahmen erhalten bleibt (Uchtenhagen 1980, S. 16; Simon u. Stierlin 1984, S. 134).

Im Hinblick auf die schwierige, konfliktreiche und bezüglich der Suchtentwicklung entscheidende Phase der Ablösung bedeutet dies z. B.:

- Förderung der Autonomie des Jugendlichen, Unterstützung in den Bereichen Freizeit, Freundeskreis, Partnerschaft, Sexualität, Schule, Beruf oder Wohnen (Hornung et al. 1983, S. 181 f.; Heise 1987, S. 381);
- Hilfestellung beim Aushandeln neuer Positionen, Rechte und Pflichten in der Familie sowie beim Umgang mit Trauer im Zusammenhang mit der Ablösung (Simon u. Stierlin 1984, S. 11 f.);
- Unterstützen der Eltern beim Bewältigen von Problemen im Zusammenhang mit dieser Lebensphase (z. B. Krise des Mannes mit dem Erreichen des beruflich Möglichen oder aufgrund des „Ausgebranntseins"; Krise der Frau infolge Wegfallen der Erziehungsaufgabe; Notwendigkeit zur Neuorientierung in der Paarbeziehung).

Konfliktlösungsprogramme für Paare und Familien bauen in der Regel auf Kommunikationstrainings auf oder sind in den „social skills trainings" integriert (L'Abate et al. 1986, S. 250); je nach Modell werden verschiedene Stadien des Konfliktlösungsprozesses unterschieden (ebd., S. 256).

Zur Einübung der Problem- und Konfliktlösungsstrategien können größtenteils Methoden aus den hier beschriebenen und zusätzlich den mehr verhaltenstherapeutisch orientierten Familientherapieschulen verwendet werden (Müller u. Moskau 1978, 1983; Schaltenbrand 1982, S. 301; Robin u. Foster 1984; L'Abate et al. 1986, S. 244 ff.). Inhaltlich geschieht dies im Rahmen der Suchtprävention am besten anhand Themen wie Umgang mit Trennungssituationen im weitesten Sinn, mit Außenseiterproblemen, Rivalität, Sucht oder Streit in der Familie (einschließlich Streittechniken, Strafen und Versöhnungsritualen).

10.8 Wert- und Orientierungssystem der Familie

Die Entwicklung eines Wert- und Orientierungssystems einer Familie entspricht der Ausbildung eines geistigen und spirituellen Potentials auf individueller Ebene (Kap. 10.2). Beide Entwicklungsprozesse verlaufen im Spannungsfeld pluralistischer Wertvorstellungen in der Gesellschaft und stellen hohe Anforderungen an die Familie bzw. die einzelnen Mitglieder (Kap. 3.2). Aus familientherapeutischer Sicht ergeben sich dabei einige Ansatzpunkte für die suchtpräventive Arbeit:

– Die Familie, d. h. in erster Linie die Eltern sollen Wertvorstellungen und daraus abgeleitete Regeln entwickeln können, die möglichst klar sind und sowohl eine gewisse Stabilität wie auch Flexibilität ermöglichen (Kap. 6.3; Carnes 1981, S. 21). Je nach Stand im familiären Lebenszyklus können die Regeln etwas starrer oder flexibler und mit mehr oder weniger Verantwortung der Eltern bzw. der Kinder verbunden sein (ebd.; Kap. 9.3). Wichtig ist, daß die Familie fähig ist, ihre Regeln und Metaregeln zu ändern, falls dies nötig wird (Kap. 6.3).
– Damit die Wertvorstellungen und Regeln die Gefahr einer Orientierungslosigkeit der Kinder und Jugendlichen wirksam vermindern können (Hornung et al. 1983, S. 176), sollten sie durch die Eltern kongruent vertreten und modellhaft vorgelebt werden. Dies schließt die Bereitschaft der Eltern mit ein, ihre Auffassungen und Verhaltensweisen zu begründen, Widersprüche zu hinterfragen und sich allgemein mit den Kindern und wenn möglich mit andern Eltern darüber auseinanderzusetzen (ebd.; Braun 1978, S. 137; Becker 1980, S. 307; Kap. 9.3). Besonders gilt dies natürlich für Themen rund um Sucht und Drogen.
– Darüber hinaus geht es schließlich um die Vermittlung eines „transzendenten Wertsystems" (Beavers 1982, S. 52) und eines „spirituellen Lebensstils" (Stinnett 1979, S. 28), in dem sich die Familie bzw. ihre Mitglieder mit religiösen oder philosophischen Inhalten beschäftigen, welche über die im nächsten Abschnitt behandelten Beziehung zur Umwelt hinausreichen und Fragen wie beispielsweise über (Sinn im) Leben und Tod berühren.

Die Informationsvermittlung über Sucht und Drogen sollte in präventiven Programmen verbunden werden „mit systematischer Entwicklung von affektiven Kompetenzen (...), also mit Entschluß- und Kommunikationsfähigkeit, Selbstbehauptung und Fähigkeit zur Definition von Werthaltungen" (Wanke 1984, S. 160; vgl. Schaps et al. 1981).

Zudem sollen die Eltern Methoden vermittelt bekommen zur Überprüfung, ob die Art ihrer Erziehung auch ihren Zielen und Wertprioritäten entspricht (vgl. z. B. Müller u. Moskau 1978, S. 91 ff.; Carnes 1981, S. 44). Die Auseinandersetzung mit Wertfragen im weitesten Sinn kann durch Methoden aus der Meditation, dem autogenen Training und Yoga ergänzt werden (Biener 1978, S. 207).

10.9 Familie und Umwelt

Beim Aufzählen familialer Merkmale von Drogenabhängigen besteht die Gefahr, daß anstelle des identifizierten Patienten die Familie zum Problemfeld erklärt wird. Doch auch sie ist Teil eines größeren Kontextes, in welchem analoge Prozesse ablaufen können wie im familiären System selbst, etwa die Beschäftigung mit Todes- und Weltuntergangsmythen, die Faszination mit dem Drogenproblem, die der Ablenkung von anderen Konflikten dient, die Konsumhaltung allgemein oder die gesellschaftliche Auslagerung von Themen wie Tod, Trauer und Schmerz (vgl. Kap. 1–3; Welter-Enderlin 1982 b, S. 205).

Sowohl in der Therapie wie in der Prävention ist es deshalb wichtig, die Familie bzw. Eltern in einem weiteren Kontext zu sehen und sie über entsprechende Zusammenhänge zu informieren (Welter-Enderlin 1987, S. 276 f.). Damit soll jedoch weder die Familie in dem Sinn entlastet werden, als die Schuld- und Verantwortungszuweisung einfach noch eine Ebene weiter verschoben wird, noch soll die Familie entmutigt werden, angesichts all der Zustände im größeren Umfeld nichts bezüglich Suchtprävention tun zu können (Dinslage 1984).

Anhand einiger Bereiche soll angedeutet werden, wo präventive Bemühungen im Umfeld der Familie ansetzen können:

- **Das soziale Netzwerk** als erster Bereich besteht hauptsächlich aus den Beziehungen zur erweiterten Familie, zu Freunden bzw. Peers und innerhalb freiwilliger Organisationen (Holman 1981, S. 144 f.; Anderson 1982; Textor 1985, S. 61 ff.).[1] Es ist bekannt, daß sog. „gestörte" Familien in ein kleineres Netzwerk eingebettet sind als „normale"; unklar ist jedoch, ob diese Tatsache Ursache oder Folge der familiären Probleme darstellt (Anderson 1982, S. 439). Allgemeine Aussagen über ein optimales Netzwerk zu treffen erweist sich als problematisch (ebd.; Textor 1985, S. 75). Ähnlich wie beim Faktor „Grenzen" dürfte eine kurvilineare Beziehung bestehen zwischen der Qualität der ehelichen oder familiären Beziehung und der Einbettung in das Netzwerk (Holman 1981). Rahmenbedingungen wie ethnische Zugehörigkeit oder Stand im familiären Lebenszyklus und die damit zusammenhängenden subjektiven Wahrnehmungen und Bedürfnisse sind entscheidend, wie stark eine Familie oder ein einzelner den Einbezug ins soziale Netzwerk wünscht oder ablehnt (Keupp 1982, S. 47 ff.). Keupp erwähnt als Beispiel eine für unsere Thematik interessante Untersuchung von Walker, Mac Bride u. Vachon (1977), welche die Rolle von Netzwerken bei Frauen untersucht haben, die ihren Partner durch Tod verloren haben. Danach zeigte sich, „daß die Art dieser Krise, der Zeitpunkt der Bewältigung und die in-

---

[1] Strohmeier (1983, S. 153) geht in seiner Untersuchung von Forschungsansätzen aus, welche die Mitgliedschaft oder Beteiligung im Rahmen „organisierter Gruppen" nicht mehr zum sozialen Netzwerk zählen (vgl. ebd. für weiterführende Literatur).

dividuellen Handlungskompetenzen einer Person wichtig sind, um die jeweils optimale Netzwerkkonstellation bestimmen zu können" (Keupp 1982, S. 47 f.). Ohne auf nähere Details einzugehen, beschränken wir uns in diesem Rahmen auf die allgemeine Feststellung, daß die „horizontalen Beziehungen" der sozialen Netzwerke gefördert werden sollen (Ellis 1980, S. 133), ohne jedoch ihr Hilfspotential in Krisensituationen zu überschätzen (Höfer et al. 1985, S. 77; Meinhold 1988, S. 281).

Für die professionelle Präventionsarbeit (und damit für die vorwiegend vertikalen Beziehungen) ergeben sich hauptsächlich folgende Forderungen:

- Vorhandene Stützsysteme wie Elternvereine oder -organisationen sollen gestärkt werden („natürliche" Netzwerkberatung; Ellis 1980, S. 133 ff.; Mannatt 1983; Durell u. Bukowski 1984, S. 28 f.; Höfer et al. 1985, S. 78).
- Einzelne oder Familien sollen mit bestehenden Stützsystemen verbunden werden (Meinhold 1988, S. 271).
- Wo eine Arbeit mit natürlichen Netzwerken nicht möglich oder sinnvoll ist, sollen alternative, „künstliche" Stützsysteme geschaffen werden (Höfer et al. 1985, S. 78), wobei diese nicht zum Ersatz alltäglicher Netzwerke werden dürfen (ebd.).
- Der professionelle Helfer sollte zudem so bald als möglich wieder in den Hintergrund treten können (Ellis 1980, S. 134).

- Im Bereich **Schule und Bildungswesen** geht es in erster Linie um die Verbesserung der Zusammenarbeit zwischen Eltern, Lehrern, Schülern und Behörden (Hornung et al. 1983, S. 179; Direktion des Gesundheitswesens des Kantons Zürich 1988, S. 46). Die Lehrer sollten zudem befähigt werden, „im Vorfeld der psychotherapeutisch geleiteten Dienste viele Bagatellprobleme bzw. leichte Frühformen von Verhaltensschwierigkeiten herauszufiltern und selbst zusammen mit den betroffenen Familien abschließend zu klären" (Richter 1976, S. 29, 1979, S. 10; vgl. dazu Hennig u. Knödler 1987).

Schulpsychologische Dienste, Jugend- und Familienberatungsstellen könnten entsprechende Hilfe (Fortbildung; Balintgruppen) anbieten (Richter 1976, S. 29); dazu müßten sie aber vermehrt Arbeitskapazität für die Prävention freigestellt bekommen, und die Lehrer müßten ihrerseits verbesserte Fortbildungsmöglichkeiten erhalten (ebd.). Auf suchtpräventive Maßnahmen im Bereich Schule kann hier nicht näher eingegangen werden (vgl. dazu Wöbcke 1977, S. 64 ff.; Feser 1978; Furian 1981; Gassmann et al. 1985); betont sei lediglich, daß es sich dabei weniger um einzelne Veranstaltungen als um einen kontinuierlichen Prozeß handeln sollte, in welchen möglichst auch die Eltern und Schulbehörden miteinbezogen werden.

- Unter den **Fachleuten verschiedenster Berufsgruppen**, die in der Beratung oder Prophylaxe mit Familien arbeiten, ist eine gute Kooperation und ein gegenseitiger Austausch eine wichtige Voraussetzung, „um eine ganzheitliche familienbezogene Arbeitsweise zu begünstigen" (Richter 1976, S. 32; Gassmann et al.

1985, S. 108; Meinhold 1988, S. 271). Am besten eignen sich dazu regionale oder überregionale Arbeits- und Fachgruppen.

– Bezüglich der **Arbeitswelt** sollten präventive Bemühungen dahin wirken, daß eine größere Flexibilität bezüglich Arbeitszeiten und Rollenteilung zwischen Mann und Frau ermöglicht wird (Wunderli 1980; zit. in Welter-Enderlin 1982 a; Eidg. Kommission für Frauenfragen 1982, S. 110 ff., Lippmann 1982, S. 93 ff.; Wingen 1982, S. 83 ff.).
Suchtfördernde Arbeitsbedingungen gilt es ebenso abzubauen (Gassmann et al. 1985, S. 69; Direktion des Gesundheitswesens des Kantons Zürich 1988, S. 47), wie die „Auslagerung" störender Bedingungen vom Berufs- ins Familienleben (Eidg. Kommission für Frauenfragen 1982, S. 110). Wo sich die Belastungen aus der Arbeitswelt nicht unmittelbar vermeiden lassen (z. B. bei Nacht- und Schichtarbeit), sollten die betroffenen Familien gezielt beraten werden (Stuhr et al. 1984, S. 157).
Umgekehrt sollte das (Selbst)bewußtsein besonders der jungen Frauen gestärkt werden, um auf die jeweils gewünschte Arbeits- und Rollenverteilung hinzuarbeiten. Dadurch können junge Paare „Wahlmöglichkeiten erkennen und in die Lebensplanung einbeziehen" (Welter-Enderlin S. 1982 a, S. 60).

– In den Bereichen **Freizeit und Wohnen** geht es um die Schaffung bzw. Sicherstellung von genügend Raum und Räumlichkeiten für Spiel, Sport, Erholung und Begegnung und um die Förderung nichtkonsumorientierter Freizeitbeschäftigungen (Gassmann et al. 1985, S. 70 ff.).
In der Stadt-, Gemeinde- oder Quartierplanung müssen familien- und bewohnerfreundliche Wohnprojekte gefördert werden (ebd.; Richter 1979, S. 9), wobei vermehrt Umwelt- und Verkehrsfragen mitberücksichtigt werden sollten (Direktion des Gesundheitswesens des Kantons Zürich 1988, S. 47). Ebenfalls zu unterstützen sind Projekte, die sich mit der Wohnproblematik der Jugendlichen und jungen Erwachsenen befassen (Hornung et al. 1983, S. 181 f.; Heise 1987, S. 381).

– Die Möglichkeiten der **Massenmedien** in der Suchtprävention liegen in erster Linie bei der Informationsvermittlung (Göpfert 1978). Einstellungs- und Verhaltensänderungen können durch Massenmedien nur sehr beschränkt ermöglicht werden (ebd.); über sie verbreitete Informationen werden hauptsächlich zur Verstärkung bereits bestehenden Verhaltens benutzt (ebd., S. 498). Informationen und Darstellungen sollten den Schwerpunkt mehr auf gesundheitsfördernde als auf abschreckende Verhaltensbeispiele legen. Möglich wären etwa Kurzspots, in denen verschiedene individuelle oder familiäre Krisensituationen dargestellt und Lösungsmöglichkeiten aufgezeigt werden, in denen auf Einnahme von Drogen irgendwelcher Art verzichtet werden kann (ebd., S. 500; Stinnett 1979, S. 30; Ellis 1980, S. 138; Klees et al. 1984). Solche Konfliktlösungen sollten für den Rezipienten nachvollziehbar sein, jedoch nicht einfach „fertige" Lösungen oder

Moralisierungen beinhalten (Göpfert 1978, S. 500). Die Darstellungen sollten auch nicht die Gefahr vergrößern, daß die Erzieher (Eltern, Lehrer usw.) noch mehr verunsichert werden (Richter 1976, S. 27).

Am besten wird die Medienarbeit in ein größeres suchtprophylaktisches Konzept eingeordnet, so daß Medien etwa als Arbeitsmaterial dienen können, durch die z. B. auf Selbsthilfebewegungen hingewiesen werden kann (ebd., S. 28), oder auf denen Prophylaxestellen aufbauen können (vgl. dazu Gassmann et al. 1985, S. 103 ff.).

10.10 Zusammenfassung und Ausblick

In Teil I dieser Arbeit ging es darum, in einigen Thesen mögliche Zusammenhänge aufzuzeigen zwischen dem Wandel der Familie und einer Zunahme des Suchtverhaltens Jugendlicher. Die beschriebenen gesellschaftlichen Veränderungen haben auch die Möglichkeit von und das Bedürfnis nach Familientherapie gefördert.

In Teil II wurden die wichtigsten Entwicklungen der Psychologie in diesem Jahrhundert beschrieben, welche in die Familientherapie eingeflossen sind. Nach einer kurzen Darstellung einiger gemeinsamer Annahmen wurden vier wichtige Familientherapiemodelle ausgeführt. Der einheitliche Aufbau sollte einen Vergleich ermöglichen, wie in jeder Richtung eine „gesunde“ (suchtfreie) Familie oder eine mit einem Drogenabhängigen betrachtet und therapiert wird.

Nach einigen grundsätzlichen Überlegungen zur Prävention wurde in Teil III versucht, zentrale Erkenntnisse der verschiedenen Schulen miteinander zu verbinden und aus diesem integrativen Ansatz Vorschläge abzuleiten, wo suchtpräventive Maßnahmen im Bereich Familie ansetzen sollten.

Die Arbeit stellt erstmals im deutschen Sprachraum die umfangreiche Literatur zur Familientherapie bei Drogenabhängigkeit zusammen.

Sie basiert zum größeren Teil auf Untersuchungen in den USA; entsprechend dem früheren Auftreten des Problems sowie dem allgemeinen Vorsprung in der Familientherapie sind dort die wichtigsten Veröffentlichungen in den 70er bis anfangs der 80er Jahre erschienen.

Was die Prophylaxe betrifft, so können die 80er Jahre in den USA als „Dekade der präventiven Programme“ bezeichnet werden (L'Abate 1987, S. 252).

Im deutschsprachigen europäischen Raum sind sowohl die familientherapeutische Behandlung bei Drogenabhängigkeit wie auch die Professionalisierung der Suchtprävention im psychosozialen Bereich später erfolgt, so daß hier bestenfalls einmal die 80er bzw. 90er Jahre als analoge Dekaden charakterisiert werden können.

Trotz zeitlicher Verschiebung stehen hier wie in den USA für beide Bereiche ähnlich zentrale Aufgaben an:

In der Familientherapie gilt es in erster Linie, die Effizienzkontrolle zu verbessern, in der Suchtprävention die Evaluation (vgl. z. B. Lorion 1983; Direktion des Gesundheitswesens des Kantons Zürich 1988, S. 48).

In der Eltern- und Familienbildung stellt sich neben dem Problem der Auswertung (vgl. Moskowitz 1985) weiterhin die Frage, wie Eltern und Familien vermehrt in präventive Programme einbezogen werden können (vgl. Laudeman 1984). Eine Antwort darauf ist die Forderung nach einem Ausbau an qualifizierter Elternbildung, mit welcher breite Bevölkerungskreise angesprochen und die Wirksamkeit der Suchtprävention erhöht werden können.

Anhang

Leitfaden für die Durchführung von Elterngruppen zum Thema „Suchtprävention in der Familie"

Inhalt:

Einleitung

1. Strukturelle und organisatorische Voraussetzungen

2. Der Gruppenverlauf: Inhalte und Methoden
   Grundsätzliche Überlegungen

3. Ablaufskizze für 8 Abende mit einer Gruppe

Einleitung

Die Durchführung einer Elterngruppe zum Thema „Suchtprävention in der Familie" ist ein Beispiel für eine suchtprophylaktische Maßnahme im mittleren linken Bereich des Orientierungsschemas von S. 137). Der Leitfaden bezieht sich in erster Linie auf die Arbeit mit Eltern von Kindern in der Vorpubertäts-, Pubertäts- und Ablösungsphase. Viele Ideen können aber auch bei suchtpräventiven Veranstaltungen mit anderen Zielgruppen übernommen werden (z. B. mit Eltern von kleineren Kindern, Eltern und Kindern zusammen, Lehrern, Lehrmeistern, Behörden usw.).

Eine Basis bilden die Ansätze für die Suchtprävention, wie sie aus der Integration der familientherapeutischen Modelle in Kap. 10 dargestellt worden sind. Weitere Grundlagen sind aus bestehenden Konzepten über Elterngruppen und Suchtprophylaxe übernommen worden (vgl. besonders Canziani 1977; Gassmann et al. 1985; Baumann u. Burkhard 1985).

Der Leitfaden erhebt keinen Anspruch auf Vollständigkeit; er soll vielmehr ein anregendes Fundament sein, auf dem weitere Ideen aufgebaut werden können.

Als erstes werden einige strukturelle und organisatorische Voraussetzungen und grundsätzliche Überlegungen für die Durchführung von Elterngruppen beschrieben. Dann folgen inhaltliche und methodische Vorschläge für den Gruppenverlauf; Bausteine daraus bilden schließlich eine Ablaufskizze für 8 Abende mit einer Elterngruppe.

1. Strukturelle und organisatorische Voraussetzungen

Die folgenden Ausführungen gehen von einer freiwilligen Teilnahme an einer Gruppe aus. Sollen trotzdem möglichst viele Eltern angesprochen werden, so braucht es entsprechend gute strukturelle Voraussetzungen. Einige Vorschläge sind deshalb in einem 1. Teil des Anhanges aufgelistet.

Trägerschaft
Elternbildungszentrum, Jugend-, Drogenberatungs- und Suchtpräventionsstellen kommen in erster Linie als Träger einer Elterngruppe zum Thema Suchtprävention in Frage. Wo noch keine solche Institution besteht, kann ein örtlicher oder regionaler „Arbeitskreis für Elternbildung" mit Vertretern aus verschiedenen Bereichen diese Aufgabe übernehmen (vgl. z. B. Canziani 1977, S. 118)

Finanzierung
Ein Teil der Kosten kann ohne weiteres durch Teilnahmegebühren bestritten werden. Diese sollten aber im Rahmen der regional üblichen Ansätze liegen und für

alle Eltern erschwinglich sein. Deshalb sind Subventionen jeglicher Art unerläßlich.

Gruppenleitung

Idealerweise wird eine Gruppe von 2 Fachleuten (Mann und Frau) geleitet, deren Anforderungsprofil später noch beschrieben wird.

Zeitrahmen

Ein einziger Abend eignet sich nur als Informationsvermittlung oder „Schnuppergelegenheit" für eine nachfolgende Gruppe (vgl. Abschn. „Bekanntmachung, Werbung"). Als günstig erweist sich ein Zeitrahmen von 10 - 20 Stunden, verteilt auf 5–10 Abende oder rund 4 Halbtage (am besten samstags wegen den Erwerbstätigen), jeweils in wöchentlichen Abständen. Eine zu lange Dauer schreckt viele Eltern ab; sinnvoller ist es, bei Bedarf und Kapazitätsmöglichkeit weitere Abende anzuhängen.

Ort

Beratungs- oder Suchtpräventionsstelle, Elternbildungs- oder Gemeinschaftszentrum, Gemeindehaus einer Kirche und andere möglichen Durchführungsorte sollten über einen flexibel eingerichteten Gruppenraum für rund 20 Leute sowie über 2–3 Nebenräume verfügen. Zur Infrastruktur gehören auch Hilfsmittel wie Ton-, Video-, Dia-, Filmgeräte, Pinwände, Schreib- und Malmaterial.

Bekanntmachung, Werbung

Eine gute Ausschreibung gehört zur wichtigsten Voraussetzung für das Ansprechen einer möglichst großen Zahl von Eltern. Es empfiehlt sich, mehrere Informationskanäle zu benutzen:

Schule

Im Zusammenhang mit suchtprophylaktischen Veranstaltungen in der Schule ist ein Informationsabend die beste Möglichkeit, sehr viele Eltern zu erreichen. Dabei kann ein Gruppenleiter in der Vorbereitung mit dem Lehrer oder am Abend selber mitwirken, und es kann auf eine vertiefende Elterngruppe hingewiesen bzw. dazu motiviert werden. Je nachdem, wie gut der Lehrer die Eltern kennt und wie er sie einschätzt, können individuell angepaßte Strategien für „apathische", „ausgebrannte", „eingeschüchterte" oder „resignierte" Eltern als Verstärkung dienen (vgl. Laudeman 1984). Ein zusätzlicher Hinweis kann durch Schul- oder Flugblatt an alle Eltern schriftlich erfolgen.

Kirche

Analaog kann hier ein Informationsabend ein guter Anlaß sein, Eltern auf die nächste in der Region stattfindende Elterngruppe hinzuweisen. Eine Plakatwand im Gemeindehaus einer Kirche und die Kirchenzeitung sind weitere Informationsträger.

Gemeinde
Im Zusammenhang eines sinnvollen Werbeversandes der Jugend-, Drogenberatungs- oder Suchtpräventionsstelle können z. B. alle Eltern von 15jährigen Jugendlichen (Adresse über die Gemeindeverwaltung) ideal angesprochen werden.

Eltern-, Frauen- oder Müttervereine
Meistens bestehen solche Selbsthilfeorganisationen aus sehr engagierten Eltern,
die an suchtpräventiven Veranstaltungen interessiert sind und gerne entsprechende
Informationen weiterverbreiten (z. B. über ihre Vereinszeitung).

„Mund-zu-Mund-Werbung"
Dazu eignen sich verschiedene Kanäle, besonders natürlich Teilnehmerinnen und
Teilnehmer aus früheren Gruppen. Sie können bei einer Wiederholung ebenfalls
angeschrieben werden, mit der Bitte, die Information über die Elterngruppe an
Bekannte, Nachbarn etc. weiterzugeben.

Medien
Ein Pressetext, evtl. ergänzt mit Inseraten in den wichtigsten Zeitungen der Region, kann eine sinnvolle Verstärkung zu den oben erwähnten Bemühungen sein.
    Die wirkungsvollste Öffentlichkeitsarbeit geschieht natürlich dann, wenn
Presse- und Lokalradio immer wieder im redaktionellen Teil Beiträge zum Thema
Sucht(prävention) und Hinweise auf entsprechende Fachstellen und ihre Angebote
bringen.

Flugblatt/Kleinplakat
An den bereits erwähnten Orten sowie in Wartezimmern von Ärzten und Beratungsstellen empfiehlt es sich, inhaltlich und graphisch gut gestaltetes Informationsmaterial auszulegen oder aufzuhängen. Das Flugblatt kann gleichzeitig das
Anmeldeformular enthalten. Ein Beispiel:

Elterngruppe:

Suchtvorbeugung für mein Kind:
Was heißt das für uns Eltern?

Sucht ist ein gesellschaftliches Phänomen - ein Problem, das gerade in den letzten Jahren mehr und mehr zum Thema wurde. Jugendliche sind heute auf ihrem Weg zum Erwachsenwerden in einem immer stärkeren Ausmaß davon betroffen.

Was heißt diese Realität für uns Eltern? Wie können wir unsere Jugendlichen schützen und stützen?

Anhand von Fragen, eigenen Erfahrungen und mit Hilfe von Situationsbeispielen sollen die Teilnehmer(innen) mehr Sicherheit bei Erziehungsfragen im Sinne von suchtvorbeugendem Verhalten erlangen.

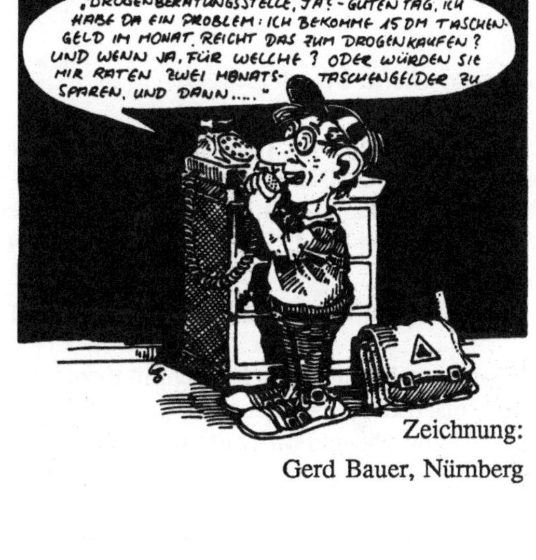

Zeichnung:
Gerd Bauer, Nürnberg

Zeit:

Ort:

Leitung:

Kosten:

Die Teilnehmerzahl ist beschränkt, maßgebend ist die Reihenfolge der Anmeldung.

-------------------------------------- Anmeldeformular --------------------------------------

Name(n)

Adresse und Tel.:

Alter der Kinder:

Bitte einsenden bis .... an ....

Anmelde- und Auswahlverfahren

Nach Ausschreibung der Gruppe kann das Anmeldeverfahren gut 1 - 2 Monate dauern. Danach werden die Gruppen zusammengestellt, bei einer Koleitung idealerweise zu einer Größe von 12 - 15 Teilnehmern und je nach Wunsch mit Berücksichtigung weiterer Kriterien (z. B. Alter der Kinder, Anzahl der Väter/Mütter und Alleinerziehenden).

Bei großer Nachfrage müssen entweder weitere Gruppenräume und -leiter gesucht oder Wartelisten erstellt werden. Dazu ist es von Vorteil, zwischen Anmeldeschluß und Gruppenbeginn etwas Zeit einzuberechnen.

Falls eine große Nachfrage wiederholt bestehen sollte, so kann dies auch gegenüber Politikern als Argument verwendet werden, daß die Mittel für Prophylaxestellen zu erhöhen oder überhaupt einmal zu bewilligen sind.

2. Der Gruppenverlauf: Inhalte und Methoden

Grundsätzliche Überlegungen

Eine Gruppe mit 12-15 Teilnehmern, die sich mehrere Abende treffen, ermöglicht eine Art von prozeß- und verhaltensorientierter Elternbildung, die sich unterscheidet von rein inhalts- und informationsbezogenen Elternkursen einerseits und von Selbsterfahrungs- und Therapiegruppen andererseits (vgl. dazu Canziani 1977, S. 19 ff.).

Die *Ziele* der Elterngruppenarbeit liegen hauptsächlich auf 3 Ebenen:

– Inhalts- und Sachebene: Einsicht in thematische Zusammenhänge,
– Gefühlsebene: persönliche Entfaltung,
– Beziehungsebene: Förderung sozialer Kompetenzen.

Für das Erreichen dieser generellen Ziele braucht es einige grundsätzliche Bedingungen (ebd., S. 20 ff.; Gassmann et al. 1985 S. 99 ff.):

– ein vertrauensvolles, tolerantes Gruppenklima, wobei Diskretion gegen außen gewahrt sein sollte;
– Bereitschaft aller Teilnehmer, eigene Erfahrungen einzubringen, zu reflektieren und selber aktiv auf verschiedenen Ebenen zu sein;
– Möglichkeit, gerade auch bei der vorliegenden Thematik lustvoll zu arbeiten und zusammen Spaß erleben zu können;
– Balance finden zwischen Themenbezogenheit und Gruppenprozessen, das heißt z. B. Bearbeiten von aktuellen (Konflikt)situationen in der Gruppe, ohne sich aber in einem Selbsterfahrungsprozeß zu verlieren;
– Qualifikation der Gruppenleitung: Wissen über Drogen, Sucht und ihre Ursachen auf intra-/interpsychischer, familiendynamischer und gesellschaftlicher

Ebene; (Selbst)erfahrung und Kenntnisse bezüglich gruppendynamischer Prozesse; Fähigkeit, den Mitgliedern zur Autonomie und der Gruppe als Ganzes zur Entwicklung ihrer Kräfte und zu einem Klima zu verhelfen, in dem Konflikte konstruktiv gelöst werden können; bewußte Auseinandersetzung mit eigenen Abhängigkeiten und Verhaltensweisen.

Auf dem Hintergrund dieser generellen Ziele und Bedingungen werden im folgenden mögliche Arbeitsblöcke aufgeführt, aus denen eine Elterngruppe zum Thema Suchtprävention bestehen kann.

Die einzelnen Blöcke sind jeweils aufgegliedert in Ziele, Themen und Vorschläge für eine methodische Umsetzung (⇨)

Den Schluß bildet eine modellhafte Ablaufskizze mit einer Elterngruppe über 8 Abende von je 2–2$^1/_2$ Stunden Dauer.

Für andere Verlaufsformen (Wochenende, 4 Halbtagsgruppen usw.) kann die Zusammenstellung variiert werden. In der Zeitdauer von 16–20 Stunden sind selbstverständlich nicht alle Themen anzugehen. Der konkrete Ablauf richtet sich nach den Bedürfnissen und Möglichkeiten der Gruppe und der einzelnen Mitglieder; entsprechend sieht er jedesmal anders aus und macht diese Arbeit somit zusätzlich spannend und abwechslungsreich für die Gruppenleitung.

Block 1: Kennenlernen und Gruppenziele festlegen

Ziele
Erstes Kennenlernen; Sammeln und Ordnen der Bedürfnisse, Themen und Ziele der einzelnen Mitglieder und der gesamten Gruppe.

Das gegenseitige Kennenlernen ist in der prozeß- und verhaltensorientierten Elternbildung als Einstieg unerläßlich und bereits ein erster Schritt, um ein vertrautes Klima zu schaffen.

In einem Zeitraum von insgesamt etwa 20 Stunden empfiehlt es sich, diesen Einstieg mit den Bedürfnis- und Zielabklärungen zu verbinden.

⇨
– Eine erste Vorstellungsrunde im Plenum kann beliebig durch Übungen zum Kennenlernen ergänzt werden (vgl. z. B. Schwäbisch u. Siems 1974, S. 246 ff.; Canziani 1977 S. 68 f.). In Kombination mit dem Sammeln der Bedürfnisse, Themen und Ziele sind Einzelarbeit, Paarinterviews und Schneeballgespräche zu folgenden Fragen möglich:
– Warum habe ich mich für diese Gruppe angemeldet?
– Was möchte ich hier für mich erreichen?
– Zu welchen Themen möchte ich speziell etwas erfahren?
– Welche Themen interessieren mich weniger bzw. kenne ich genügend?
– Meine Wünsche an die Gruppe, an die einzelnen Teilnehmer und an die Leitung.
– Was könnte mich daran hindern, meine Ziele zu erreichen?
– Gegenseitiges Ansprechen in der Gruppe („Sie" oder „Du").

– Die Bedürfnisse, Befürchtungen, Themenwünsche und Ziele werden in der Gesamtgruppe gesammelt und geordnet.

Im Anschluß daran ist es sinnvoll, wenn die Gruppenleiter ihre Vorüberlegungen bekanntgeben, mit den Gruppenzielen vergleichen und wenn nötig Ergänzungsvorschläge einbringen.

Das so erstellte „vorläufige Programm" wird auf Plakaten festgehalten (z. B. bereits in einer möglichen chronologischen Abfolge), so daß es jederzeit abrufbar ist.

– Damit es in diesem 1. Block zu einer Art Kontraktschließung zwischen Gruppenteilnehmern und Leitung kommen kann, ist es wichtig, daß die Leiter ihre eigene Rolle deklarieren.

Stichworte dazu:
– Strukturhilfe an die Gruppe, damit sie an den von ihr gewünschten Themen arbeiten kann;
– Einbringen von Anschauungsmaterialien, Arbeitsunterlagen usw.;
– Anbieten von Lernstrukturen (Übungen, Kleingruppen, Rollenspielen usw.);
– keine „Rezepte" erteilen, sondern allenfalls eigene Erfahrungen einbringen (aus der Präventions- oder Beratungstätigkeit bzw. als Vater/Mutter);
– der Gruppe und einzelnen Mitgliedern Anstöße geben, Situationen von verschiedenen Seiten her zu betrachten und Mut zu machen, Neues auszuprobieren;
– Hinweis, daß Suchtprävention ein ständiger Prozeß ist und nicht in einer Gruppe abschließend behandelt werden kann.

Ein solcher 1. Block läßt sich gut mit einem Blitzlicht abschließen, wo jedes Mitglied kurz äußert, wie es ihm jetzt im Hinblick auf das bevorstehende „Programm" geht.

Block 2: Information über Drogen

Ziele
Information über die verschiedenen Drogen, speziell über:
– ihre Verbreitung in historischer Sicht bis zur Gegenwart,
– Wirkung, Schädlichkeit, Suchtpotential,
– die gesetzliche Situation und die entsprechenden sozialen Folgen,
– Überleitung zum Thema Sucht.

In diesem Block geht es nur um Substanzen, die im engeren Sinn als Drogen bezeichnet werden, also um „Wirkstoffe pflanzlicher oder chemischer Herkunft, die durch ihre spezifische Wirkung auf das Zentralnervensystem Erlebniszustände herstellen, die vom sogenannten Normalzustand abweichen" (Baumann u. Burkhard 1985, S. 16).

Neben dieser Vorbemerkung eignet sich als Einleitung zum Thema die Feststellung, daß Drogen zu kultischen Anlässen, zur Berauschung, zur Betäubung und zu heilenden Zwecken benutzt wurden, so weit die Geschichte der Menschheit zurückverfolgt werden kann (ebd., S. 15). Drogenkonsum ist somit keine Modeerscheinung unserer Zeit; Drogen werden aber in den verschiedenen Kulturen und Epochen sehr unterschiedlich konsumiert und bewertet.

Je nach Zeit und Interesse der Gruppe kann dieser historische und kulturelle Aspekt noch vertieft werden. Das Erarbeiten von Wissen über die Wirkung und Schädlichkeit der verschiedenen Drogen sollte jedoch Vorrang haben und braucht erfahrungsgemäß etwa 2 Stunden; meistens ergeben sich dabei auch Diskussionen über die gesetzliche und politische Situation. Das Drogenproblem ist immer ein Zusammenspiel von mehreren Faktoren und kann nicht über eine (noch so repressive) Gesetzgebung gelöst werden. Deshalb ist auch bei diesem komplexen und widersprüchlichen Thema darauf zu achten, daß sich die Gruppe nicht im „Politisieren" verliert, so spannend dies auch sein kann.

Am Schluß dieses Blockes sollte deutlich werden, daß die Prävention sich nicht in erster Linie auf die Drogen beschränken kann, sondern den Menschen in seinem ganzen Kontext in den Mittelpunkt stellen muß.

⇨

– Als Vorbereitung für diesen Block kann den Eltern eine leicht verständliche Informationsbroschüre über Drogen im voraus gegeben werden.

– Für den Einstieg eignet sich gut auch der 1. Teil des Werkfilms „Sucht und Drogen" (20 Minuten; Baumann u. Burkhard 1985, mit Beiheft) und als vertiefte Auseinandersetzung mit der Thematik Drogenkultur die Tonbildschau „Rausch und Realität – Drogen im Kulturvergleich" (auf Video erhältlich bei der Schweizerischen Fachstelle für Alkoholprobleme in Lausanne; vgl. dazu auch das Buch mit dem gleichen Titel von Völger u. Welck 1982).

– Informationen über die aktuelle Verbreitung der Drogen in der Bevölkerung (regional oder national) können am besten aus Schriften von entsprechenden Stellen entnommen werden (vgl. z. B. Adressenangaben in v. Goddenthow 1988, S. 207 ff.).

– Das Erarbeiten von Wissen über die Drogen kann auf verschiedene Arten geschehen, so etwa anhand des folgenden Schemas:

Substanzen
Alkohol / Nikotin / Medikamente / Schnüffelstoffe / Cannabis / Halluzinogene / Opiate / Kokain, Crack / Designerdrogen

Merkmale	*Erläuterungen*
Wirkung:	Hier kann ein Überblick, z. B. mit Kreuzen (X), zeigen, welche
– betäubend	Substanzen am meisten ge-/mißbraucht werden; in unserer Kultur
– beruhigend	sind dies sehr häufig die betäubenden Drogen, die v. a. dem Zu-
– anregend	decken von Schmerzen und Problemen dienen.
usw.	
Suchtpotenz:	Soll zeigen, welche Substanzen körperlich abhängig machen und
Körperschäden:	irreversible Schäden zur Folge haben.
Legalität/	Soll die legale/illegale Erhältlichkeit der Substanzen zeigen und die
Illegalität:	jeweils damit verbundenen Konsequenzen (leichte Erhältlichkeit,
	Werbung einerseits und Kriminalisierung sowie gesundheitliche
	und soziale Nebenfolgen andererseits; an dieser Stelle kann gut
	auch auf die ganze Aids-Problematik hingewiesen bzw. eingegan-
	gen werden).

Dieses Schema kann leer als Vorgabe für eine Kleingruppenarbeit und/oder direkt für ein Zusammentragen des gemeinsamen Wissens in der Gesamtgruppe verwendet werden.

– Je nach Zeit und Interesse kann zusätzlich der Aspekt diskutiert werden, daß Drogen z. B. als Heilmittel auch einen sinnvollen Zweck erfüllen. Hierbei läßt sich der Frage nachgehen, ob die Gruppenteilnehmer auch andere, bessere und natürlichere Heilmethoden kennen und in der Familie anwenden, etwa Massagen, autogenes Training, an die frische Luft gehen usw.

Dieser letzte Abschnitt ist (wenn auch nur als kurzer Gedankeneinschub durch die Leitung) ein guter didaktischer Übergang zu den Schlußfolgerungen dieses Blockes, die sich in 2 berühmten Zitaten ausdrücken lassen:

Alle ding sind gifft und nichts ohn gifft, allein die dosis macht das ein ding kein gifft ist (Paracelsus, Naturwissenschaftler und Arzt 1493–1541, zit. nach Leu 1984, S. 5).

Die wahre Philosophie besteht darin, den Mißbrauch zu verdammen, ohne den Gebrauch zu untersagen. Man muß alles entbehren können, aber auf nichts verzichten (Friedrich der Große, Preußischer König, 1740–1786, zit. nach Leu 1984, S. 5).

Nicht die Drogen sind also das Hauptproblem; Drogen können auch sinnvoll verwendet werden; nicht alle Menschen, die Drogen nehmen, werden süchtig, weil es nicht die Droge an sich ist, die süchtig macht, sondern die problematische Verwendung der Droge(n) durch den Menschen.

Mit der Frage, wie denn eine solche problematische Verwendung zustande kommt, kann auf den nächsten Block übergeleitet werden.

Block 3: Sucht – Abhängigkeit – Genuß – Rausch

Ziele
– Ausweitung auf substanzunabhängige Süchte,
– Definition/Merkmale von Sucht und Genuß,
– Zusammentragen möglicher Suchtursachen.

Im 2. Block ist deutlich geworden, daß nicht primär die einzelne Droge süchtig macht (oder etwa eine Droge zwangsläufig zu einer nächsten führt, wie dies Eltern oft bei Haschisch/Heroin befürchten), sondern daß der *Mensch im Umgang mit Drogen* das Hauptproblem darstellt.

In diesem Teil geht es deshalb um die erweiterte Frage nach der zwanghaften psychischen Abhängigkeit des Menschen von Verhaltensweisen, die nicht nur mit Drogenkonsum verbunden sein müssen. Bei dieser Ausweitung der Suchterfahrungen soll deutlich gemacht werden, daß auch drogenunabhängige Süchte zerstörend sein können (z. B. Herzinfarkt bei Arbeitssucht; Todesgefahr bei Magersucht). Anhand der Frage nach den Unterschieden zwischen Genuß, Rausch und Sucht können die jeweiligen Merkmale zu diesen Begriffen aufgezählt und Thesen über Sucht und ihre Ursachen erarbeitet werden. Dazu einige Stichworte:

Rausch und Ekstase sind in allen Kulturen von Menschen gesuchte Phänomene. In einem rationalen Weltbild findet ihr Erkenntniswert aber kaum mehr Platz. Dennoch suchen Menschen auch in der zivilisierten Welt nach Rauscherlebnissen (Drogen, Disco, Auto, Sexualität usw.). Wenn diese Wünsche – nach einem sich Absetzen vom Normalzustand, einem sich Einlassen auf Grenzerfahrungen – bestraft oder nicht gefördert werden, so erhöht sich die Gefahr, daß Menschen durch ihr Unvermögen, im Leben gute, v. a. auch drogenunabhängige Räusche zu erleben, in eine drogenabhängige Rauschform abgleiten.

Mit *Genußerlebnissen* verhält es sich ähnlich: Viele Menschen können heute nicht (mehr) zu echten Genußerlebnissen kommen und kompensieren diesen Mangel mit Ersatzhandlungen, von denen sie aber nie genug haben und somit süchtig werden können. Deshalb die These: Genußfähige Menschen sind weniger suchtanfällig; oder etwas pointierter ausgedrückt:

Wer nicht genießen kann, wird ungenießbar.

Sucht ent- oder besteht, wenn ein Mensch Spannungen und Konflikten (auf körperlicher, intra-/interpsychischer und gesellschaftlicher Ebene) auszuweichen versucht, indem er eine Droge oder ein Verhalten als „Medikament" einsetzt. Besteht ein Zwang, Probleme immer wieder so zu „lösen", so entwickelt sich eine Sucht, eine zwanghafte Abhängigkeit. Sucht ist ein fehlgeschlagener Selbstheilungs- oder Problembewältigungsversuch, bei dem der ursprüngliche Konflikt aber nicht bearbeitet wird.

Sucht kann nicht allein durch die „Drogenmenge" oder das Ausmaß des extremen Verhaltens definiert werden, sondern ist nur durch die ganze Situation erfaßbar.

Oft wird Sucht charakterisiert als „nicht mehr aufhören Können", doch kann Sucht eine Phase sein, die wie andere Krisen im Leben eine Weiterentwicklung auszulösen vermag. Eine Sucht entwickelt sich jedoch nie plötzlich, es braucht dazu immer eine gewisse Zeit und mehrere Faktoren; das analog Umgekehrte gilt für die Suchtverarbeitung.

⇨

– Eine Umfrage in der Gruppe, wer denn alles Drogen konsumiere, ergibt meistens ein Ergebnis von 90–100 % Drogenkonsumenten im Raum, in erster Linie Konsumenten von Alkohol und Medikamenten. Das zeigt: Ein Großteil der Bevölkerung konsumiert Drogen, deshalb ist es sinnvoll, nicht von Drogen-, sondern von Suchtprophylaxe zu sprechen.

– Als Einstieg in diesen Themenblock eignet sich auch gut der 2. Teil des Werkfilms Sucht und Drogen (Baumann u. Burkhard 1985), worauf Fragen aus der Wegleitung zur Diskussion gestellt werden können (ebd., S. 39 f.), etwa nach:
– eigenen Rausch-, Genuß- oder Suchterfahrungen (auch unabhängig von Drogenkonsum);
– den Unterschieden zwischen den jeweiligen Merkmalen von Rausch, Genuß und Sucht;
– Suchtursachen.

– Die Diskussionsergebnisse (z. B. erarbeitet in Kleingruppen) sind in der nachfolgenden Tabelle dargestellt.

Genuß	Genuß-/Rausch- oder Sucht-	Sucht	
Merkmale	**erfahrungen** *mit:*	*Ursachen*	*Merkmale*
– etwas Besonderes erleben	Alkohol	– Probleme	– nie genug
	Tabak/Nikotin	– Flucht	– immer wieder
– sich absetzen vom Normalzustand	Medikamente	– Druck	– immer mehr
	Schnüffelstoffe	– Mangel an	– nicht mehr aufhören können
– bewußt angestrebt	Hallizunogene	– Liebe	
	Cannabisprodukte	– Lob	– zwanghaft abhängig
– Zufriedenheit	Opiate	– Verluste	
– Befriedigung	Kokain und Crack	– Labilität	– Teufelskreis
– genug haben	Designerdrogen	– Langeweile	(Problemverstärkung)
– „voll sein"		– Einsamkeit	
– Qualität statt Quantität	Essen	– kein Vertrauen in sich	– selbstschädigend
– streßfrei	TV/Video/Audio	und in andere	
– Entpsannung	Auto		– verleugnen
– Zeit haben	Arbeit		
	Spiel/Kasino/ Geld/Gewinn	Ersatzhandlung z. B. für ungelöste Spannungen, Konflikte auf persön-	
usw.	Konsum Sexualität usw.	licher und zwischenmenschlicher Ebene usw.	

– Jedem Teilnehmer kann die Aufgabe gestellt werden, in der nächsten Woche etwas Besonderes zu genießen (für sich alleine und/oder mit der Familie). Ein Bericht oder „Müsterchen" davon kann für den nächsten Abend mitgebracht werden.

– Von allen Blöcken verdient es das Thema „Genuß" ganz besonders, in einer angenehmen Atmosphäre behandelt zu werden (z. B. Raumdekoration, Musik, Auflockerungsübung usw.).

– Das „Ursachendreieck" (vgl. Abb. 1, S. 2) eignet sich gut als Referatsgrundlage für eine Zusammenfassung dieses Blockes und für eine Überleitung zum nächsten Block.

Block 4: Suchtprävention: Überblick über mögliche Ansätze

Ziele
– Aufzeigen möglicher Ansätze in der Suchtprävention,
– Relativierung des familiären Einflusses,
– Entscheidung, in was sich die Gruppe weiter vertiefen will.

Anhand der Zusammenfassung über mögliche Suchtursachen können einleitend für diesen Block folgende Thesen betont (und z.T. wiederholt) werden:

– Sucht entwickelt sich durch ein Zusammenspiel verschiedener Faktoren. Wesentlich sind die Summe der Einflußfaktoren und ihr Gesamtpotential an möglichen Belastungen für den einzelnen Menschen (Spannungen, Konflikte, Wertkrisen, Unsicherheit, Sinnleere usw.).

– Die Belastungssumme setzt sich bei jedem Menschen anders zusammen; ebenso ist die Belastungsfähigkeit individuell verschieden. *Entscheidend ist das Verhältnis zwischen der Belastungsmenge und der persönlichen Belastungs- und Verarbeitungsfähigkeit.*
Wird ein Mensch wiederholt in seinen entsprechenden Fähigkeiten überfordert, so kann süchtiges Verhalten als ein mögliches „Notventil" resultieren.

– Es gibt weitere „Notventile" in Krisensituationen, welche die ursprünglichen Konflikte nicht lösen, sondern eher durch neue Probleme überdecken. Solche „destruktiven" Verhaltensweisen werden aber unterschiedlich bewertet (vgl. Gassmann et al. 1985, S. 54):

– Sozial anerkannte Formen sind beispielsweise Krankheit (v. a. psychosomatische), Flucht in die Arbeit oder in Konsumgüter.
– Zu den negativ bewerteten Formen gehören Drogenabhängigkeit, Kriminalität oder Suizid.

– *Familiäre Faktoren* können nie alleinige Ursachen für eine Suchtentwicklung sein. Somit werden auch „Schuldfragen" hinfällig. Zwar können familiäre Ereignisse (z. B. Trennung, Scheidung oder Tod) die Gefahr erhöhen, daß ein Kind drogenabhängig wird; umgekehrt führt aber nicht jede „problematische" Familiensituation zu einer Symptombildung eines Mitgliedes.

Analog zur individuellen Ebene geht es bei einer Familie darum, wie das System mit internen Krisen bzw. mit Belastungen von außen umgeht.

– Wenn der *gesellschaftliche Kontext* Merkmale eines Suchtsystems aufweist bzw. fördert (vgl. dazu Gassmann et al. 1985, S. 61; Schaef 1987) oder wenn die gesellschaftlich bedingten Belastungsfaktoren zu groß werden, so bietet auch eine gute Konfliktfähigkeit keine Garantie für Sucht-freiheit (Baumann u. Burkhard 1985 S. 47).

Suchtprävention sollte angesichts der vielfältigen Suchtursachen auf mehreren Ebenen ansetzen (vgl. Abb. 1, S. 2, und Abb. 2, S. 137):

– Individuelle Ebene: Im Zentrum steht die Förderung der Konflikt- und Belastungsfähigkeit des Individuums. Darüber hinaus geht es um eine generelle Stärkung der Persönlichkeit, wie es anhand der 6 Ebenen in Kap. 10.2 beschrieben worden ist.
– Persönliches Umfeld (Familie, Schule, Arbeitssituation usw.): Allgemein bedeutet Suchtprävention auf dieser Ebene die Förderung aller Faktoren, welche die oben erwähnten individuellen Entwicklungspotentiale begünstigen. Zentraler Ansatz bildet auch hier die Fähigkeit zur Konfliktlösung, die im weiteren verknüpft ist mit dem Klima, der Organisation oder der Rollenverteilung im jeweiligen System.
– Gesellschaftliche Ebene (Politik, Wirtschaft, Kultur, Umwelt ...): Prävention umfaßt hier generell alle Bemühungen, die Gesamtmenge der anfallenden Belastungen und Probleme so zu reduzieren, daß der einzelne nicht vor dieser Welt fliehen muß. Dies kann politische Forderungen und Maßnahmen beispielsweise in den Bereichen Wohnen, Bildung, Freizeit oder Umweltschutz beinhalten.

⇨

– Nach diesen zusammenfassenden (und möglichst graphisch veranschaulichten) Ausführungen bezüglich den verschiedenen Ebenen der Suchtursachen und -prävention scheint es sinnvoll, daß die Eltern Verständnisfragen stellen und über die Thesen diskutieren können.

– Der 3. Teil des Films „Sucht und Drogen" (Baumann u. Burkhard 1985) bietet dazu einige Anregungen, falls dies überhaupt nötig ist. Meistens ergibt sich bereits aus den allgemeinen Thesen genügend Gesprächsstoff, so daß sich die Gruppe (einmal mehr) in einem Thema verlieren könnte.

– Deshalb ist zu empfehlen, daß sich die Gruppe zu diesem Zeitpunkt anhand ihrer ursprünglichen Zielsetzungen entscheidet, welche Präventionsansätze sie noch vertiefen möchte. In einer beschränkten Zeit von insgesamt etwa 20 Stunden können dies höchstens 1–2 Schwerpunkte sein.

– Verständlicherweise liegt das Hauptinteresse in einer Elterngruppe fast immer bei Fragen nach familiären Suchtursachen und entsprechenden Ansätzen für die Prävention. Darum sollen die folgenden Ausführungen in erster Linie diesem Themenbereich gewidmet sein, entsprechend dem Schwergewicht des ganzen Buches.

– Methodische Vorschläge zur Suchtprävention auf der individuellen Ebene werden hier nicht näher aufgeführt. Zu diesem Thema kann ein Medienpaket empfohlen werden, welches die Frage nach der „Gesundheitsförderung" ähnlich umfassend angeht, wie dies in Kapitel 10.2 anhand des „ganzheitlichen Personenmodells" beschrieben worden ist (Baumann 1989). Mit den Schwerpunkten auf dem physischen und sozialen Potential versucht das Medienpaket Wissen über Gesundheitsfragen locker und lustvoll zu vermitteln und Verständnis für körperliche, seelische, soziale und umweltbezogene Zusammenhänge zu wecken. Die Bearbeitung in 6 Themenblöcken beansprucht insgesamt mehrere Stunden; daraus kann sich eine eigene Veranstaltungsreihe ergeben, sei dies in der Eltern/Erwachsenenbildung oder in der Schule (für Jugendliche ab 12 Jahren).

– Einige methodische Hinweise zur Thematisierung der gesellschaftlichen Ebene sollen hingegen nicht fehlen. Sie sollen einerseits die familiären Einflußfaktoren wieder etwas relativieren helfen, andererseits auch aufzeigen, daß einzelne, Familien und Gruppen vor gesellschaftlichen Fragen und Problemen nicht ohnmächtig resignieren müssen.

Block 5: Suchtprävention in der Familie

Ziele
Vertiefung von Möglichkeiten zur Suchtprävention in der Familie.

In diesem Block werden Vorschläge aufgeführt, wie sich einige zentrale Ideen aus 10.3–10.8 in einer Elterngruppe konkretisieren und vertiefen lassen. Gruppenleiter, die wenig über familientherapeutische Konzepte wissen, können sich anhand dieses Buches vorbereitend mit den theoretischen Modellen vertraut machen. Die methodischen Vorschläge verstehen sich auch hier als Anregungen, die je nach Gruppe und Gruppenleitung verändert, ausgebaut oder durch ganz andere Übungen ersetzt werden können. Entscheidend dürfte jeweils die Frage sein, wie weit eine „Selbsterfahrung" der Teilnehmer gewünscht wird; dies hängt maßgeblich von der Gruppendauer und -zusammensetzung ab.

Die Reihenfolge der Themen richtet sich ebenfalls nach den Bedürfnissen der Gruppe. Sie entspricht im folgenden auch nicht derjenigen in Kap. 10. Als erstes soll jedoch die Frage nach der Konfliktbewältigungsfähigkeit der Familie vertieft werden. Dieser zentrale Aspekt ist im vorherigen Überblick auf allen Ebenen der Prävention am meisten betont worden und eignet sich deshalb gut als Überleitung/Einstieg in diesen Block.

Konfliktbewältigungs- und Veränderungsfähigkeit der Familie

Die wichtigsten Inhalte, die vermittelt werden sollten, sind unter 10.7 aufgeführt. Stichworte dazu:

- Konflikte, Probleme sind „normal".
- Anerkennen und Zulassen der Konflikte sind die wichtigste Voraussetzung, um Lösungen zu finden.
- Konfliktlösungsfähigkeit hängt mit anderen Faktoren zusammen (Kommunikation, Klima usw., vgl. später S. 175 f., 177 f.).
- Es gibt „konstruktive" und „destruktive" Streit- und Konfliktlösungsmuster.
- Gefahr, daß bei unlösbaren Problemen „utopische Lösungsversuche" angestrebt werden, die das Problem noch verstärken können (z. B. die Alkoholprohibition).
- Entwickeln neuer Konfliktlösungsmöglichkeiten ist besonders wichtig bei Veränderungen im Familienzyklus (z. B. Ablösungsphase).

⇨

- Eltern sollen sich (evtl. als Hausaufgabe) Konfliktsituationen aus ihrem Familienalltag überlegen, über die sie gerne einmal mit anderen Eltern diskutieren und Erfahrungen austauschen möchten.

Solche Situationen können auf verschiedenen Blättern gesammelt und evtl. auch mit Zeichnungen dargestellt werden. Bei zurückhaltenden Gruppen können Modellbeispiele vorgegeben werden.

Die Gruppe wählt die Beispiele aus, die sie weiter vertiefen möchte.

- Lösungsmöglichkeiten für die ausgewählten Konfliktistuationen lassen sich mit Diskussionen oder noch besser mit Rollenspielen erarbeiten.

- Es können auch Rollenspiele entwickelt werden, in denen Familiensituationen dargestellt werden, die süchtiges Verhalten fördern.

- Falls die Gruppe einverstanden ist, werden für Rollenspiele diejenigen Jugendlichen eingeladen, die gerne einmal eine klassische Episode aus dem Familienalltag durchspielen und dazu Konfliktlösungen erarbeiten möchten. Der dadurch ermöglichte „Generationentausch" (Jugendliche spielen Eltern und umgekehrt) ist besonders auch in bezug auf die Rollen in der Familie aufschlußreich.

Als Themen eignen sich dazu beispielsweise „Ausgang", „Freunde, die den Eltern nicht passen", oder „Reaktionen der Eltern, wenn das Kind Drogen ausprobiert".

– Die Ablösungsphase als Beispiel einer wichtigen Veränderung im Familienzyklus läßt sich etwa wie folgt thematisieren:

– Referat zum Thema Ablösung in der Familie als gesellschaftliches Problem, das mit dem Wandel der Familie zusammenhängt (vgl. die Ausführungen in Kap. 1–3);
– „geführte Reisen" zurück in die Zeit der eigenen Pubertät und Ablösung; damit soll u.a. das Verständnis für die eigenen Kinder verstärkt werden. Daran anschließend kann der Frage nachgegangen werden, was einem selbst geholfen hat, diese Lebensphase konstruktiv zu bewältigen.
– Diskussion über Probleme und Konflikte, die sich im Zusammenhang mit der Ablösung für die Jugendlichen wie für die Eltern ergeben können.

Kommunikation in der Familie

Das umfangreiche Thema der zwischenmenschlichen Kommunikation kann allein schon mehrere Stunden füllen. Deshalb ist es wichtig, daß hier nur wenige Punkte herausgegriffen werden; sie sind unter 10.5 zusammengefaßt.

⇨

– Die Vermittlung der wichtigsten Begriffe der familiären Kommunikation erfolgt am besten anhand verständlicher Formulierungen und Abbildungen, wie sie etwa bei Schulz von Thun (1981) zu finden sind.

– In Verbindung mit dem Thema Konfliktlösung können zuerst alle „ungünstigen" Streittechniken (z. B. in einem Brainstorming) gesammelt und in einem Schema unter die folgenden 2 Kategorien eingeordnet werden:

„Ungünstige" Streittechniken

„Nett" / passiv	*Aggressiv*
– beschwichtigen,	– anklagen und gegenanklagen
– dumm spielen, mißverstehen,	– besser wissen, intellektualisieren,
– nicht richtig zuhören,	– Gespräch dominieren, viel reden,
– verwirren,	– unterbrechen,
– Schuld auf sich nehmen,	– moralisieren,
– schmollen, beleidigt sein,	– entwerten, ins Lächerliche ziehen,
– sich zurückziehen,	– bloßstellen,
– still sein,	– „Achillesferse" (= schwache Stellen) ansprechen, treffen,
– weinen (als Strategie),	– einschüchtern, drohen und erpressen,
– vergessen (z. B. von Versprechungen/Abmachungen),	– befehlen,
– widerwillig nachgeben,	– überreden
– verschieben und vertrösten,	– in sarkastischem und ironischem Ton reden,
– indirekt reden, z. B. „durch dritte Person reden",	– stereotypisieren („typisch ..."),
– Zuwendung/Sex verweigern usw.	– psychologisieren (Therapeut sein), – Gedanken lesen (ich weiß, was du denkst ...) usw.

Die verschiedenen Techniken lassen sich gut durch sketchartige Rollenspiele der Gruppenleiter verdeutlichen.

Als Ergänzung kann sich jeder für sich besinnen, welche Streittechniken er bei sich (beim Partner, bei den Kindern) kennt, wann er sie anwendet und welche Vor- und Nachteile sie jeweils haben. Je nach Lust können die entsprechenden Erfahrungen in Kleingruppen ausgetauscht oder in weiteren Rollenspielen vertieft werden.

– Daran anschließend empfiehlt es sich, Merkmale „günstiger" Gesprächs- und Konfliktlösungsmuster zu erarbeiten und analog in einer kleinen Übersicht den „ungünstigen" Mustern gegenüberzustellen:

„Günstige" Gesprächs- bzw. Konfliktbearbeitungsmuster

Sender	*Empfänger*
– *Klare Aussagen:* z. B. „ich" statt „man", Gefühle, Wünsche statt Anklagen.	– *„Öffnen":* aufmerksam wahrnehmen, zuhören, achten auf:
– *Kongruent:* Übereinstimmung der 3 Bereiche:	a) Inhalt der Botschaft,
– inneres Erleben (= was ich fühle),	b) Gefühle des Senders,
– Bewußtsein (= was ich davon bewußt mitkriege)	c) Bedürfnisse des Senders, d) mögliche Appelle des Senders,
– Kommunikation (= was ich davon mitteile)	– Interesse zeigen, – ernst nehmen
– *Selektiv authentisch, „stimmig":* Ich sage nicht alles, aber das, was ich mitteile, ist echt, bewußt ausgewählt und verbindlich.	– evtl. nachfragen – evtl. sinngemäß wiederholen, zusammenfassen (a, b, c, d), – Bewertungen, Interpretationen vermeiden
– *Vermeiden der „ungünstigen" Muster.*	
– *Rückmeldungen:* – darum bitten, – aufnehmen, überprüfen, – für Klärungen von Mißverständnissen benutzen.	– Rückmeldungen geben.

Zur Vertiefung eignen sich hier ebenfalls Rollenspiele oder eine der zahlreichen Kommunikationsübungen (vgl. z. B. die Literaturangaben am Ende von 10.5).

Familienklima

In diesem Abschnitt steht der Umgang mit Gefühlen im Mittelpunkt. Aus unter 10.6 Ausgeführtem seien folgende Aspekte hervorgehoben:

– Die Frage, wie wir sowohl „positive" wie „negative" Gefühle erleben und ausdrücken können, ist für die Suchtprävention zentral: Drogenmißbrauch soll für viele entweder die fehlende Erfahrung von (oftmals „positiven") Gefühlen *ersetzen* oder die Schwierigkeiten im Umgang mit (oftmals „negativen") Gefühlen *zudecken*.

– Für ein persönlichkeitsstärkendes Klima ist es wichtig, dem Kind und Jugendlichen gefühlsmäßige Geborgenheit und Mut zu geben, sich mit Herausforderungen und Schwierigkeiten auseinanderzusetzen (d. h. weder Unter- noch Überforderung).

– In wertschätzenden Familien schenken Eltern ihre Aufmerksamkeit den Kindern viel mehr über Lob und Anerkennung als über Kritik und Strafe. Dadurch lernen und erfahren die Kinder viel mehr über erwünschte Verhaltensweisen und entwickeln eher ein starkes Selbstwertgefühl.

⇨

– In Verbindung mit dem vorherigen Abschnitt können speziell solche Kommunikationsübungen verwendet werden, die dem Umgang mit Gefühlen besondere Beachtung schenken (z. B. Müller u. Moskau 1978, S. 126 ff.; Schulz von Thun 1981, S. 69 ff.).

– Sammeln aller Gefühle, welche Eltern kennen; Diskussion anhand folgender Fragen:

– Welche Gefühle können gelebt und ausgedrückt werden?
– Welche Gefühle werden als angenehm oder als belastend erlebt?
– Welche Gefühle sind verpönt und müssen unterdrückt werden?
– Was gibt es für Möglichkeiten, mit verpönten Gefühlen (wie Wut, Trauer oder Angst) umzugehen?
– Im Zusammenhang mit der Ablösungsphase (vgl. Abschnitt über Konfliktbewältigungsfähigkeit, S. 175): Welche Gefühle werden besonders in dieser Lebensphase aktuell?
– Im Zusammenhang mit dem Thema Rausch und Genuß: Wie und wo erlebt jeder Freude, Vergnügen und Spaß (in der Familie); Wünsche nach mehr entsprechenden Erfahrungen? (Vgl. dazu Ornstein u. Sobel 1989).

– Thema Strafe und Verbote: kleiner Vortrag (oder gemeinsames Erarbeiten) und Diskutieren über die Fragen, weshalb Strafen nichts nutzen bzw. wie Strafen allenfalls eingesetzt werden sollten, wenn überhaupt (vgl. Müller u. Moskau 1978, S. 77 ff.; Hubert et al. 1987, S. 74 ff.; zum Thema Verbot von Drogen: Baumann u. Burkhard 1985 S. 26 ff.).

Rollen in der Familie

Ausgehend von 10.3 können folgende Punkte thematisiert werden:

– Rollenverteilungen in der Familie; daraus resultierende Forderungen, Vor- und Nachteile;
– Gefahren von Rollenfixierungen, besonders bei Polaritäten wie „Sonnenschein" vs. „Sündenbock";
– Geschlechtsrollenproblematik und damit zusammenhängende Rollenaufteilung in der Familie.

⇨

– Fragen mit der Erinnerung an die eigene Jugend und in bezug auf die aktuelle Familie:

– Welche Rollenzuschreibungen gibt es in Familien?
– Welche kennt jeder aus eigener Erfahrung (früher und aktuell)?

– Jeder kann sich z. B. seine Rolle, die er in seiner Herkunftsfamilie hatte, auf einem Schild umhängen und so den anderen präsentieren. Dazu können folgende Fragen gestellt werden:
– Was hatte ich Positives von meiner Rolle?
– Was hatte ich verpaßt durch meine Rolle?
– Wie war das, wenn die anderen mich in der Rolle hatten; was hätten sie ohne meine Rolle nicht gehabt?
– Wie empfinde ich jetzt meine Rolle, spiele ich sie jetzt noch manchmal?
– Kann ich mich jetzt über die Rolle freuen?

– Skulpturen und andere metaphorische Darstellungen sowie das Durchspielen aktueller Familiensituationen mit Rollentausch (vgl. Abschnitt über Konfliktbewältigungsfähigkeit, S. 174) sind weitere methodische Möglichkeiten zur Bearbeitung dieser Thematik (Literaturangaben am Ende von 10.3).

– Die Rollenteilung zwischen Vater und Mutter läßt sich gut in Verbindung mit der Ablösungsthematik behandeln; z. B. kann im Anschluß an das Referat über den Wandel der Familie (vgl. Abschnitt über Konfliktbewältigungsfähigkeit, S. 175) die Frage diskutiert werden, welche Probleme sich spezifisch für Vater und Mutter aus ihrer Rollenaufteilung ergeben, besonders in der Ablösungsphase von Eltern und Kindern.

Familienorganisation
Die Ausführungen unter 10.4 können als Grundlage dienen, um den Eltern die wichtigsten Merkmale der Familienorganisation mit Hinweisen auf funktionale/dysfunktionale Muster zu vermitteln.

⇨

– Auf die einzelnen Muster familialer Organisation läßt sich am besten anhand konkreter Familiensituationen der Teilnehmer hinweisen. Falls von den Eltern gewünscht, können die Gruppenleiter einen kleinen Exkurs über die verschiedenen Merkmale vortragen (z. B. mit graphischen Darstellungen).

– Skulpturen eignen sich besonders gut, um an Fragen der Hierarchie und Grenzen zu arbeiten.

– In Verbindung mit den Themen Ablösung oder Umgang mit Gefühlen (vgl. die vorherigen Abschnitte) lassen sich gut die beiden Grenzpole „Verstrickung" und „Loslösung" behandeln. Einleitend können etwa die beiden Beziehungsarten „Bindung" und „Ausstoßung" (nach Stierlin 1980; vgl. Kap. 8.2.5) kurz erläutert werden, um dann beispielsweise in Kleingruppen folgende Fragen zu diskutieren:

Zum Thema Bindung
– Wie gehen wir in der Familie mit unterschiedlichen Gedanken, Gefühlen, Wahrnehmungen und Wünschen um?
– Gibt es Bereiche, wo ich das Gefühl habe, daß ich mein(e) Kind(er) zu arg verwöhne (um es/sie nicht zu verlieren)?
– Wie weit ist mir die Art und Weise bekannt, mit Schuldgefühlen zu arbeiten, um meinen Partner/meine Kinder zu binden?
– Wie stark bin ich an meine eigene Herkunftsfamilie noch gebunden, bzw. wie war oder ist es dort mit den obigen Punkten?

Zum Thema Ausstoßung
– Wie steht es mit Anerkennung Geben und Zuneigung Zeigen in unserer Familie?
– Habe ich das Gefühl, daß ich meine Kinder zu früh in die Selbständigkeit dränge bzw. ein Kind zu stark als Erwachsenen brauche?
– Wie war es mit Zuneigung/Ablehnung in meiner Herkunftsfamilie? Mußte ich z. B. (zu) früh erwachsen sein, bzw. habe ich Mühe, mich heute bei jemandem anzulehnen?
– Trauer und Abschiednehmen bzw. Trauer über nicht Gehabtes: meine Erfahrungen damit in meiner Herkunftsfamilie und allgemein.

Wert- und Orientierungssystem der Familie

In diesem Abschnitt geht es in Anlehnung an Kap. 10.8 darum, den Wert- und Normenpluralismus in der heutigen Gesellschaft zu thematisieren. Ausgehend davon sollen sich die Eltern Gedanken machen über ihre eigenen Wertvorstellungen und darüber, wie sie diese bei ihren Kindern vertreten und vorleben wollen.

⇨

– In Verbindung mit dem bereits bei anderen Abschnitten möglichen Vortrag über den Wandel der Familie (basierend auf Kap. 1–3) wird auch auf das Problem der „Familie im Spannungsfeld pluralistischer Wertvorstellungen" eingegangen (vgl. besonders Kap. 3.2).

– Davon ausgehend sollen sich die Eltern z. B. in Kleingruppen über ihre wichtigsten Werte und die damit verbundenen Erziehungsziele Gedanken machen (vgl. Müller u. Moskau 1978, S. 91 ff., mit Frage- und Übungsbeispielen).

– Anschließend können sich die Eltern überlegen, ob (und wo) es Unterschiede gibt zwischen den wichtigsten Erziehungszielen und den Regeln, für deren Durchsetzung sie die meiste Energie verwenden (vgl. dazu Carnes 1981, S. 43 ff.).

– In diesem Abschnitt lassen sich gut Meditationsübungen einbauen, sofern dies von den Eltern gewünscht wird und in den Zeitrahmen der Gruppe paßt.

Block 6: Reagieren bei Verdacht auf Drogen/ süchtiges Verhalten

Ziele
– Orientierung über mögliche Signale einer Drogen- bzw. Suchtgefährdung,
– Reaktionsmöglichkeiten bei Verdacht auf Drogen bzw. süchtiges Verhalten,
– Information über Hilfsangebote in der Region.

Aufgrund der bisherigen Arbeitsblöcke sollten die Eltern eigentlich viele Anhaltspunkte erhalten haben, die Hinweise auf eine Suchtgefährdung ihres Kindes geben können. Trotzdem empfiehlt es sich, in einem speziellen Block darauf einzugehen. Damit lassen sich auch viele vorher gewonnenen Erkenntnisse nochmals zusammenfassen.

Die Reaktionsmöglichkeiten bei Verdacht auf oder gar Wissen über Drogenkonsum des Jugendlichen sollten möglichst in einem breiten Spektrum auf ihre Vor- und Nachteile geprüft werden.

Die Eltern sollen dabei informiert werden, daß sie nicht zu einer Anzeige ihres Kindes verpflichtet sind, auch nicht beim Konsum illegaler Drogen. Wenn eine Hilfe von außen gewünscht wird, dann kann man sich an eine Beratungsstelle wenden. Dazu braucht es schließlich eine Orientierung über die wichtigsten Hilfsangebote in der Region (Beratungsstellen, Selbsthilfegruppen usw.) und die Ermutigung der Eltern, diese bei Bedarf ruhig auch in Anspruch zu nehmen.

⇨
– Wenn bereits bei einem Situationsbeispiel im vorherigen Block eine stark verfahrene Familienproblematik zutage tritt, so können schon zu diesem Zeitpunkt die verschiedenen Hilfsangebote für Jugendliche, Eltern und Familien in der Region vorgestellt werden.

– Das gleiche gilt für die Frage, wie Eltern bei Verdacht auf Drogen reagieren sollen. Möglicherweise ist dieses Thema auch schon aufgegriffen worden, z. B. bei Rollenspielen zusammen mit den Jugendlichen (vgl. Abschnitt über Konfliktbewältigung, S. 174).

– Die Signale einer Suchtgefährdung können entweder in der Gruppe erarbeitet oder durch die Gruppenleitung vorgetragen werden. (Stichworte dazu finden sich z. B. in Vontobel u. Baumann 1984, S. 26 ff.; v. Goddenthow 1988, S. 91 ff.)

– Reaktionsmöglichkeiten können, wie nunmehr bekannt, anhand von Situationsbeispielen diskutiert oder durchgespielt werden.

– Die Information über Hilfsangebote in der Region erfolgt am besten anhand eines Übersichtsblattes, das alle Adressen enthält. Je nach Interesse kann darüber hinaus auch auf stationäre Behandlungsmöglichkeiten eingegangen werden.

– Dieser Block eignet sich gut als letzte Einheit vor der Auswertung und dem Abschluß der Gruppe. Deshalb ist es gut, wenn hier genügend Zeit einberechnet wird, um neben Unklarheiten über diesen Block auch noch generelle „Restfragen" klären zu können.

Block 7: Suchtprävention auf der gesellschaftlichen Ebene

Ziele
Relativieren der familiären Einflußfaktoren und Aufzeigen von suchtpräventiven Möglichkeiten auf der gesellschaftlichen Ebene.

Prävention auf der gesellschaftlichen Ebene umfaßt, einfach ausgedrückt, alle Bemühungen, die Gesamtmenge der anfallenden Belastungen und Probleme zu thematisieren und so weit zu reduzieren, daß die Welt für den einzelnen und für Familien möglichst lebbar wird. Dazu gehört auch, daß die dabei auftretenden Grenzen der Durchführbarkeit politisch sichtbar gemacht werden (vgl. Kap. 10.1 und 10.9).

⇨

– Ausgehend etwa vom Vortag über den Wandel der Familie (vgl. vorherige Abschnitte und Kap. 1–3, besonders 2.2) oder vom 3. Teil des Filmes „Sucht und Drogen" (Baumann u. Burkhard 1985, S. 51) können folgende Fragen diskutiert werden:

– Inwiefern ist der (Drogen)süchtige ein Spiegelbild unserer Gesellschaft?
– Wo erfahren wir persönlich und in der Familie Belastungen, welche direkt mit der gesellschaftlichen Situation zusammenhängen (evtl. speziell aus bestimmten Bereichen wie Arbeit, Wohnen, Umwelt usw.)?
– Wo werden in der Politik Konflikte verdrängt, nicht oder schlecht gelöst? Vorschlag: Anhand der aktuellen Tagespresse oder Nachrichtensendungen aus Radio und Fernsehen Beispiele analysieren und Alternativen diskutieren.
– Wo werden gesellschaftliche Konflikte gut und vorbildlich gelöst?
– Wo können auch kleine Systeme wie Familien, Schulklassen, Quartiere, Vereine oder Bürgerinitiativen sich einsetzen für eine bessere Lebensqualität? Beispiele:
  – Wo etwas erreicht worden ist? Warum?
  – Die nichts verändert haben? Warum?
– Wo erlebten die Eltern Ohnmacht? Wie gehen sie damit um?
– Welches sind unsere Hoffnungen und Utopien? Wie sieht unsere „Zukunftswelt" aus? Wo ist jeder z. B. bereit, Energien für eine Veränderung einzusetzen?

Block 8: Auswertung

Ziele
– Auswerten der Gruppe mit den Fragen,
  – was von den ursprünglichen Zielen erreicht worden ist,
  – was nicht erreicht worden ist, gefehlt hat, offen geblieben ist,
  – ob und wie etwas weiter vertieft werden soll.

Neben den oben genannten Fragen nach den erreichten und nicht erreichten Zielen soll auch nach der Befindlichkeit der Gruppenteilnehmer gefragt werden, sofern dieser Aspekt nicht in den Zielformulierungen enthalten war. Die Gruppenleitung soll sich ebenfalls fragen, wie sie die Teilnehmer, sich selbst und ihre Koleitung erlebt haben.

⇨

– Analog zum Einstieg im 1. Block kann die Auswertung in Einzel- und Kleingruppenarbeit erfolgen. Die Ergebnisse sollen dann in der Gesamtgruppe zusammengetragen und mit den ursprünglichen Zielsetzungen verglichen werden.

– Bei länger dauernden Gruppen läßt sich auch ein Fragebogen einsetzen (vgl. z. B. Canziani 1977, S. 82 ff.).

– Oft wird gerade von Gruppen mit relativ kurzer Dauer (z. B. 5–8 Abende) der Wunsch nach einer Vertiefung geäußert. Von daher ist es empfehlenswert, für die Auswertung genügend Zeit einzuberechnen, so daß auch noch ein weiteres Vorgehen diskutiert werden kann.

– Ein Büchertisch und eine Literaturliste zum Abschluß wird von vielen Eltern geschätzt; dies kann aber auch schon zu einem früheren Zeitpunkt angeboten werden.

– Besonders bei länger dauernden Gruppen sollten zusätzlich folgende Punkte für den Abschluß beachtet werden:

– genügend Zeit nehmen,
– nicht Gelebtes und Verluste benennen,
– Abschiedsschmerz/Trauer und andere Gefühle zulassen und Ausdrucksformen dafür finden,
– Blick nach vorne: „Was kommt nach dem Abschied?",
– Adressenlisten auf den aktuellen Stand hin überprüfen,
– Ritual, Feier.

Der letzte Punkt gilt natürlich auch für eine Gruppe mit weniger Gruppensitzungen; beim Thema Suchtprävention versteht es sich von selbst, daß der Abschied je nach Gruppengeschmack genußvoll gestaltet wird.

3. Ablaufskizze für eine Gruppe von 8 Abenden

Die Ablaufskizze für 8 Abende mit einer Elterngruppe soll deutlich machen, daß in einem Zeitrahmen von 16–20 Stunden nur ein kleiner Teil der vorgeschlagenen Blöcke bearbeitet werden kann. Eine suchtpräventive Gruppe, die möglichst viele Eltern ansprechen soll, geht jedoch sinnvollerweise von einer relativ kurzen Veranstaltung aus, die bei Bedarf und Interesse weiter ausgebaut werden kann.

1. Abend
– Begrüßung, gegenseitiges Vorstellen, Überblick über den 1. Abend, Organisationsfragen klären;
– Sammeln der Bedürfnisse, Themen und Ziele (im Schneeballsystem);
– Kontrakt schließen zwischen Gruppe und Leitung;
– Blitzlicht: Wie geht es jedem mit dem „Programm"? (Block 1);
– Einstieg ins Thema Drogen (z. B. anhand des 1. Filmteils „Sucht und Drogen");
– Verteilen einer Broschüre über die verschiedenen Drogen (Block 2);
– Schlußrunde zum 1. Abend, Ausblick auf den 2. Abend.

2. Abend
– Begrüßung und Überblick;
– Eingangsrunde: Organisatorisches (z. B. Teilnehmerliste), Offenes vom letzten Mal, Wünsche für heute;
– Erarbeiten von Wissen über Drogen anhand einer schematischen Übersicht (z. B. zuerst in Kleingruppen, dann im Plenum);
– Diskussion über die einzelnen Drogen entsprechend der schematischen Übersicht (Block 2);
– Schlußrunde, Ausblick auf den 3. Abend.

3. Abend
– Begrüßung, Überblick und Eingangsrunde;
– Wenn nötig: Weiterführen der Diskussion über Drogen, restliche oder neu aufgetauchte Fragen beantworten und Abschluß dieses Blockes (vgl. Schluß von Block 2);
– Überleitung zum Thema Sucht – Abhängigkeit – Genuß – Rausch z. B. anhand der „Blitzumfrage" über Drogenkonsum der Teilnehmer und des 2. Filmteils „Sucht und Drogen";
– Diskussion in Kleingruppen anhand von Fragen über Rausch – Genuß – Sucht und Suchtursachen;
– Sammeln im Plenum anhand des Schemas;
– Auswerten des Abends, Ausblick und „Genußaufgabe" für den 4. Abend (Block 3).

4. Abend

- Begrüßung, Überblick, Eingangsrunde: Offenes vom letzten Mal, Bericht über die Hausaufgabe.
- Daraus ergibt sich z. B. eine Vertiefung beim Thema Genuß:
  Wie und wo erlebt jeder Genuß, Freude, Vergnügen und Spaß (in der Familie)? Wünsche nach mehr entsprechenden Erfahrungen (vgl. Block 5, Abschnitt über Familienklima, S. 178).
- Zusammenfassendes Überblicksreferat über Suchtursachen und Ansatzebenen in der Prävention anhand einer Graphik (Block 3 und 4).
- Rückfragen, Diskussion.
- Entscheidung, wo die Gruppe im folgenden sich vertiefen will; Erstellen des weiteren „Programms" (Block 4).
- Schlußrunde und Ausblick: Die Gruppe hat sich für Vertiefung des Themas „Konfliktlösung in der Familie" entschieden; Aufgabe an die Eltern, sich Situationsbeispiele aus ihrem Alltag zu überlegen, die sie gerne mit den anderen besprechen möchten.

5. Abend

- Begrüßung, Überblick, Eingangsrunde;
- Sammeln der Situationsbeispiele und Entscheidung, welche angeschaut werden sollen (heute und das nächste Mal);
- Rollenspiel einer Situation mit Erarbeiten von Lösungsmöglichkeiten (Block 5, Abschnitt über Konfliktbewältigungsfähigkeit, S. 174);
- Schlußrunde, Ausblick auf den 6. und 7. Abend; für den vorletzten Abend wird der Vorschlag gemacht, Rollenspiele mit den Jugendlichen durchzuführen (d. h. zu Hause Interessen abzuklären); Themenvorschläge: „Ausgang" und „Freunde, die den Eltern nicht passen".

6. Abend

- Begrüßung, Überblick, Eingangsrunde; Offenes vom letzten Rollenspiel;
- Auswahl der heutigen Situationsbeispiele: Es können auch in Halbgruppen 2 verschiedene Situationen durchgespielt werden. Lösungsmöglichkeiten dazu lassen sich weiter in Kleingruppen oder im Plenum erarbeiten, je nach Zeitdauer (empfehlenswert sind mindestens 2½ Stunden für diesen Abend);
- Variante: Nur ein kleines Situationsbeispiel, dafür anschließend Thematisieren der „ungünstigen" und „günstigen" Konfliktlösungsmuster (Block 5, Abschnitt über Kommunikation, S. 176 f.);
- Auswertung, Ausblick auf den 7. Abend: Sind genügend Jugendliche interessiert (z. B. mindestens ein Drittel?)
  Entscheidung für Abend mit Jugendlichen;
- Abschluß.

7. Abend

– Begrüßung, besonders auch der Jugendlichen, bedanken für ihr Interesse; kurze Vorstellungsrunde und Überblick über den Abend;
– Vorschlag der Situationsbeispiele, z. B. Ausgang und Freunde;
– Bildung von 2 Halbgruppen mit Empfehlung, daß Eltern und Kinder nicht in die gleiche Gruppe gehen sollen; jede Halbgruppe entwirft zu diesem Thema ein kurzes Rollenspiel;
– Vorspielen im Plenum, erarbeiten von verschiedenen Lösungsvorschlägen (Block 5, Abschnitt über Konfliktbewältigungsfähigkeit, S. 174);
– Auswertung, Ausblick auf den letzten Abend, Abschluß.

8. Abend

– Begrüßung, Überblick;
– Eingangsrunde: „Echo" vom letzten Abend; Wünsche für diesen (letzten) Abend;
– Klärung von „Restfragen";
– kurzes Referat über mögliche Signale einer Drogengefährdung und Reaktionsmöglichkeiten bei Drogenkonsum des Jugendlichen;
– Information über Hilfsangebote der Region (Block 6);
– Auswertung der 8 Abende, Büchertisch, Literaturliste und evtl. weiteres Vorgehen bei Vertiefungswunsch besprechen;
– Abschluß (Block 8).

Literatur*

Ackerman NW (1954) Interpersonal disturbances in the family: Some unsolved problems in psychotherapy. Psychiatry 17: 359–368

Ackerman NW (1958) The psychodynamics of family life. Basic Books, New York

Ackerman NW (ed) (1970) Family therapy in transition. Little-Brown, Boston

Ackerman NW, Sobel R (1950) Family diagnosis: An approach to the preschool child. Am J Orthopsychiatry 20: 744–753

Albee GW, Joffe JM (eds) (1977) The issues (= Primary prevention of psychopathology), vol 1. Univ Press of New England, Hannover

Anderson C (1982) The community connection: the impact of social networks on family and individual functioning. In: Walsh F (ed) Normal family processes. Guilford, New York, pp 425–445

Anderson CM, Stewart S (1983) Mastering resistance: A practical guide to family therapy. Guilford, New York

Andolfi M (1977, 1982) Familientherapie – Das systemische Modell und seine Anwendung. Lambertus, Freiburg

Anton RF, Hogan I, Jalali B, Riordan CE, Kleber HD (1981) Multiple family therapy and naltrexone in the treatment of opiate dependence. Drug Alcohol Depend 8: 157–168

Aponte H, Deusen J van (1981) Structural family therapy. In: Gurman A, Kniskern D (eds) Handbook of family therapy. Brunner/Mazel, New York, pp 310–360

Ariès P (1960, 1975) Geschichte der Kindheit. Hanser, München Wien

Ashby WR (1952) Design for a brain. Chapman & Hall, London

Ashby WR (1956, 1974) Einführung in die Kybernetik. Suhrkamp, Frankfurt am Main

Ashery RS (ed) (1985) Progress in the development of cost-effective treatment for drug abusers. Washington/DC (NIDA research monograph series 58, DHHS pupl no ADM 85–1401)

Bandler R, Grinder J (1975) Patterns of the hypnotic techniques of Milton H. Erickson, vol 1. Meta Publications, Cupertino

Bandler R, Grinder J (1979, 1981) Neue Wege der Kurzzeit-Therapie. Neurolinguistische Programme. Junfermann, Paderborn

Bandler R, Grinder J, Satir V (1976, 1978) Mit Familien reden – Gesprächsmuster und therapeutische Veränderung. Pfeiffer, München

Barnhill L (1979) Healthy family systems. Fam Coordinator 28: 94–100

Bateson G (1972, 1981) Ökologie des Geistes. Suhrkamp, Frankfurt am Main

Bateson G (1979, 1982) Geist und Natur. Suhrkamp, Frankfurt am Main

Bateson G, Jackson DD, Haley J, Weakland JH (1956) Toward a theory of schizophrenia. Behav Sci 1: 251–264

Baumann A (1989) Fata Morgana oder die Suche nach der verlorenen Gesundheit (Medienpaket mit Videokassette, Begleitbroschüre und Anleitung; auch hochdeutsch synchronisiert). Pro Juventute, Zürich

---

* Wenn bei einem Titel 2 Jahreszahlen in einer Klammer angegeben sind, bezeichnet die erste das Erscheinungsjahr des Originals (z. B. engl.), die zweite das der dt. (bzw. veränderten) Ausgabe, auf die sich die Seitenzahlen im Text beziehen.

Baumann A, Burkhard P (1985) Sucht und Drogen. Werkfilm in drei Teilen mit Wegleitung. Pro Juventute, Zürich

Bauriedl T (1980) Beziehungsanalyse. Das dialektisch-emanzipatorische Prinzip der Psychoanalyse und seine Konsequenzen für die psychoanalytische Familientherapie. Suhrkamp, Frankfurt am Main

Beavers WR (1977) Psychotherapy and growth: A family systems perspective. Brunner/Mazel, New York

Beavers WR (1982) Healthy, midrange, and severely dysfunctional families. In: Walsh F (ed) Normal family processes. Guilford, New York, pp 45–66

Beck R (1985) Familientherapie. Klinkhardt, Bad Heilbrunn

Becker P (1980) Entstehungsbedingungen und Prävention des Alkoholismus und der Heroinabhängigkeit von Jugendlichen. In: Zimmer G (Hrsg) Persönlichkeitsentwicklung und Gesundheit im Schulalter. Gefährdungen und Prävention. Campus, Frankfurt am Main, S 301–308

Becker P (1981) Psychologie der seelischen Gesundheit, Bd 1. Hogrefe, Göttingen

Beck-Gernsheim E (1980) Neuere Ergebnisse der empirischen Sozialforschung und der Soziologie über Ehe und Familie. In: Rupp S, Schwarz K, Wingen M (Hrsg) Eheschließung und Familienbildung heute. Dt. Gesellsch. f. Bevölkerungswiss., Wiesbaden, S. 88–111

Bejerot N (1983) Sucht nach Lust. Eine biologische und sozialpsychologische Theorie der Sucht. In: Lettieri DJ, Welz R (Hrsg) Drogenabhängigkeit. Ursachen und Verlaufsformen. Beltz, Weinheim, S 269–279

Bell JE (1961) Family group therapy. US Government Printing Office, Washington (Public health monograph, No 64)

Bell JE (1975) Family therapy. Aronson, New York

Berenson G (1970) Critical incidents in the context of family therapy. Critical incidents no 1. In: Ackerman NW (ed) Family therapy in transition. Little Brown, Boston

Berger B, Berger PL (1983, 1984) In Verteidigung der bürgerlichen Familie. Fischer, Frankfurt am Main

Berger PL, Kellner H (1965) Die Ehe und die Konstruktion der Wirklichkeit. Soz Welt 16: 220–235

Bericht der Eidgenössischen Kommission für Frauenfragen (1982) Die Stellung der Frau in der Schweiz, Teil II. Bern

Bertalanffy L von (1968) General systems theory. Braziller, New York

Biener K (1978, 1982) Jugend und Drogen. Sozialmedizinische Studien zur primären Prävention des Drogenproblems der Jugend, 2. erw. Aufl. Habegger, Derendingen-Solothurn

Blum RH and associates (1982) Horatio Alger's children. The role of the family in the origin and prevention of drug risk. Jossey Bass, San Francisco

Boesch H, Bickel P, Uchtenhagen A (1979) Familiäre Verhältnisse von Drogenabhängigen und ihre Beziehung zur aktuellen Situation. Soc Psychiatry 14: 41–47

Bosch M (1977) Möglichkeiten und Notwendigkeiten einer umfassenden Familientherapie. In: Deutsche Hauptstelle gegen die Suchtgefahren (Hrsg) Familie und Suchterkrankung. Hoheneck, Hamm, S 172–181

Bosch M (1983) Strukturell- und entwicklungsorientierte Familientherapie innerhalb der humanistischen Psychotherapie. In: Schneider K (Hrsg) Familientherapie in der Sicht psychotherapeutischer Schulen. Junfermann, Paderborn, S 26–37

Boszormenyi-Nagy I (1981) Kontextuelle Therapie. Therapeutische Strategien zur Schaffung von Vertrauen. Familiendynamik 6: 176–195

Boszormenyi-Nagy I, Spark G (1973, 1981) Unsichtbare Bindungen. Die Dynamik familiärer Systeme. Klett-Cotta, Stuttgart

Boszormenyi-Nagy I, Ulrich D (1981) Contextual family therapy. In: Gurman AS, Kniskern DP (eds) Handbook of family therapy. Brunner/Mazel, New York, pp 159–186

Boulding E (1983) Familia Faber: the family as maker of the future. J Marr Fam 45: 257–266

Bowen M (1972) On the differentiation of self. In: Framo J (ed) Family interaction. Springer, New York, pp 111–173 (zit. nach Bowen 1978, pp 467–528)

Bowen M (1974) Toward the differentiation of self in one's family of origin (zit. nach Bowen 1978, pp 529–547)

Bowen M (1976 a) Theory in the practice of psychotherapy. Family therapy. Gardner, New York, pp 42–90 (zit. nach Bowen 1978, pp 337–387)

Bowen M (1976 b) Multiple family therapy. In: Guerin P (ed) Family therapy: theory and practice. Gardner, New York, pp 388–404

Bowen M (1978, [3]1985) Family therapy in clinical practice. Aronson, New York

Bowen M, Dysinger RH, Basamania B (1959) The role of the father in families with a schizophrenic patient. Am J Psychiatry 115: 1017–1020

Bowlby JP (1949) The study and reduction of group tensions in the family. Hum Relat 2: 123–138

Bradt JO, Moynihan CJ (eds) (1971) Systems therapy. Groome Child Guidance Center, Washington/DC

Brandtstädter J (1982) Grundlagen psychologischer Prävention. In: Brandtstädter J, Eye A von (Hrsg) Psychologische Prävention. Huber, Bern, S 15–115

Braun P (1978) Drogenerziehung in der Familie. In: Feser H (Hrsg) Drogenerziehung, 2. überarb. Aufl. Vaas, Ulm, S 117–143

Bron B (1977) Präventive und familientherapeutische Aspekte bei Suchterkrankungen im Kindes- und Jugendalter. In: Deutsche Hauptstelle gegen die Suchtgefahren (Hrsg) Familie und Suchterkrankung. Hoheneck, Hamm, S 71–82

Bronfenbrenner U (1979, 1981) Die Ökologie der menschlichen Entwicklung. Klett, Stuttgart

Brown EM, Pitkin E, Bates E (1973) Multiple family therapy with hospitalized drug addicts and their families. Am J Orthopsychiatry 43: 256

Brown J (1983) Der Gestaltansatz mit Familien. In: Schneider K (Hrsg) Familientherapie in der Sicht psychotherapeutischer Schulen. Junfermann, Paderborn, S 96–109

Buchholz MB (1982) Psychoanalytische Methode und Familientherapie. Fachbuchhandlung für Psychologie, Frankfurt am Main

Buchholz W, Straus F (1982) Lebensweltliche Strukturen familialer Probleme. In: Keupp H, Rerrich D (Hrsg) Psychosoziale Praxis – gemeindepsychologische Perspektiven. Urban & Schwarzenberg, München, S 63–74

Buddeberg C, Buddeberg B (1982) Familienkonflikte als Kollusion – eine psychodynamische Perspektive für die Familientherapie. Prax Kinderpsychol Kinderpsychiatr 31/4: 143–150

Campbell TL (1986) Family's impact on health: a cricital review. Fam Syst Med 4, 2/3: 135 ff

Cancrini L, Cingolani S, Compagnoni F, Costantini D, Mazzoni S (1988) Juvenile drug addiction: A typology of heroin addicts and their families. Fam Process 27: 261–271

Canziani W (1977) Die Elterngruppe. Eine Einführung für Leiter themenzentrierter Elterngruppen. Pro Juventute, Zürich

Caplan G (1964) Principles of preventive psychiatry. Basic Books, New York

Carnes PJ (1981, 1982) Harmonie in der Familie. mvg, Landsberg am Lech

Caroff P, Lieberman F, Gottesfeld ML (1970) The drug problem: treating preaddictive adolescents. Soc. Casework 51: 527–532

Carter EA, McGoldrick M (1980) The family life cycle: a framework for family therapy. Gardner, New York

Caudill W, Plath DW (1966) Who sleeps by whom? Parent-child involvement in urban japanese families. Psychiatry 29: 344–366

Chassin L (1984) Adolescent substance use and abuse. In: Karoly P, Steffen JJ (eds) Adolescent behavior disorders: foundations and contemporary concerns. Lexington Books, Lexington, pp 99–152

Clemenz M (1983) Intervenieren ohne Interpretieren? Die Wissenschafts-Illusion der Familientherapie. Psychol heute 10/5: 42–43

Clemenz M, Ohrnberger G (1983) „Die Wahrheit interessiert mich nicht, nur der Effekt". Gespräch mit Mara Selvini Palazzoli. Psychol heute 10/5: 39 ff

Cleveland M (1981) Familien und Drogenabhängigkeit von Jugendlichen: Strukturanalyse der familiären Rollen von Kindern. Familiendynamik 7: 265–283

Coleman SB (1976) Final report: a national study of family therapy in the field of drug abuse. National Institute on Drug Abuse, Center for family research, Washington/DC

Coleman SB (1978) Sib group therapy: a prevention program for siblings from drug-addicted families. Int J Addict 13: 115–127

Coleman SB (1979) Cross-cultural approaches to addict families. J Drug Educ 9: 293–299

Coleman SB (1980) Incomplete mourning in the family trajectory: a circular journey to drug abuse. In: Ellis BG (ed) Drug abuse from the family perspective. US Government Printing Office, Washington/DC, pp 18–31

Coleman SB (1981) Incomplete mourning in substance abusing families: theory, research and practice. In: Wolberg L, Aronson M (ed) Group and family therapy: an overview. Brunner/Mazel, New York

Coleman SB, Davis DI (1978) Family therapy and drug abuse: a national survey. Fam Process 17: 21–29

Coleman SB, Stanton MD (1978) The role of death in the addict family. J Marr Fam Couns 4: 79–91

Coleman SB, Kaplan SD, Downing RW (1986) Life cycle and loss – the spiritual vacuum of heroin addiction. Fam Process 25: 5–23

Cronen VE, Johnson KM, Lannamann JW (1982, 1983) Paradox, Doppelbindung und Rückkopplungsschleifen: Eine alternative theoretische Perspektive. Familiendynamik 8: 102–138

Cummings R, Maddux CD (1983) How to get parents involved in your program. Acad Ther 19/2: 227–233

Dahrendorf R (1981) Über Lebenschancen und Wandlungen der sozialen Konstruktion des menschlichen Lebens. In: Reproduktion des Menschen. Ullstein, Frankfurt am Main, S 254–277

Deissler KJ (1984) Doppelbindung, Heroinsucht und Rehabilitation. Wien Z Suchtforsch 7, 1/2: 67–71

Dell PF, Goolishian HA (1981) „Ordnung durch Fluktuation": Eine evolutionäre Epistemologie für menschliche Systeme. Familiendynamik 6: 104–122

De Mause L (1974, 1977) Hört ihr die Kinder weinen? Eine psychogenetische Geschichte der Kindheit. Suhrkamp, Frankfurt am Main

De Shazer S (1975) Brief therapy: Two's company. Fam Process 14/1: 78–93

De Shazer S, Berg I, Lipchik E, Munally E, Molnar A, Gingerich W, Weiner-Davis M (1986) Kurztherapie – Zielgerichtete Entwicklung von Lösungen. Familiendynamik 11/3: 182–205

Deutsche Hauptstelle gegen die Suchtgefahren (Hrsg) (1977) Familie und Suchterkrankung. Hoheneck, Hamm

Deutsche Hauptstelle gegen die Suchtgefahren (Hrsg) (1980) Prävention. Möglichkeiten und Grenzen bei Suchterkrankungen. Hoheneck, Hamm

Deutsche Hauptstelle gegen die Suchtgefahren (Hrsg) (1983) Drogenprävention – eine Standortbestimmung. Hoheneck, Hamm

Deutsche Hauptstelle gegen die Suchtgefahren (Hrsg) (1984) Sucht und Gesellschaft. Ursachen, Folgen, Zusammenhänge. Hoheneck, Hamm

Dierking W (Hrsg) (1980) Analytische Familientherapie und Gesellschaft – Beiträge zur Integration von psychosozialer Therapie und Selbsthilfe. Beltz, Weinheim

Dinslage A (1982) Was soll aus dem Kind werden? Ist Prävention psychischer Probleme in der Familie möglich? Psychol heute 9/2: 31–36

Dinslage A (1984) Ohnmacht als Bilanz. Über die Voraussetzungen einer erfolgreichen Prävention von Abhängigen. Suchtgefahren 30: 300–306

Direktion des Gesundheitswesens des Kantons Zürich (Hrsg) (1988) Suchtprävention im Kanton Zürich. Eine Bestandsaufnahme. Drogenbulletin 1/88

Distasio CA (1978) Multigenerational study of families of opiate addicts. Washington/DC (Final Report, Grant. No 1-RO1-DA 00994 NIDA)

Doane JA (1978) Family interaction and communication deviance in disturbed and normal families. A review of research. Fam Process 17: 357–376

Dörner K, Koechert R, Laer G von, Scherer K (1979) Gemeindepsychiatrie. Gemeindeschutz zwischen Psychiatrie und Umweltschutz. Kohlhammer, Stuttgart

Duhl BS, Duhl FJ (1981) Intergrative family therapy. In: Gurmann AS, Kniskern DP (eds) Handbook of family therapy. Brunner/Mazel, New York

Duhl FJ, Kantor D, Duhl BS (1973) Learning, space and action in family therapy: A primer of sculpture. In: Bloch DA (ed) Techniques of family psychotherapy. Grune & Stratton, New York

Durell J, Bukowski W (1984) Preventing substance abuse: the state of the art. Public Health Rep 99/1: 23–31

Duss-von Werdt J (1976) Familientherapie als angewandte Familiensoziologie. In: Richter H, Strotzka H, Willi J (Hrsg) Familie und seelische Krankheit. Rowohlt, Reinbek, S 38–47

Duss-von Werdt J (1980) Der Familienmensch. Identität und Familie. In: Duss-von Werdt J, Welter-Enderlin R (Hrsg) Der Familienmensch. Klett, Stuttgart, S 17–28

Duss-von Werdt J (1987) Zehn Jahre sind (k)ein Grund zum Feiern. In: Stierlin H, Simon FB, Schmidt G (Hrsg) Familiäre Wirklichkeiten: Der Heidelberger Kongress. Klett, Stuttgart, S 22–35

Duss-von Werdt J, Welter-Enderlin R (Hrsg) (1980) Der Familienmensch. Systemisches Denken und Handeln in der Therapie. Klett, Stuttgart

Eastwood M, Sweeney D, Piercy F (1987) The „no-problem problem": a family therapy approach for certain first-time adolescent substance abusers. Fam Relat 36: 125–128

Edelstein BA, Michelson L (eds) (1986) Handbook of prevention. Plenum, New York

Efron D, Rowe B (1987) The strategic parenting manual. London Ontario

Elder GH Jr (1981) History and the family: the discovery of complexity. J Marr Fam 43: 489–519

Eldred CA, Washington MN (1976) Interpersonal relationships in heroin use by men and women and their role in treatment outcome. Int J Addict 11: 117–130

Elias N (1936, 1976) Über den Prozeß der Zivilisation. Suhrkamp, Frankfurt am Main

Ellis BG (ed) (1980 a) Drug abuse from the family perspective. Coping is a family affair. US Government Printing Office, Washington/DC (NIDA Publication, no 80–910)

Ellis BG (1980 b) Report of a workshop on reinforcing the family system as a major resource in the primary prevention of drug abuse. In: Ellis BG (ed) (1980 a), pp 127–140

Englander-Golden P, Elconin J, Satir V (1986) Assertive/leveling communication and empathy in adolescent drug abuse prevention. J Primary Prev 6/4: 231–243

Entin AD, Schuman MD (1971) An exploratory study of the families of drug using adolescents. In: Bradt JO, Moynihan CJ (eds) Systems therapy. Groome Child Guidance Center, Washington/DC

Epstein NB, Bishop DS, Baldwin LM (1982) Mc Master Model of family functioning: a view of the normal family. In: Walsh F (ed) Normal family processes. Guilford, New York

Erbach F, Richelshagen K (1989) Isomorphe Strukturen im Kontext der Suchthilfe. Ein Versuch, über den Rand des Spiegels zu blicken. Familiendynamik 14: 27–46

Erikson EH (1950, 1957) Kindheit und Gesellschaft. Klett, Stuttgart

Erikson EH (1959, 1966) Identität und Lebenszyklus. Suhrkamp, Frankfurt am Main

Ernst H (1977) Primäre Prävention. Möglichkeiten und Grenzen einer Strategie. In: Sommer G, Ernst M (Hrsg) Gemeindepsychologie. Therapie und Prävention in der sozialen Umwelt. Urban & Schwarzenberg, München, S 40–50

Fairbairn W (1952) An object-relations theory of the personality. Basic Books, New York

Feldman LB (1982) Sex roles and family dynamics. In: Walsh F (ed) Normal family processes. Guilford, New York, pp 354–379

Felner RD, Jason LA, Moritsugu JN, Farber SS (1983) Preventive psychology – theory, research and practice. Pergamon, New York

Fenichel O (1945, 1974) Psychoanalytische Neurosenlehre. Walter, Olten Freiburg

Ferbos C, Magoudi A (1986) Approche psychoanalytique des toxicomanes. Presses Univ de France, Paris

Feser H (Hrsg) (1978) Drogenerziehung – ein praktisches Handbuch, 2. überarb. Aufl. Vaas, Ulm (Darin: Grundlagen der Drogenerziehung, S 6–69; Drogenerziehung im Familienseminar, S 145–170)

Fisher L, Anderson A, Jones JE (1982) Formen paradoxer Intervention und Indikationen/Gegenindikationen für ihren Einsatz in der klinischen Praxis. Familiendynamik 7: 96–112

Fishman HC, Stanton MD, Rosman BL (1982) Treating families of adolescent drug abusers. In: Stanton MD, Todd TC (eds) The family therapy of drug abuse and addiction. Guilford, New York, pp 335–357

Foote FH, Szapocznik J, Kurtines WM, Perez-Vidal A, Hervis OK (1985) One-person family therapy: a modality of brief strategic family therapy. In: Ashery RS (ed) Progress in the development of cost effective treatment of drug abusers. Washington/DC [NIDA research monograph series 58, DHHS publ. no. (ADM) 85–1401]

Fort JP (1954) Heroin addiction among young men. Psychiatry 17: 251–259

Framo J (ed) (1972) Family interaction. Springer, New York

Frankl VE (1977) Das Leiden am sinnlosen Leben. Herder, Freiburg

Freud S (1909) Analyse der Phobie eines fünfjährigen Knaben. (Gesammelte Werke, Bd 7; Imago, London, S 243–380)

Freud S (1911) Psychoanalytische Bemerkungen über einen autobiographisch beschriebenen Fall von Paranoia. (Gesammelte Werke, Bd 8; Fischer, Frankfurt am Main)

Freud S (1923) „Psychoanalyse" und „Libidotheorie". (Gesammelte Werke, Bd 13; Imago, London)

Freud S (1940) Vorlesungen zur Einführung in die Psychoanalyse. (Gesammelte Werke, Bd 11; Fischer, Frankfurt am Main)

Freud S (1941) Schriften aus dem Nachlaß. (Gesammelte Werke, Bd 17; Fischer, Frankfurt am Main)

Friedman AS, Utada A, Morrissey MR (1987) Families of adolescent drug abusers are „rigid": are these families either „disengaged" or „enmeshed", or both? Fam Process 26: 131–148

Friedman PH (1974) Family system and ecological approach to youthful drug abuse. Fam Ther 1: 63–78

Fromm-Reichmann F (1950, 1959) Intensive Psychotherapie. Hippokrates, Stuttgart

Furian M (1981) Ursachenorientierte Prophylaxe süchtigen Verhaltens: Analysen und Konsequenzen. Quelle & Meyer, Heidelberg

Gammer C (1983) Phasische Familientherapie. In: Schneider K (Hrsg) Familientherapie in der Sicht psychotherapeutischer Schulen. Junfermann, Paderborn, S 110–133

Gassmann B, Jost K, Rohner H, Sager S (1985) Suchtprophylaxe in Theorie und Praxis. Erfahrungen, Theorie, Anwendungen. Schweizer Fachstelle für Alkoholprobleme, Lausanne

Gerard DL, Kornetsky CA (1954) A social and psychiatric study of adolescent opiate addicts. Psychiatric Q 28: 113–125

Gerlicher K (Hrsg) (1980) Prävention: vorbeugende Tätigkeiten in Erziehungs- und Familienberatungsstellen. Verlag für Medizinische Psychologie bei Vandenhoeck & Ruprecht, Göttingen

Glidewell JC (ed) (1971) Issues in community psychology and preventive mental health. Behavioral Publications, New York

Goddenthow DW von (1988) Alles fängt so harmlos an. Kursbuch zur Suchtprävention und erfolgreichen Behandlung Abhängiger. Herder, Freiburg

Goffmann E (1963, 1975) Stigma. Suhrkamp, Frankfurt am Main

Göpfert W (1978) Möglichkeiten der Massenmedien in der Suchtprävention. In: Feser H (Hrsg) Drogenerziehung, 2. überarb. Aufl. Vaas, Ulm, S 491–502

Gordon T (1970, 1972) Familienkonferenz. Hoffmann & Campe, Hamburg

Gottschalk LA, Morrison GC, Drury RB, Barnes AC (1970) The laguna beach experiment as a community approach to family counseling for drug abuse problems in youth. Compr Psychiatry 11: 226–234

Greenberger E (1984) Defining psychosocial maturity in adolescence. In: Karoly P, Steffen JJ (eds) Adolescent behavior disorders: foundations and contemporary concerns. Lexington Books, Lexington, pp 3–38

Grinder JR, Bandler R (1976, 1982) Kommunikation und Veränderung. Die Struktur der Magie II. Junfermann, Paderborn

Guerin PJ (ed) (1976 a) Family therapy. Theory and practice. Gardner, New York

Guerin PJ (1976 b) Family therapy: the first twenty-five years. In: Guerin (1976 a)

Guntern G (1980) Die kopernikanische Revolution in der Psychotherapie: der Wandel vom psychoanalytischen zum systemischen Paradigma. Familiendynamik 5: 2–41

Gurman AS, Kniskern DP (eds) (1981) Handbook of family therapy. Brunner/Mazel, New York

Haley J (1963, 1978) Gemeinsamer Nenner Interaktion. Strategien der Psychotherapie. Pfeiffer, München

Haley J (1967, 1977) Ansätze zu einer Theorie pathologischer Systeme. In: Watzlawick P, Weakland JH (Hrsg) Interaktion. Huber, Bern, S 61–83

Haley J (1973, 1978) Die Psychotherapie Milton H. Ericksons. Pfeiffer, München

Haley J (1976, 1977) Direktive Familientherapie. Strategien für die Lösung von Problemen. Pfeiffer, München

Haley J (1980, 1981) Ablösungsprobleme Jugendlicher. Pfeiffer, München

Haley J, Hoffman L (eds) (1967) Techniques of family therapy. Basic Books, New York

Haller M (1974) Lebenszyklus und Familientheorie. Kölner Z Soziol 26: 148–166

Handloser J (1987) Die junge Generation – gestern, heute, morgen. Verlag der Fachvereine an den Schweizerischen Hochschulen und Techniken, Zürich

Harbin H (1978) Sam the „astrologer" and his family. In: Wurmser L (ed) The hidden dimension. Aronson, New York, pp 359–368

Harbin H, Maziar HM (1975) The families of drug abusers: a literature review. Fam Process 14: 411–431

Hare-Mustin RT (1979) Ein feministischer Ansatz in der Familientherapie. Familiendynamik 4: 206–229

Hawkins JD, Lishner DM, Catalano RF (1985) Childhood predictors and the prevention of adolescent substance abuse. In: Jones CL, Battjes RJ (eds) Etiology of drug abuse: implications for prevention. US Government Printing Office, Washington/DC, pp 75–126

Heard DB (1982) Death as a motivator: Using crisis inductions to break through the denial system. In: Stanton MD, Todd TC (eds) The family therapy of drug abuse and addiction. Guilford, New York, pp 203–234

Heigl-Evers A (Hrsg) (1979) Sozialpsychologie. Kindler, München (Kindlers Psychologie des 20. Jahrhunderts)

Heise C (1987) Jugendberatung und Suchtprophylaxe. Suchtgefahren 33: 379–381

Hendricks WJ (1971) Use of multifamily counseling groups in treatment of male narcotic addicts. Int J Group Psychother 21: 84–90
Henkel C (1979) Die Privatisierung der Familie als soziales Problem für die familiale Kommunikation. Lang, Frankfurt am Main
Hennig C, Knoedler U (1987) Problemschüler – Problemfamilien. Ein praktisches Lehrbuch zum systemischen Arbeiten mit schulschwierigen Kindern, 2. erw. Aufl. Psychologische Verlagsunion, München Weinheim
Hirsch R (1961) Group therapy with parents of adolescent drug addicts. Psychiatr Q 35: 702-710
Hischier G, Levy R, Obrecht W (Hrsg) (1980) Weltgesellschaft und Sozialstruktur. Festschrift zum 60. Geburtstag von Peter Heintz. Rüegger, Diessenhofen
Hoefer R, Straus F, Buchholz W, Gmuer W (1985) Die Bedeutung sozialer Netzwerke bei der Problembewältigung im Familienalltag. In: Roehrle B, Stark W (Hrsg) Soziale Netzwerke und Stützsysteme. Deutsche Gesellschaft für Verhaltenstherapie, Tübingen, S 71–78
Hoffman L (1981, 1982) Grundlagen der Familientherapie. Konzepte für die Entwicklung von Systemen. ISKO, Hamburg
Hoffmann-Nowotny H-J (1980 a) Ein theoretisches Modell gesellschaftlichen und familialen Wandels. In: Hischier G, Levy R, Obrecht W (Hrsg) Weltgesellschaft und Sozialstruktur. Rüegger, Diessenhofen
Hoffmann-Nowotny H-J (1980 b) Auf dem Weg zur autistischen Gesellschaft? In: Rupp S, Schwarz K, Wingen M (Hrsg) Eheschließung und Familienbildung heute. Wiesbaden
Hoffmann-Nowotny H-J, Höpflinger F, Kühne F, Ryffel C, Erni D (1984) Planspiel Familie. Rüegger, Diessenhofen
Holman TB (1981) The influence of community involvement on marital quality. J Marr Fam 43:143–149
Hörmann G, Körner W, Buer F (Hrsg) (1988) Familie und Familientherapie. Probleme – Perspektiven – Alternativen. Westdeutscher Verlag, Opladen
Hornung R, Schmidtchen G, Scholl-Schaaf M (1983) Drogen in Zürich. Huber, Bern
Howe BJ (1974) Family therapy and the treatment of drug abuse problems. Fam Ther 1: 89–98
Hubbard WH (1983) Familiengeschichte: Materialien zur deutschen Familie seit dem Ende des 18. Jahrhunderts. Beck, München
Hubert W, Pionczyk A, Rung W (1987) Ratgeber Eltern: Familienkonflikte lösen, sich richtig verstehen. Moewig, Rastatt
Huberty DJ, Huberty CE (1986) Sabotaging siblings: an overlooked aspect of family therapy with drug dependent adolescents. J Psychoactive Drugs 18/1: 31–41
Hubschmid T (1983) Der Wohnungsgrundriß – ein diagnostisches und therapeutisches Instrument in der Familientherapie. Familiendynamik 8: 221–234
Hubschmid T, Kurz C (1986) Das Elternkind. Familiendynamik 11: 223–233
Imhof AE (1981) Die gewonnenen Jahre. Von der Zunahme unserer Lebensspanne seit dreihundert Jahren oder von der Notwendigkeit einer neuen Einstellung zu Leben und Sterben. Beck, München
Institut für Sozialforschung (1956, 1983) Soziologische Exkurse: nach Vorträgen und Diskussionen. Europäische Verlagsanstalt, Frankfurt am Main
Jackson DD (1957) The question of family homeostasis. Psychiatr Q [Suppl] 31: 79–90
Jackson DD (1959) Family interaction, family homeostasis and some implications for conjoint family therapy. In: Masserman J (ed) Individual and family dynamics. Grune & Stratton, New York
Jackson DD (1965, 1980) Familienregeln: Das eheliche Quid pro quo. In: Watzlawick P, Weakland JH (Hrsg) Interaktion. Huber, Bern, S 47–59
Jackson DD (1967, 1980) Der Mythos der Normalität. In: Watzlawick P, Weakland JH (Hrsg) Interaktion, Huber, Bern, S 225–233

Jackson DD (ed) (1969 a) Communication family and marriage; human communication, vol 1. Science and Behavior Books, Palo Alto

Jackson DD (ed) (1969 b) Therapy, communication and change, vol 2. Science and Behavior Books, Palo Alto

Jacobson E (1954, 1973) Das Selbst und die Welt der Objekte. Suhrkamp, Frankfurt am Main

Jaeggi E (1982) Wenn Ehen älter werden. Psychol heute 9/9: 22–28

Janzen C (1977) Families in the treatment of alcoholism. Stud Alcohol 38: 114–130

Joanning H, Newfield N, Quinn WH (1987) Multiple perspectives for research using family therapy to treat adolescent drug abuse. J Strat Syst Ther 6/1: 18–24

Johnson FK, Westman JC (1968) The teenager and drug abuse. J School Health 38/10: 646–653

Jonckheere P (1973) Beyond hallucinogenic drugs: the case of Solange. Acta Psychiatr Belg 73: 497–509

Jones CL, Battjes RJ (eds) (1985) Etiology of drug abuse: implications for prevention. Washington/DC [US Government Printing Office, NIDA, DHHS publ no (ADM) 87–1335, reprinted 1987]

Jung CG (1921) Psychologische Typen. Rascher, Zürich

Jung CG (1944) Psychologie und Alchemie. Rascher, Zürich

Kandel DB (ed) (1978) Longitudinal research on drug use. Empirical findings and methodological issues. Wiley, New York

Kane RP (1982) The family's role in primary prevention. J Child Contemp Soc 14, 2/3: 27–34

Kantor D, Lehr W (1975) Inside the family: Toward a theory of family process. Jossey-Bass, San Francisco

Kaplan ML, Kaplan NR (1978) Individual and family growth: a gestalt approach. Fam Process 17: 195–205

Karoly P, Steffen JJ (eds) (1984) Adolescent behavior disorders: foundations and contemporary concerns. Lexington Books, Lexington

Karsten ME, Otto H-U (Hrsg) (1987) Die sozialpädagogische Ordnung der Familie. Beiträge zum Wandel familialer Lebensweisen und sozialpädagogischer Interventionen. Juventa, Weinheim München

Kaslow FW (1980) History of family therapy in the United States: a kaleidoscopic overview. Marr Fam Rev 3: 77–111

Kaufman E (1979 a) The therapeutic community and methadone: A way of achieving abstinence. Int J Addict 14/1: 83–97

Kaufman E (1979 b, 1983) Die Anwendung der Familientherapie bei Alkohol- und Drogenabhängigkeit. In: Kaufman E, Kaufmann PN (Hrsg) Familientherapie bei Alkohol- und Drogenabhängigkeit. Lambertus, Freiburg, S 215–241

Kaufman E (1980) Myth and reality in the family patterns and treatment of substance abusers. Am J Drug Alcohol Abuse 7, 3/4: 257–279

Kaufman E (1981) Family structures of narcotic addicts. Int J Addict 16/2: 273–282

Kaufman E (1985 a) Substance abuse and family therapy. Grune & Stratton, Orlando/FL

Kaufman E (1985 b) Adolescent substance abusers and family therapy. In: Mirkin MP, Koman SL (ed) Handbook of adolescents and family therapy. Gardner, New York, pp 245–254

Kaufman E (1986) A workable system of family therapy for drug dependence. J Psychoactive Drugs 18/1: 43–50

Kaufman E, Kaufmann PN (Hrsg) (1979, 1983) Familientherapie bei Alkohol- und Drogenabhängigkeit. Lambertus, Freiburg

Kaufman E, Kaufmann PN (1979 a) Vom psychodynamischen zum strukturellen familientherapeutischen Ansatz bei der Behandlung von Drogenabhängigkeit. In: Kaufman E, Kaufmann PN (Hrsg) (1979), S 45–60

Kaufman E, Kaufmann PN (1979 b) Therapie mit mehreren Familien von Drogenabhängigen. In: Kaufman E, Kaufmann PN (Hrsg) (1979), S 97–118
Kaufmann P (1979) Familientherapie mit jugendlichen Drogenabhängigen. In: Kaufman E, Kaufmann PN (Hrsg) (1979), S 84–96
Kellerhals J (1979) Fragen und Vorschläge zum soziologischen Studium der Krise der Familie. In: Perrez M (Hrsg) Krise der Kleinfamilie? Huber, Bern, S 50–81
Kempler W (1968) Experiential psychotherapy with families. Fam Process 7: 88–99
Kempler W (1973, 1985) Grundzüge der Gestalt-Familientherapie. dtv/Klett-Cotta, München
Kempler W (1981) Experiential psychotherapy within families. Brunner/Mazel, New York (dt. Ausg. 1989: Erlebnisaktivierende Familientherapie. Junfermann, Paderborn)
Keup W (Hrsg) (1978) Sucht als Symptom. Thieme, Stuttgart
Keupp H (1982 a) Einleitende Thesen zu einer radikalen gemeindepsychologischen Perspektive psychosozialer Arbeit. In: Keupp H, Rerrich D (Hrsg) (1982)
Keupp H (1982 b) Soziale Netzwerke. In: Keupp H, Rerrich D (Hrsg) (1982)
Keupp H, Rerrich D (Hrsg) (1982) Psychosoziale Praxis – gemeindepsychologische Perspektiven. Urban & Schwarzenberg, München
Kielholz P, Ladewig D (1972) Die Drogenabhängigkeit des modernen Menschen. Lehmann, München
Kielholz P, Ladewig D (1973) Die Abhängigkeit von Drogen. dtv, München
Kind H (1985) Die Gefährlichkeit der Drogen und die heutige Drogenpolitik. Neue Zürcher Zeitung 142: 39, 203: 31
Kirschenbaum M, Leonoff G, Maliano A (1974) Characteristic patterns in drug abuse families. Fam Ther 1: 43–62
Klagsburn M, Davis DI (1977) Substance abuse and family interaction. Fam Process 16: 149–173
Klees R, Hoops W, Horst H, Kretschmer S, Roth HG, Steffen K, Weber NH (1984) Medien in der Suchtprophylaxe. Beltz, Weinheim
Klemann M, Massing A (1976) Gesellschaft, Familie und Individuum. In: Richter HE, Strotzka H, Willi J (Hrsg) Familie und seelische Krankheit. Rowohlt, Reinbek, S 48–67
Klimenko A (1968) Multifamily therapy in the rehabilitation of drug addicts. Perspect Psychiatr Care 6: 220–223
Kloehn E (1982) Die neue Familie – Zeitgemäße Formen menschlichen Zusammenlebens. Hoffmann & Campe, Hamburg
Kommer D, Roehrle B (1981) Handlungstheoretische Perspektiven primärer Prävention. In: Minsel W-R, Scheller R (Hrsg) Brennpunkte der klinischen Psychologie, Bd 2: Prävention. Kösel, München, S 89–151
Köppel H-R (1982) Die Sucht im Lichte der psychoanalytischen Suchtliteratur. Med Dissertation, Universität Zürich
Körner W, Zygowski H (1987) Familientherapie. In: Zygowski H (Hrsg) Psychotherapie und Gesellschaft. Rowohlt, Reinbek, S 159–181
Körner W, Zygowski H (1988) Im System gefangen. Psychol heute 15/4: 38–45
Kosten TR, Hogan I, Jalali B, Steidl J, Kleber HD (1986) The effect of multiple family therapy on addict family functioning: a pilot study. Adv Alcohol Subst Abuse 5/3: 51–62
Krähenbühl V, Jellouschek H, Kohaus-Jellouschek M, Weber R (1984) Stieffamilien: Struktur, Entwicklung, Therapie. Familiendynamik 9: 2–18
Krüll M (1979) Freud und sein Vater. Die Entstehung der Psychoanalyse und Freuds ungelöste Vaterbindung. Beck, München
Krystal H, Raskin HA (1970, 1983) Drogensucht. Aspekte der Ich-Funktion. Verlag für Med. Psychologie im Verlag Vandenhoeck & Ruprecht, Göttingen
Kupetz K, La Rosa J, Klagsburn M. Davis DI (1977) The family and drug abuse symposium. Fam Process 16: 141–147
Kuypers U (Hrsg) (1980) Familienbehandlung bei Suchtkranken. Lambertus, Freiburg

L'Abate L (1984) Familienbereicherung und Elternbildung. In: Textor MR (Hrsg) Die Familie. Beiträge aus verschiedenen Forschungsbereichen. Haag & Herchen, Frankfurt am Main, S 164–180

L'Abate L (1986) Prevention of marital and family problems. In: Edelstein BA, Michelson L (eds) Handbook of prevention. Plenum, New York, pp 177–193

L'Abate L (1987) A training program for family psychology: evaluation, prevention and therapy. In: L'Abate L (ed) Family psychology II. Theory, therapy, enrichment and training. Univ Press of America, Lanham, pp 247–256

L'Abate L, Weinstein SE (1987) Structured enrichment programs for couples and families. Brunner/Mazel, New York

L'Abate L, Ganahl G, Hansen JC (1986) Methods of family therapy. Prentice-Hall, New Jersey

Laudeman KA (1984) Seventeen ways to get parents involved in substance abuse education. J Drug Educ 14/4: 307–314

Lawson G, Peterson JS, Lawson A (1983) Alcoholism and the family. A guide to treatment and prevention. Aspen, Rockville/MD

Lettieri DJ, Welz R (Hrsg) (1983) Drogenabhängigkeit: Ursachen und Verlaufsformen. Beltz, Basel

Leu D (1980, 1984) Drogen – Sucht oder Genuß, 3. überarb. Aufl. Lenos, Basel

Lévi-Strauss, C (1958, 1967) Strukturale Anthropologie. Suhrkamp, Frankfurt am Main

Levy B (1972) Five years after: A follow-up of 50 narcotic addicts. Am J Psychiatry 7: 102–106

Levy D (1943) Maternal overprotection. Columbia Univ Press, New York

Lewin K (1963) Feldtheorie in den Sozialwissenschaften. Huber, Bern

Lidz T, Cornelison A, Fleck S, Terry D (1957) Intrafamilial environment of schizophrenic patients. II: marital schism and marital skew. Am J Psychiatry 20: 241–248

Lippmann ED (1982) „So lebe ich": Ergebnisse einer Umfrage bei Jugendlichen zum Thema „Partnerschaft und Zusammenleben". Unveröffentlichte Lizentiatsarbeit, Psychologisches Institut der Universität Zürich

Lorion RP (1983) Evaluating preventive interventions: Guidelines for the serious social change agent. In: Felner RD, Jason LA, Moritsugu JN, Farber SS (eds) Preventive psychology. Pergamon, New York, pp 251–271

Luthmann SG, Kirschenbaum M (1974, 1977) Familiensysteme – Wachstum und Störungen. Einführung in die Familientherapie. Pfeiffer, München

Madanes C (1978) Predicting behavior in an addict's family: a communicational approach. In: Wurmser L (ed) The hidden dimension. Aronson, New York, pp 368–381

Madanes C (1981) Strategic family therapy. Jossey-Bass, San Francisco

Madanes C (1984) Behind the one-way mirror. Advances in the practice of strategic therapy. Jossey-Bass, San Francisco

Madanes C, Dukes J, Harbin H (1980, 1981) Familiäre Bindungen von Heroinsüchtigen. Familiendynamik 6: 24–43

Mahler M, Pine F, Bergmann A (1975, 1978) Die psychische Geburt des Menschen. Fischer, Frankfurt am Main

Makridakis S (1977) The second law of systems. Int J Gen Syst 4/1: 1–12

Mannatt M (1983) Parents, peers and pot II: parents in action. Washington/DC [NIDA, DHHS Publication no (ADM) 83-1290]

Mason P (1958) The mother of the addict. Psychiatr Q [Suppl] 32: 189-198

Masserman J (ed) (1959) Individual and family dynamics. Grune & Stratton, New York

Massing A, Schöll-Schwinghammer I (1987) Plädoyer für eine frauenfreundliche Familientherapie zwischen Utopie und Realität. Familiendynamik 12: 240–260

McGoldrick M (1982) Normal families: An ethnic perspective. In: Walsh F (ed) Normal family processes. Guilford, New York, pp 399–424

McGoldrick M, Carter EA (1982) The family life cycle. In: Walsh F (ed) Normal family processes. Guilford, New York, pp 167–195

Meinhold M (1988) Sozio-ökologische Konzepte – eine „alternative" Grundlage für die Familienarbeit. In: Hörmann G, Körner W, Buer F (Hrsg) Familie und Familientherapie. Westdeutscher Verlag, Opladen, S 252–287

Merl H (1987) Familientherapie: Grundlagen und Versuch einer Theorie der Intervention. Ehe und Familie Zeitschriftenverlags-Gesellschaft, Wien

Meyer-Fehr P (1987) Drogentherapie und Wertwandel. Deutscher Studien Verlag, Weinheim

Minsel WR, Scheller R (Hrsg) (1981) Brennpunkte der klinischen Psychologie, Bd 2: Prävention. Kösel, München

Minuchin S (1974, 1977) Familie und Familientherapie. Lambertus, Freiburg

Minuchin S (1979, 1983) Der Aufbau einer therapeutischen Realität. In: Kaufman E, Kaufmann PN (Hrsg) Familientherapie bei Alkohol- und Drogenabhängigkeit. Lambertus, Freiburg, S 20–41

Minuchin S, Barcai A (1969, 1972) Therapeutisch induzierte Familienkrise. In. Sager C, Kaplan HS (Hrsg) Handbuch der Ehe-, Familien- und Gruppentherapie. Bd 2. Kindler, München, S 389–397

Minuchin S, Fishman HC (1981, 1983) Praxis der strukturellen Familientherapie. Lambertus, Freiburg

Minuchin S, Montalvo B, Guernen B, Rosman B, Schumer F (1967) Families of the slums. An exploration on their structure and treatment. Basic Books, New York

Minuchin S, Rosman B, Baker L (1978, 1981) Psychosomatische Krankheiten in der Familie. Klett, Stuttgart

Mirkin MP, Koman SL (eds) (1985) Handbook of adolescents and family therapy. Gardner, New York

Mitterauer M, Sieder R (1977, 1980) Vom Patriarchat zur Partnerschaft. Zum Strukturwandel der Familie, 2. verb. Aufl. Beck, München

Mittleman B (1944) Complementary neurotic reactions in intimate relationships. Psychoanal Q 13: 474–491

Moreno JL (1959) Gruppenpsychotherapie und Psychodrama. Thieme, Stuttgart

Moskowitz JM (1985) Evaluating the effects of parent groups on the correlates of adolescent substance abuse. J Psychoact Drugs 17/3: 173 178

Müller GF, Moskau G (1978, 1982) Familienleben als Lernprozeß. Ein Praxisbuch zur Erleichterung der Erziehung. Ullstein, Frankfurt am Main

Müller GF, Moskau G (1983) Systemorientiertes Arbeiten. Ein integrativer Ansatz für Prävention, Familientherapie und Fortbildung. In: Schneider K (Hrsg) Familientherapie in der Sicht psychotherapeutischer Schulen. Junfermann, Paderborn, S 357–371

Napier A (1980) Primary prevention: A family therapist's perspective. In: Stinnett N et al. (eds) Family strenghts – positive models for family life. Univ Nebraska Press, Lincoln London, pp 49–65

Napier A, Whitaker C (1978, 1979) Tatort Familie. Beispiel einer erfolgreichen Familientherapie. Diederichs, Düsseldorf

Nichols MP (1984) Family therapy. Concepts and methods. Gardner, New York

Nitz HR (1983) Neue Wege einer verhaltensorientierten Familientherapie. In: Schneider K (Hrsg) Familientherapie in der Sicht psychotherapeutischer Schulen. Junfermann, Paderborn, S 314–329

Nuber U (1987) Innere Kündigung: sollen doch mal andere ran! Psychol heute 14/10: 20–26

Oberndorf CP (1938) Psychoanalysis of married couples. Psychoanal Rev 25: 453–475

Olson DH, Sprenkle DH, Russel C (1979) Circumplex model of marital and family systems: I. Cohesion and adaptability dimensions, family type, and clinical applications. Fam Process 18: 3–28

Ornstein R, Sobel D (1989, 1990) Gelobt sei, was Spaß macht. Hoffmann & Campe, Hamburg

Papp P (1980) The Greek chorus and other techniques of paradoxical therapy. Fam Process 19: 45–58. Deutsche ergänzte Fassung: Paradoxien. In: Minuchin S, Fishman MC (1981, 1983) Praxis der strukturellen Familientherapie. Lambertus, Freiburg, S 312–334

Papp P, Silverstein O, Carter E (1973) Family sculpting in preventive work with „well families". Fam Process 12: 197–212

Parsons T, Bales RF (1955) Family, socialization and interaction process. Free Press, New York

Paul NL (1978) Die Notwendigkeit zu trauern. Familiendynamik 3: 254–259

Perrez M (Hrsg) (1979) Krise der Kleinfamilie? Huber, Bern

Petzold H (1974) Drogentherapie. Junfermann, Paderborn

Petzold H, Vormann G (1980) Therapeutische Wohngemeinschaften. Pfeiffer, München

Piaget J (1970, 1974) Abriß der genetischen Epistemologie. Walter, Olten

Piercy FP, Frankel BR (1986) Establishing appropriate parental influence in families with a drug abusing adolescent: direct and indirect methods. J Strat Syst Ther 5/3: 30–39

Pieth M (1986) Drogenpolitik in den Niederlanden. Neue Zürcher Zeitung 78: 7

Pross H (1979) Geschlechtsrollen. Zur Situation der Frau in Beruf, Familie und Politik. Familiendynamik 4: 268–281

Quensel S (1982) Drogenelend: Cannabis, Heroin, Methadon: Für eine neue Drogenpolitik. Campus, Frankfurt am Main

Quinn WH, Kuehl BP, Thomas FN, Joanning H (1988) Families of adolescent drug abusers: Systemic interventions to attain drug-free behavior. Am J Drug Alcohol Abuse 14/1: 65–87

Rabkin JG (1980) Stressful life events and schizophrenia: a review of the research literature. Psychol Bull 87: 408–425

Rabkin R (1977) Strategic psychotherapy. Basic Books, New York

Reilly DM (1975) Family factors in the etiology and treatment of youthful drug abuse. Fam Ther 2: 149–171

Reilly DM (1979, 1983) Drogenfamilien: ihre familiale Dynamik und eine Kurztherapie in drei Phasen. In: Kaufman E, Kaufmann PN (Hrsg) Familientherapie bei Alkohol- und Drogenabhängigkeit. Lambertus, Freiburg, S 119–141

Reiss D (1981) The family's construction of reality. Harvard Univ Press, Cambridge

Reiter L, Brunner EJ, Reiter-Theil S (Hrsg) (1988): Von der Familientherapie zur systemischen Perspektive. Springer, Berlin Heidelberg New York Tokyo

Richter HE (1963, 1969) Eltern, Kind und Neurose. Rowohlt, Reinbek

Richter HE (1970) Patient Familie. Rowohlt, Reinbek

Richter HE (1976) Vorbeugung von psychogenen Störungen in der Familie. In: Richter HE, Strotzka H, Willi J (Hrsg) Familie und seelische Krankheit. Rowohlt, Reinbek, S 10–20, 25–37

Richter HE (1979) Vorwort in: Christiane F: Wir Kinder vom Bahnhof Zoo. Gruner & Jahr, Hamburg, S 5–11

Richter HE, Strotzka H, Willi J (Hrsg) (1976) Familie und seelische Krankheit. Rowohlt, Reinbek

Riskin J (1976) „Nonlabeled" family interaction: Preliminary report on a prospective study. Fam Process 15: 433–439

Riskin J, Faunce E (1972) An evaluative review of family interaction and research. Fam Process 11: 365–455

Riskin J, McCorkle ME (1979) „Nontherapy" family research and change in families: A brief clinical research communication. Fam Process 18: 161–162

Ritscher W (1987) Thesen zum gesellschaftlichen Kontext von Kindheit, Jugend und jugendlicher Delinquenz. Familiendynamik 12: 40–55

Robin AL, Foster SL (1984) Problem-solving communication training: A behavioral family systems approach to parent-adolescent conflict. In: Karoly P, Steffen JJ (eds) Adolescent behavior disorders. Lexington Books, Lexington, pp 195–240

Rogers CR (1961, 1976) Entwicklung der Persönlichkeit. Klett, Stuttgart

Rohrbaugh M, Tennen H, Press S, White L (1981) Compliance, defiance and therapeutic paradox: Guidelines for strategic use of paradoxical interventions. Am J Orthopsychiatry 51: 454–467

Röhrle B, Stark W (Hrsg) (1985) Soziale Netzwerke und Stützsysteme. Perspektiven für die klinisch-psychologische und gemeindepsychologische Praxis. Deutsche Gesellschaft für Verhaltenstherapie, Tübingen

Rose M, Battjes R, Leukefeld C (1984) Family life skills training for drug abuse prevention. US Government Printing Office, Washington/DC (NIDA, DHS publication, no 86–1340)

Roussel L (1982) Desintegrationstendenzen in der Familie. In: Schnyder B (Hrsg) Familie – Herausforderung der Zukunft. Universitätsverlag, Freiburg/Schweiz, S 42–45

Roussel L (1988) Die Zeitwahrnehmung im Familienleben. Familiendynamik 13: 2–15

Rudolf GAE, Tölle R (Hrsg) Prävention in der Psychiatrie. Springer, Berlin Heidelberg New York Tokyo

Ruesch J, Bateson G (1951) Communication – the social matrix of psychiatry. Norton, New York

Rupp K-J (1981) Familiensoziologie und Familientherapie. Campus, Frankfurt am Main New York

Rupp S, Schwarz K, Wingen M (1980) Eheschließung und Familienbildung heute. Deutsche Gesellschaft für Bevölkerungswissenschaft, Wiesbaden

Sager C, Kaplan HS (Hrsg) (1972, 1973) Handbuch der Ehe-, Familien- und Gruppentherapie, Bd 2. Kindler, München

Salmon R, Salmon S (1977) The causes of heroin addiction – A review of the literature, part 2. Int J Addict 12: 937–951

Satir V (1964, [6]1987) Familienbehandlung – Kommunikation und Beziehung in Theorie, Erleben und Therapie. Lambertus, Freiburg

Satir V (1972, [6]1985) Selbstwert und Kommunikation. Familientherapie für Berater und zur Selbsthilfe. Pfeiffer, München

Satir V (1987) Im Gespräch mit Volker Riegas und Christian Vetter. Familiendynamik 12: 182–192

Satir V, Baldwin M (1983) Satir step by step. A guide to creating change in families. Science and Behavior Books, Palo Alto (dt. Ausg. [2]1989: Familientherapie in Aktion. Junfermann, Paderborn)

Schaef AW (1987, 1989) Im Zeitalter der Sucht. Wege aus der Abhängigkeit. Hoffmann & Campe, Hamburg

Schaltenbrand J (1982) Die süchtige Familie und ihre Helfer. Familiendynamik 7: 298–310

Schaps E, Di Barolo R, Moskowitz J, Palley C, Churgin S (1981) Die Beurteilung der Wirksamkeit von 127 Programmen zur Drogenprävention. Drogalkohol 5: 21–38

Schatzmann M (1973, 1974) Die Angst vor dem Vater. Rowohlt, Reinbek

Schaub HA, Schaub-Harmsen F (1984) Einelternfamilien. Familiendynamik 9: 19–32

Scheff TJ (1966, 1980) Das Etikett „Geisteskrankheit". Soziale Interaktion und psychische Störung. Fischer, Frankfurt am Main

Schenk J (1982) Suchtmittelmißbrauch. In: Brandtstädter J, Eye A von (Hrsg) Psychologische Prävention. Huber, Bern, S 241–274

Schleiffer R (1982) Familienhistorische Anmerkungen zur Familientherapie. Familiendynamik 7: 19–30

Schmerl C (1984) Drogenabhängigkeit. Kritische Analyse psychologischer und soziologischer Erklärungsansätze. Westdeutscher Verlag, Opladen

Schmidbauer W (1977) Die hilflosen Helfer. Rowohlt, Reinbek

Schmidbauer W (1981) Suchtgefahren vorprogrammiert? Gesellschaftliche Ursachen süchtigen Verhaltens. In: Furian M (Hrsg) Ursachenorientierte Prophylaxe süchtigen Verhaltens: Analysen und Konsequenzen. Quelle & Meyer, Heidelberg, S 24–34

Schmidtchen G (1988) Die Kälte der rationalen Gesellschaft. Neue Zürcher Zeitung 117: 15

Schmidtchen S (1983) Klientenzentrierte Familientherapie. In: Schneider K (Hrsg) Familientherapie in der Sicht psychotherapeutischer Schulen. Junfermann, Paderborn, S 134–157

Schneewind KA, Braun M (1988) Jugendliche Ablösungsaktivitäten und Familienklima. Syst Fam 1: 49–61

Schneider K (Hrsg) (1983) Familientherapie in der Sicht psychotherapeutischer Schulen. Junfermann, Paderborn

Schnyder B (Hrsg) (1982) Familie – Herausforderung der Zukunft. Universitätsverlag, Freiburg/Schweiz

Schulz von Thun F (1981) Miteinander reden: Störungen und Klärungen. Rowohlt, Reinbek

Schumacher-Merz I (1983) Psychodramatische Familientherapie. In: Schneider K (Hrsg) Familientherapie in der Sicht psychotherapeutischer Schulen. Junfermann, Paderborn, S 179–187

Schwäbisch L, Siems M (1974) Anleitung zum sozialen Lernen für Paare, Gruppen und Erzieher. Kommunikations- und Verhaltenstraining. Rowohlt, Reinbek

Schwartzman J (1982) Normality from a cross-cultural perspective. In: Walsh F (ed) Normal family processes. Guilford, New York, pp 383–398

Schwartzman J (1986) The natural history of a drug treatment system. Fam Syst Med 4: 344–357

Schwartzman J, Bokos PJ, Lipscomb S (1982) Westend, a methadone clinic: structural aspects of addictions. Int J Addict 17/2: 271–281

Schweitzer J, Weber G (1982) Beziehung als Metapher: Die Familienskulptur als diagnostische , therapeutische und Ausbildungstechnik. Familiendynamik 7:113–128

Schweizer H (1982) Familie im Wandel. Herder, Freiburg

Schweizerische Fachstelle für Alkoholprobleme (1988) Zahlen und Fakten zu Alkohol- und Drogenproblemen. Lausanne

Scott SM, Deusen JM van (1982) Detoxification at home: A family approach. In: Stanton MD, Todd TC (eds) The family therapy of drug abuse and addiction. Guilford, New York, pp 310-334

Seidenberg A (1988) Drogensucht: Holland weist den Weg. Das Magazin 34: 36–38

Seldin NE (1972) The family of the addict: A review of the literature. Int J Addict 7: 97–107

Selekman M (1987) Ally or foe? Strategic use of the adolescent substance abuser in family therapy. J Strat Syst Ther 6/4: 12–16

Seligman PH (1986) A brief family intervention with an adolescent referred for drug taking. J Adolesc 9: 231–242

Selvini Palazzoli M (1978, 1982) Magersucht. Klett, Stuttgart

Selvini Palazzoli M, Anolli L, di Blasio P et al. (1981 a, 1984) Hinter den Kulissen der Organisation. Klett, Stuttgart

Selvini Palazzoli M, Boscolo L, Cecchin G, Prata G (1981 b) Hypothetisieren – Zirkularität – Neutralität: Drei Richtlinien für den Leiter der Sitzung. Familiendynamik 6: 123–139

Selvini Palazzoli M, Boscolo L, Cecchin G, Prata G (1975, ³1981) Paradoxon und Gegenparadoxon. Klett, Stuttgart

Simon FB, Stierlin H (1984) Die Sprache der Familientherapie. Ein Vokabular. Klett, Stuttgart

Simon FB, Weber G (1987) Vom Navigieren beim Driften – Die Bedeutung des Kontextes der Therapie. Familiendynamik 12: 355–362

Sommer G, Ernst H (Hrsg) (1977) Gemeindepsychologie. Therapie und Prävention in der sozialen Umwelt. Urban & Schwarzenberg, München

Sperling E, Sperling U (1976) Die Einbeziehung der Großeltern in die Familientherapie. In: Richter HE, Strotzka H, Willi J (Hrsg) Familie und seelische Krankheit. Rowohlt, Reinbek, S 196–215

Sperling E, Massing A, Georgi H, Reich G, Wöbbe-Mönks E (1982) Die Mehrgenerationen-Familientherapie. Vandenhoeck & Ruprecht, Göttingen

Spillmann KR (1980) Vom Wandel der Eltern-Kind-Beziehung im Laufe der Geschichte. In: Duss-von Werdt J, Welter-Enderlin R (Hrsg) Der Familienmensch. Klett, Stuttgart, S 29–41

Spotts JV, Shontz FC (1985) A theory of adolescent substance abuse. Adv Alcohol Subst Abuse 4: 117 ff

Stanton MD (1977) The addict as a savior: Heroin, death and the family. Fam Process 16: 191–197

Stanton MD (1978) The family and drug misuse: A bibliography. Am J Drug Alcohol Abuse 5: 151–170

Stanton MD (1979) Family treatment approaches to drug abuse problems: A review. Fam Process 18: 251–280

Stanton MD (1980 a) A critique of Kaufman's „Myth and reality in the family patterns and treatment of substance abusers". Am J Drug Alcohol Abuse 7, 3–4: 281–289

Stanton MD (1980 b) Some overlooked aspects of the family and drug abuse. In: Ellis BG (ed) Drug abuse from the family perspective. US Government Printing Office, Washington/DC, pp 1–17

Stanton MD (1981) Strategic approaches to family therapy. In: Gurman AS, Kniskern DP (eds) Handbook of family therapy. Brunner/Mazel, New York, pp 361–402

Stanton MD, O'Brien CP (1982) Research design of the addicts and families program. In: Stanton and Todd (1982), pp 437–443

Stanton MD, Todd TC (1979, 1983) Strukturelle Familientherapie mit Drogenabhängigen. In: Kaufman E, Kaufmann PN (Hrsg) Familientherapie bei Alkohol- und Drogenabhängigkeit. Lambertus, Freiburg, S 61–83

Stanton MD, Todd TC (1981, 1982) Grundsätze und Techniken für den Einbezug der Familie in die Behandlung von Drogenabhängigen. Familiendynamik 3: 228–264

Stanton MD, Todd TC (eds) (1982) The family therapy of drug abuse and addition, Guilford, New York

Stanton MD, Todd TC (1982 a) The therapy model. In: Stanton and Todd (1982), pp 109–153

Stanton MD, Todd TC (1982 b) Directions for the future. In: Stanton and Todd (1982), pp 422–426

Stanton MD, Heard DB, Kirschner S, Kleiman JI, Mowatt DT, Riley P, Scott SM, Deusen JM van (1982 a) A conceptual model. In: Stanton and Todd (1982 a), pp 7–30

Stanton MD, Steier F, Deusen JM van, Cook L (1982 b) Treatment outcome. In: Stanton and Todd (1982), pp 403–421

Stark W (1982) Prävention. Fortschrittsmythos, Allmachtsphantasien, Gefahren und realistische Ansatzpunkte. In: Keupp H, Rerrich D (Hrsg) Psychosoziale Praxis – gemeindepsychologische Perspektiven. Urban & Schwarzenberg, München, S 131–139

Steffen H (1978) Reaktionen der Familie auf den Tod eines Kindes. Familiendynamik 3: 277–283

Steinglass P (1976) Experimenting with family treatment approaches to alcoholism, 1950–1975: A review. Fam Process 16: 97–123

Stevens JO (1971, 1975) Die Kunst der Wahrnehmung. Übungen der Gestalt-Therapie. Kaiser, München

Stierlin H (1971) Das Tun des Einen ist das Tun des Anderen. Suhrkamp, Frankfurt am Main

Stierlin H (1975) Von der Psychoanalyse zur Familientherapie. Klett, Stuttgart

Stierlin H (1976, 1978) „Rolle" und „Auftrag" in der Familientheorie und -therapie. In: Stierlin H (Hrsg) Delegation und Familie. Suhrkamp, Frankfurt am Main, S 11–36

Stierlin H (1977, 1978) Familientherapeutische Aspekte der Übertragung und Gegenübertragung. In: Stierlin H (Hrsg) Delegation und Familie. Suhrkamp, Frankfurt am Main, S 60–77

Stierlin H (1978, 1982) Delegation und Familie. Suhrkamp, Frankfurt am Main

Stierlin H (1980) Eltern und Kinder. Das Drama von Trennung und Versöhnung im Jugendalter. Suhrkamp, Frankfurt am Main

Stierlin H, Rücker-Embden I, Wetzel N, Wirsching M (1977, 1980) Das erste Familiengespräch, 2. veränd. Aufl. Klett, Stuttgart

Stierlin H, Simon FB, Schmidt G (Hrsg) (1987) Familiäre Wirklichkeiten: Der Heidelberger Kongress. Klett, Stuttgart

Stinnett N (1979) In search of strong families. In: Stinnett N, Chesser B, De Frain J (eds) Building family strengths: Blueprints for action. Univ Nebraska Press, Lincoln, pp 23–30

Stinnett N, Chesser B, De Frain J, Knaub P (eds) (1980) Family strengths: positive models for family life. Univ Nebraska Press, Lincoln

Strohmeier KP (1983) Quartier und soziale Netzwerke. Grundlagen einer sozialen Ökologie der Familie. Campus, Frankfurt am Main

Stuhr U, Bahr O, Scharre M (1984) Die Entstehung psychosomatischer Krankheiten aus dem Einfluß der Arbeitssituation auf das Familienleben. Familiendynamik 9: 148–159

Sullivan HS (1953) The interpersonal theory of psychiatry. Norton, New York

Szapocznik J, Kurtines WM, Foote F, Perez-Vidal A, Hervis O (1986) Conjoint versus one-person family therapy: further evidence for the effectiveness of conducting family therapy through one person with drug abusing adolescents. J Consult Clin Psychol 54/3: 395–397

Textor MR (1983) Einflußreiche Familientherapeuten. Familiendynamik 8: 182–183

Textor MR (1984 a) Das Buch der Familientherapie. Fachbuchhandlung für Psychologie, Eschborn

Textor MR (1984 b) Die Familie. Beiträge aus verschiedenen Forschungsbereichen. Haag & Herchen, Frankfurt am Main

Textor MR (1985) Integrative Familientherapie. Eine systematische Darstellung der Konzepte, Hypothesen und Techniken amerikanischer Therapeuten. Springer, Berlin Heidelberg New York Tokyo

Textor MR (1987) Family therapy with drug addicts: an integrated approach. Am J Orthopsychiatry 57/4: 495–507

Textor MR (1989) Drogensucht und Familie. Familiendynamik 14: 13–26

Textor MR, Schobert K (1984) Familienzyklus und -therapie. In: Textor MR (Hrsg) Das Buch der Familientherapie. Fachbuchhandlung für Psychologie, Eschborn, S 249–263

Thamm BG (1988) Drogenreport. Lübbe, Bergisch-Gladbach

Todd TC, Stanton MD (1982) Comment on strategies and techniques. In: Stanton MD, Todd TC (eds.) (1982), pp 377–389

Todd TC, Berger H, Lande G (1982) Supervisors' views on the special requirements of family therapy with drug abusers. In: Stanton MD, Todd TC (eds) The family therapy of drug abuse and addiction. Guilford, New York, pp 358–376

Turner FN, Saltz L (1987) Narcotic addiction and family process. Death wish or countertransference. J Subst Abuse Treat 4/1: 29–36

Uchtenhagen A (1980) Intervention und Prävention. In: Gerlicher K (Hrsg) Prävention. Vandenhoeck & Ruprecht, Göttingen, S 9–26

Uchtenhagen A (1982) Die Familien Drogenabhängiger: Sozialpsychologische, psychodynamische und therapeutische Aspekte. Familiendynamik 7: 284–297

Uchtenhagen A (1987) Suchtgefährdung Jugendlicher: Eine Herausforderung an die Gesellschaft. In: Handloser J (Hrsg) Die junge Generation – gestern, heute, morgen. Verlag der Fachvereine an den Schweizerischen Hochschulen und Techniken, Zürich, S 95–109

Uchtenhagen A, Zimmer-Höfler D (1985) Heroinabhängige und ihre „normalen" Altersgenossen. Haupt, Bern

Vaglum P (1985) Young drug abusers' problems of attachment to the family. Some consequences for treatment. J Oslo City Hosp 35/6: 69–76

Villiez T von (1986) Sucht und Familie. Springer, Berlin Heidelberg New York Tokyo

Vincent JP (ed) (1981) Advances in family intervention, assessment and theory. JAI Press, Greenwich/CT

Völger G, Welck K von (Hrsg) (1982) Rausch und Realität. Drogen im Kulturvergleich. Rowohlt, Reinbek

Vollbrecht R (1983) Die Entstehung der modernen Familie – Umrisse einer Theorie der Privatheit. Profil, München

Vontobel J, Baumann A (1984) Auch mein Kind ...? Gespräche mit Eltern über Süchte und Drogen. Pro Juventute, Zürich

Walker KN, MacBride A, Vachon MLS (1977) Social support networks and the crisis of bereavement. Soc. Sci Med 11: 35–41

Walsh F (ed) (1982) Normal family processes. Guilford, New York

Walster E, Walster W (1979) Liebe: das romantische Tauschgeschäft. Psychol heute 6/3: 62–69

Wanke K (1984) Was ergeben empirische Untersuchungen für die Prävention von Suchtentwicklungen? In: Rudolf GAE, Tölle R (Hrsg) Prävention in der Psychiatrie. Springer, Berlin Heidelberg New York Tokyo, S 159–164

Wäschle R (1986) Systemorientierte Familientherapie bei Heroinabhängigkeit. Suchtprobl Sozialarbeit 54/2: 64–70

Watzlawick P, Weakland JH (Hrsg) (1977, 1980) Interaktion. Huber, Bern

Watzlawick P, Beavin JH, Jackson DD (1967, 1969) Menschliche Kommunikation. Formen, Störungen, Paradoxien. Huber, Bern

Watzlawick P, Weakland JH, Fisch R (1974) Lösungen – Zur Theorie und Praxis menschlichen Wandels. Huber, Bern

Weakland JH, Fisch R, Watzlawick P, Bodin A (1974, 1980) Kurztherapie – Zielgerichtete Problemlösungen. In: Watzlawick P, Weakland JH (Hrsg) Interaktion. Huber, Bern, S 369–401

Webb RA, Bruen WJ (1967–68) Multiple child-parent therapy in a family therapeutic community. Int J Soc Psychiatry 14: 50–55

Wegscheider S (1981) Another chance. Hope and help for the alcoholic family. Science and Behavior Books, Palo Alto. (Dt. Ausg. 1988: Es gibt doch eine Chance. Mona Bögner-Kaufmann, Wildberg)

Weidman A (1983 a) The compulsive adolescent substance abuser: Psychological differentiation and family process. J Drug Educ 13: 161–172

Weidman A (1983 b) Adolescent substance abuse: Family dynamics. Fam Ther 10: 47–55

Weidman A (1985) Engaging the families of substance abusing adolescents in family therapy. J Subst Abuse Treat 2: 97–105

Weidman A (1987) Family therapy and reductions in treatment dropout in a residential therapeutic community for chemically dependent adolescents. J Subst Abuse Treat 4: 21–28

Weingarten N (1980) Treating adolescent drug abuse as a symptom of dysfunction in the family. In: Ellis BG (ed) Drug abuse from the family perspective. US Government Printing Office, Washington/DC, pp 57–62

Welter-Enderlin R (1982 a) Familie, Arbeitswelt und Familientherapie. Familiendynamik 7: 49–61

Welter-Enderlin R (1982 b) Familienarbeit mit Drogenabhängigen. Familiendynamik 7: 200–210

Welter-Enderlin R (1982 c) Familienarbeit mit Drogenabhängigen. Behandlungs- und Supervisionskonzept. In: Zusammenhänge 3: Menschliche Systeme – Ein Rahmen für das

Denken, die Forschung und das Handeln. Zürich (Schriftenreihe des Instituts für Ehe und Familie, S 227–257)

Welter-Enderlin R (1987) Familismus, Sexismus und Familientherapie. Familiendynamik 12: 261–281

Wermuth L, Scheidt S (1986) Enlisting family support in drug treatment. Fam Process 25: 25–33

Wertheim ES (1980) Implikationen der Systemtheorie für die therapeutische Induktion von Morphogenese in Familiensystemen und die Ausbildung von Therapeuten. In: Duss-von Werdt J, Welter-Enderlin R (Hrsg) Der Familienmensch. Klett, Stuttgart, S 116–137

Whitaker CA (1967) The growing edge. In: Haley J, Hoffman L (eds) Techniques of family therapy. Basic Books, New York

Whitaker CA (1976) The hindrance of theory in clinical work. In: Guerin PJ (ed) Family therapy: Theory and practice. Gardner, New York

Whitaker CA, Keith DV (1981) Symbolic-experiential family therapy. In: Gurman AS, Kniskern DP (eds) Handbook of family therapy. Brunner/Mazel, New York

Wille A (1981) Indikation zur Einzel- oder Familientherapie in der Kinder- und Jugendpsychiatrie. Schweiz Ärztez 62/22: 1609–1616

Willi J (1975) Die Zweierbeziehung. Rowohlt, Reinbek

Willi J (1978) Therapie der Zweierbeziehung. Rowohlt, Reinbek

Willi J (1985) Koevolution. Die Kunst gemeinsamen Wachsens. Rowohlt, Reinbek

Wingen M (1982) Kinder in der Industriegesellschaft – wozu? Analysen – Perspektiven – Kurskorrekturen. Edition Interfrom, Zürich

Wöbcke M (1977) Rauschmittelmißbrauch – Prävention und Therapie. Kösel, München

Wolberg L, Aronson M (eds) (1981) Group and family therapy: an overview. Brunner/Mazel, New York

Wunderli R (1980) Flexible Arbeitszeiten für Väter und Mütter. Vorsorge im Betrieb, Nr 3, Informationen der Winterthur-Versicherungen

Wurmser L (1978) The hidden dimension. Aronson, New York

Wynne LC, Ryckoff I, Day J, Hirsch SI (1958) Pseudo-mutuality in the family relationships of schizophrenics. Psychiatry 21: 205–220

Zapf W (Hrsg) (1969) Theorien des sozialen Wandels. Kiepenheuer & Witsch, Köln

Zentralstelle für Psychologische Information und Dokumentation an der Universität Trier (1985) Bibliographien zur Psychologie, Nr 13 zur Familientherapie

Zimmer G (Hrsg) (1980) Persönlichkeitsentwicklung und Gesundheit im Schulalter – Gefährdungen und Prävention. Campus, Frankfurt am Main

Zimmer-Höfler D (1984) Der Einbezug der Familie in therapeutische Einrichtungen für Drogenabhängige und drogengefährdete Adoleszenten in den USA. Familiendynamik 9: 126–136

Zimmer-Höfler D (1988) Systemische Gesichtspunkte im therapeutischen Umgang mit Drogenabhängigen. In: Reiter L, Brunner EJ, Reiter-Theil S (Hrsg) Von der Familientherapie zur systemischen Perspektive. Springer, Berlin Heidelberg New York Tokyo, S 97–125

Zimmer-Höfler D, Uchtenhagen A (1985) Wie „normal" ist Heroinabhängigkeit? Eine zweijährige Verlaufsuntersuchung mit repräsentativer Kontrollgruppe. Drogalkohol 9: 83–104

Zuk G, Boszormenyi-Nagy I (eds) (1967) Family therapy and disturbed families. Science and Behavior Books, Palo Alto

Zygowski H (1987) Familienglück im Regelkreis? Familientherapie und die Widersprüche der bürgerlichen Kleinfamilie. In: Karsten M-E, Otto H-U (Hrsg) Die sozialpädagogische Ordnung der Familie. Juventus, Weinheim, S 215–230

Zygowski H (Hrsg) (1987) Psychotherapie und Gesellschaft. Therapeutische Schulen in der Kritik. Rowohlt, Reinbek

Ergänzung:
Zur Vervollständigung der Bibliographie dienten die Nachschlagwerke Cumulated Index Medicus und Psychological Abstracts sowie ein Literatursuchauftrag (1987) in der Bibliothek des National Institute of Mental Health in Washington/DC.